진짜 왕초보를 위한 확실한 다이어트

요가 & 댄스

정기윤(Linda) · 정관창

요가모델_ 정기윤 · 손을영 · 노효정 · 김채원   댄스모델_ 정기윤 · 정화경 · Zilora

Those who practice yoga have joy within, delight within and radiance within. _Bhagavadgītā भगवद् गीता

Dance is the hidden language of the soul. - Martha Graham

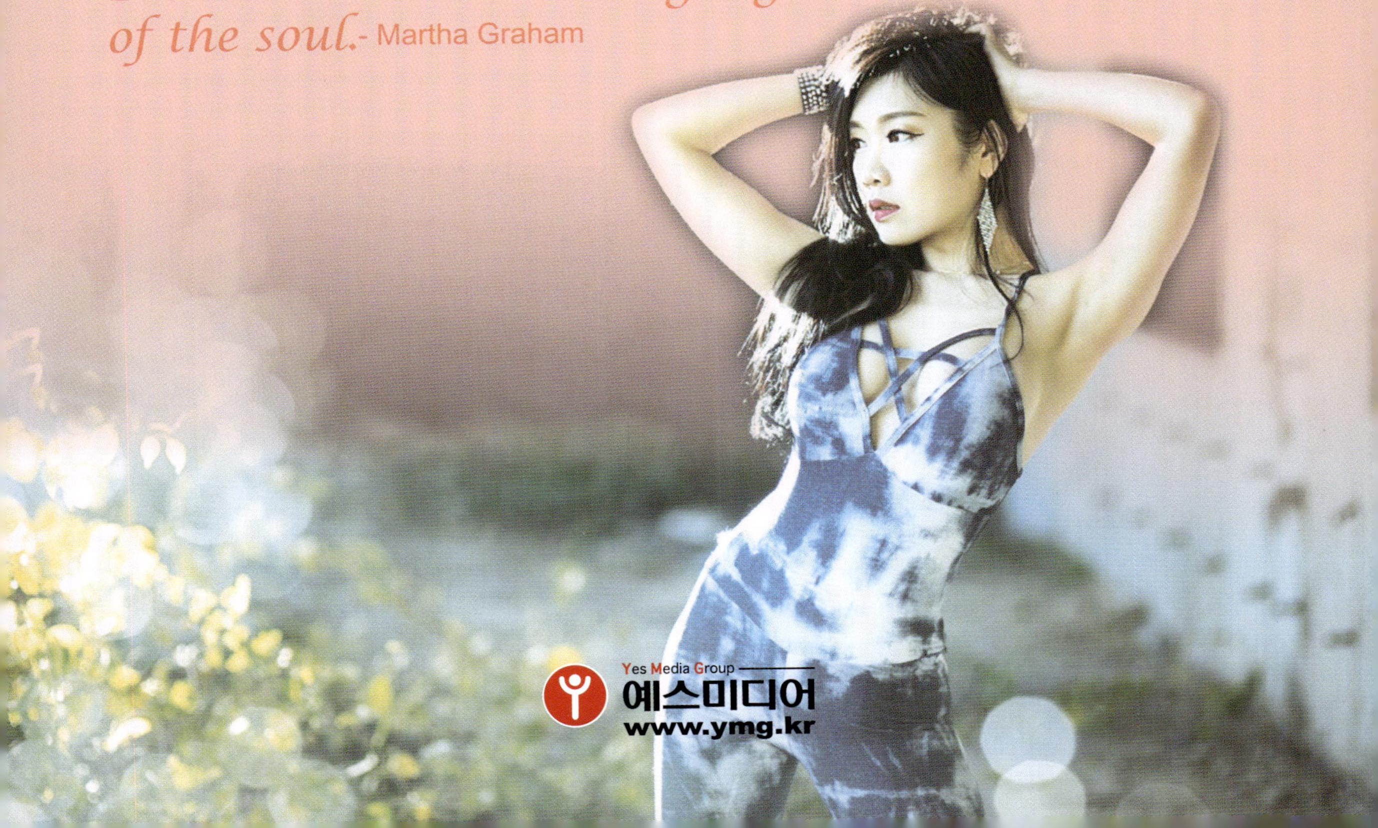

Yes Media Group
예스미디어
www.ymg.kr

저자

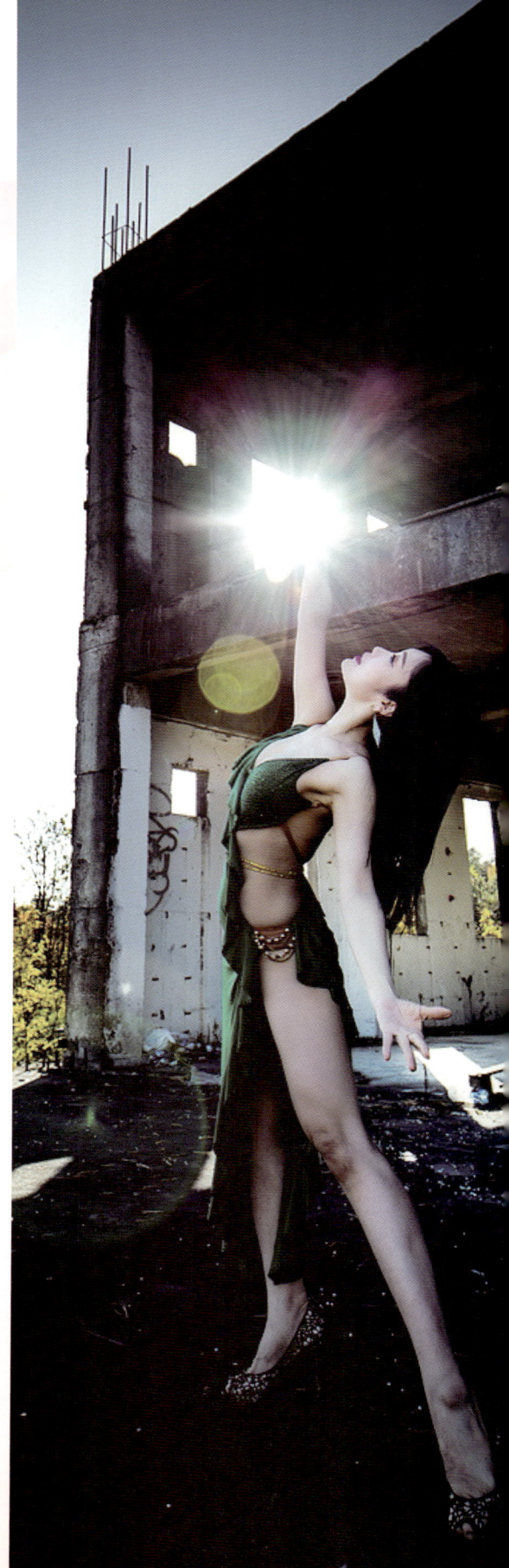

정기윤 (사)한국스포츠과학지도자협회장

영남대학교 스포츠과학대학원 석사 졸업, 영남대학교 체육학과 박사과정에 있다.

정기윤요가앤댄스아카데미를 설립하였고, 회원 2천명 수준의 국내 최대 규모 스포츠과학지도자들의 단체인 (사)한국스포츠과학지도자협의 회장으로 취임하였다.

건강과 힐링을 위한 요가의 궁극적 철학과 수련을 연구하고 있으며, 다양한 분야의 댄스 (벨리댄스,에어로빅,재즈댄스.방송댄스.줌바댄스,댄스스포츠)를 연구하고 요가와 댄스를 접목하여 새로운 장르를 만드는데 노력중이다.

각종 시사매거진과 언론 및 방송에 보도되었으며, 해외지부 및 해외 협력 기관과의 활발한 교류를 통해 무용예술교류를 주도하고, 사회봉사활동에도 힘쓰고 있다.

정관창 (사)한중문화예술콘텐츠연구소장

대구교육대학교대학원 석사를 졸업했으며, 공연예술 및 전시기획 전문가로 활동하고 있다.

中國 Beijing 左右藝術區와 宋庄藝術文化特區에서 스페셜리스트 및 해외 컨설팅 위원, 아트디렉터로 활동하고 있으며, <미술품투자>, <현대미술>의 전문가로 활동하며, 각종 대학, 금융기관, 민간단체에서 강의를 하고 있다.

(사)한중문화예술콘텐츠연구소의 소장으로 문학, 음악, 미술, 무용, 오페라, 연극 등을 융합한 문화예술콘텐츠로 인문학적 접근을 시도하고 있으며, 최근에는 요가의 철학과 수련을 통한 인간의 궁극적인 행복론에 심취해 있다.

사진모델
(사)한국스포츠과학지도자협회장 정기윤
(사)한국스포츠과학지도자협회 사무국장 정화경
(사)한국스포츠과학지도자협회 예술단장 Zilora(손질로라)
(사)한국스포츠과학지도자협회 교육연구팀장 손을영
(사)한국스포츠과학지도자협회 정기윤무용단 수석 노효정
(사)한국스포츠과학지도자협회 강사 김채원

머리말

" Those who practice yoga
have joy within,
delight within
and radiance within." - Bhagavadgītā भगवद् गीता -

" 요가를 하는 사람은 내면에 즐거움과 기쁨, 빛을 갖는다. "

" Dance is
the hidden language
of the soul." - Martha Graham -

" 댄스는 영혼의 숨겨진 언어이다. "

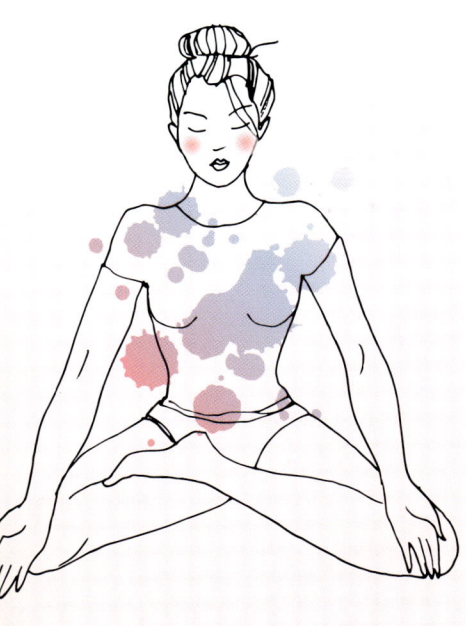

요가와 댄스는 정신적인 치유와 건강한 삶을 살아가는데
도움을 주는 가장 확실한 도구이다.
이 책은 초보자를 위한 요가와 댄스의 기본기를 다루고 있으며,
쉽게 따라할 수 있도록 단계적인 설명과 사진으로 구성되어 있어
누구나 쉽게 접근이 가능하다.
요가와 댄스를 통한 확실한 다이어트로 내면의 즐거움과 기쁨,
빛을 갖고, 숨겨진 언어로 자신을 표현하며 건강하고 행복한 삶을
이루기를 바란다.

저자 정기윤(Linda), 정관창

contents

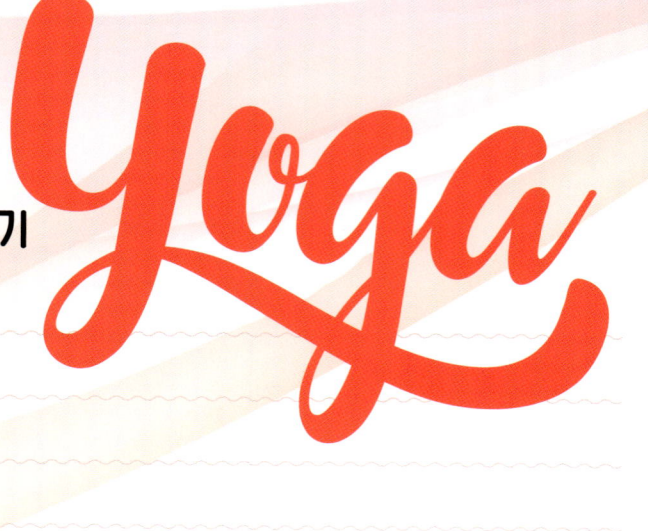

part 1. 요가

쉽고 재미있게 다양한 요가 배우기

1. 하타요가　　Healing Yoga 10
2. 밸런스요가　Balance Yoga 40
3. 메디컬요가　Medical Yoga 70
4. 실버체조요가　Silver Yoga 104
5. 홈도구요가　Home Tool Yoga 130
6. 타이요가　　Tai Yoga 144

part 2. 다이어트댄스

쉽고 재미있게 다양한 댄스 배우기

1. 에어로빅　Aerobics 162
2. 줌바댄스　Zumba Dance 174
3. 벨리댄스　Belly Dance 186
4. 라인댄스　Line Dance 204
5. 힙합댄스　Hip Hop Dance 212

GUIDE

이 책의 구성과 특징

❶ 남녀노소 초보자도 가능한 요가와 댄스의 새로운 접목을 시도했습니다.

❷ 하타요가, 밸런스요가, 실버체조요가, 홈도구요가, 타이요가로 구성해 놓았습니다.

❸ 누구나 쉽게 따라 할 수 있는 다양한 댄스를 쉽고 재미있게 구성해 놓았습니다.

❹ 정확한 동작을 소개했습니다.

❺ 유튜브에 댄스동영상을 제공하였습니다.

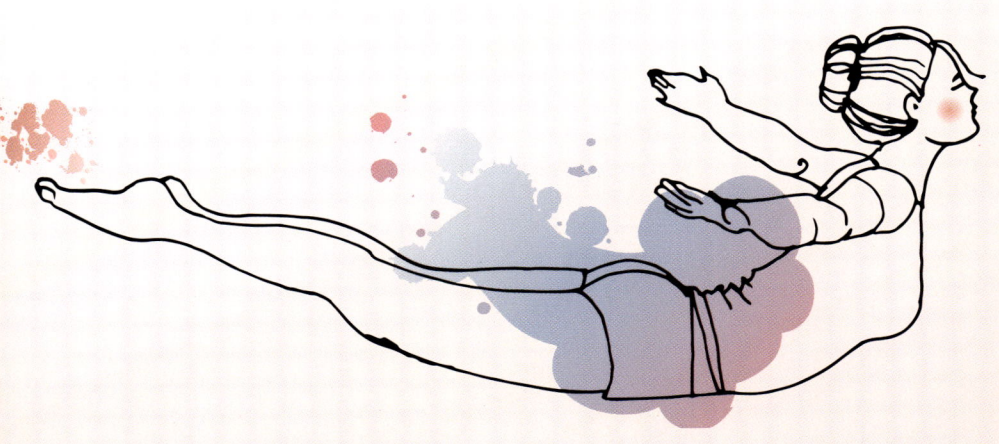

part 1 >> 요가

1. **하타요가** **Healing Yoga** 10
2. 밸런스요가　Balance Yoga　40
3. 메디컬요가　Medical Yoga　70
4. 실버체조요가　Silver Yoga　104
5. 홈도구요가　Home Tool Yoga　130
6. 타이요가　Tai Yoga　144

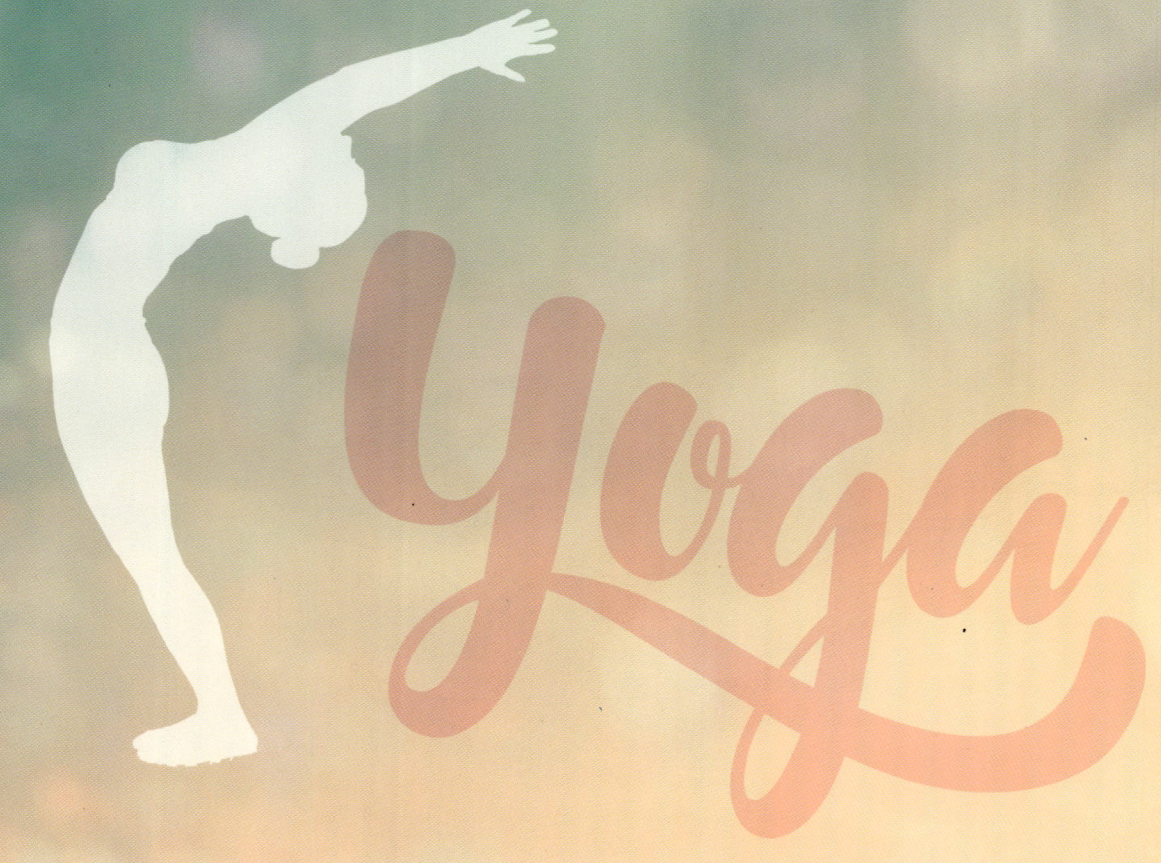

건강과 아름다움을 위한 하타요가

요가는 원래 산스크리트어로 '말을 마차에 결합시키다'라는 뜻으로

심신의 결합을 말합니다.

힐링요가는 인도의 요기 스와미 비슈누데바난다의 가르침에 의해

오랜 역사를 지니고 있으며 남녀노소 누구나 쉽게 접할 수 있는

대중적인 심신수련법입니다.

현대인은 너무나 많은 스트레스에 노출되어 있습니다.

요가를 통해 몸과 마음을 편안하게 다스리고 힐링요가를 통해

심신을 힐링해 보세요.

워밍업 Warming Up

태양 예배 자세
수리야 나마스카 surya Namaskar

태양예배 자세는 물 흐르듯 연결되는 12가지 기본적인 요가자세입니다.

- **난이도** 🧘🧘🧘
- **효능 및 효과** - 온몸을 부드럽게 맛사지 합니다.
  - 몸의 균형을 바로잡아줍니다.
  - 내분비선, 소화기. 호흡기. 환기 계통의 기능을 향상시켜줍니다.
  - 매일수련하면 기분이 상쾌해지고 몸이 가벼워집니다.

태양자세

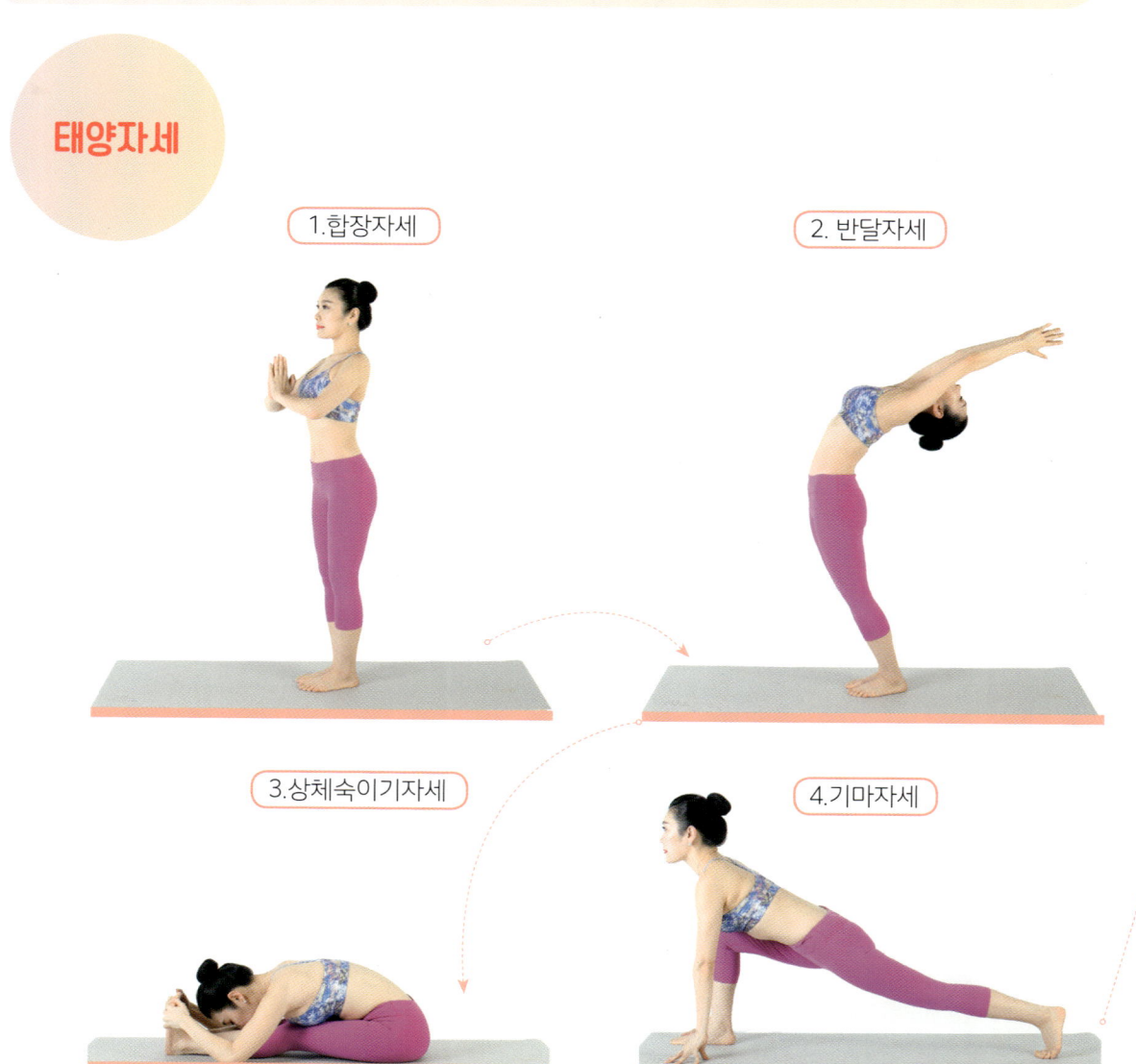

1. 합장자세
2. 반달자세
3. 상체숙이기자세
4. 기마자세

8 요가 & 댄스

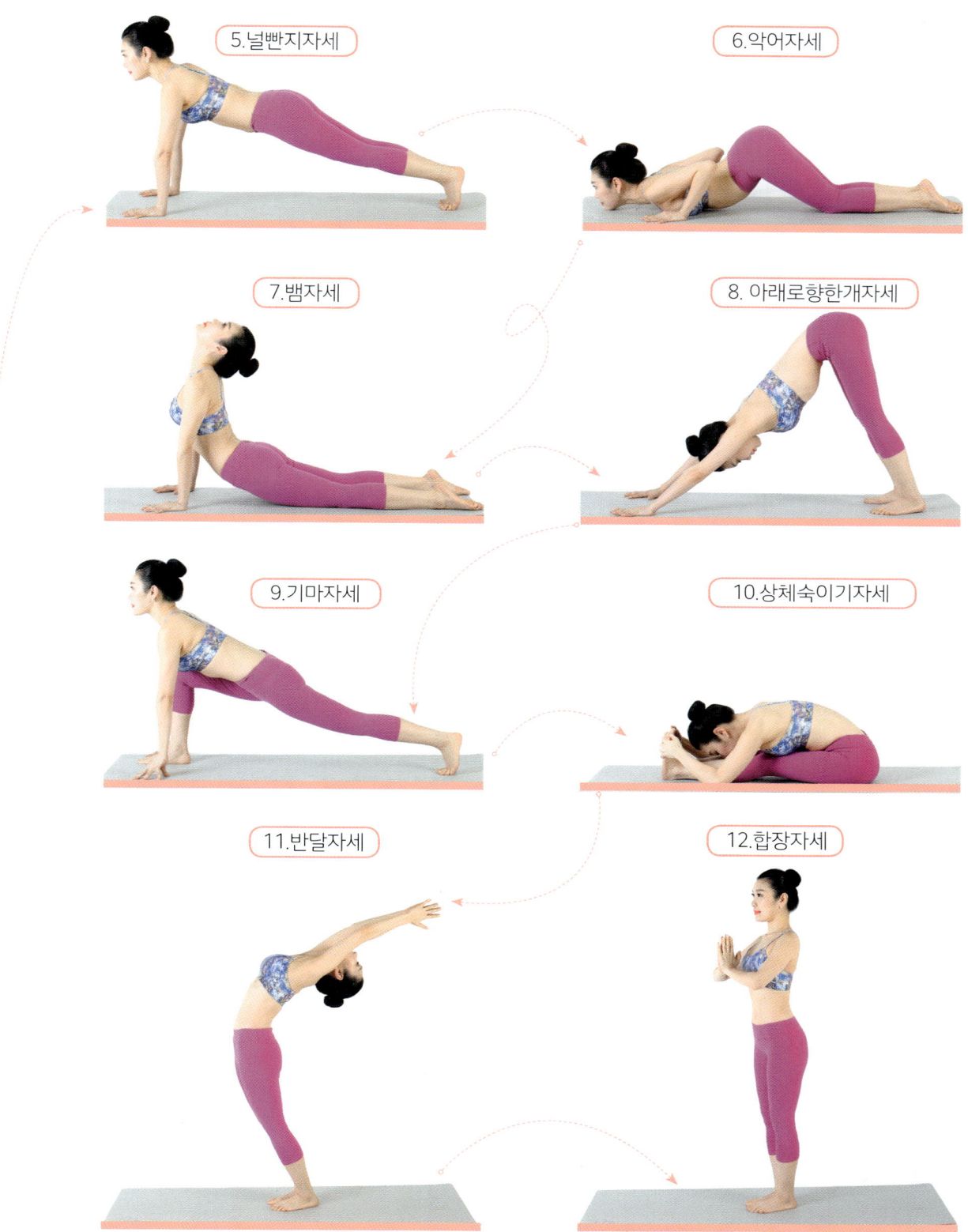

하타요가

1. 앉아서 상체숙이기 Paschimottanasana 12
2. 활자세 Dhanurasana 14
3. 뱀자세 Bhujangasana 16
4. 보트자세 Ardha Navasana 18
5. 고양이자세 Marjaryasana 20
6. 비틀기자세 Jathara Parivartanasana 22
7. 나비자세 Baddha Konasana 24
8. 반물고기신자세 Ardha Matsyendrasana 26
9. 삼각자세 Trikonasana 28
10. 바람빼기자세 Pavanamuktasana 30
11. 반달자세 Ardha Chandrasana 32
12. 어깨로 서기 자세 Salamba-Sarvangasana 34
13. 다리자세 Setu Bandha Sarvangasana 36

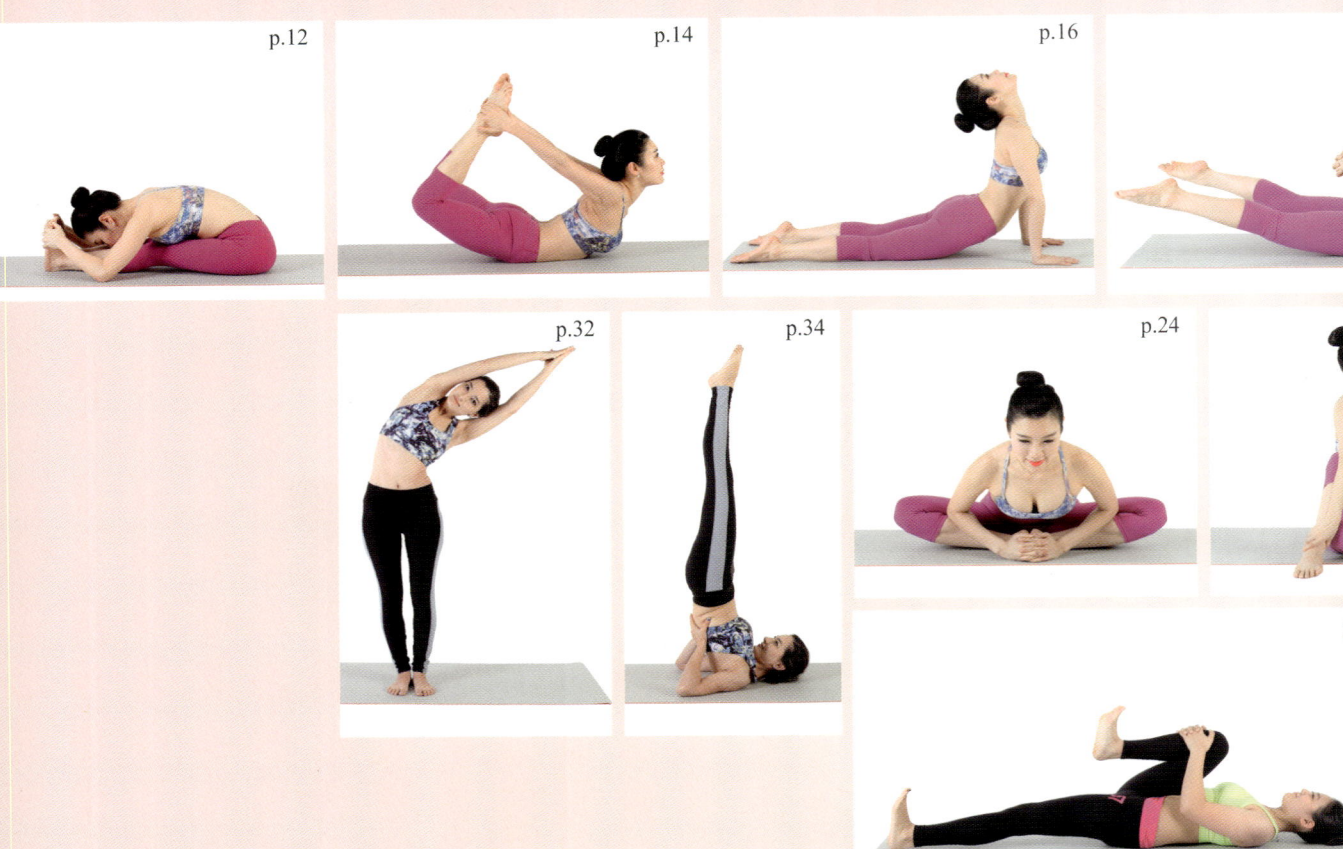

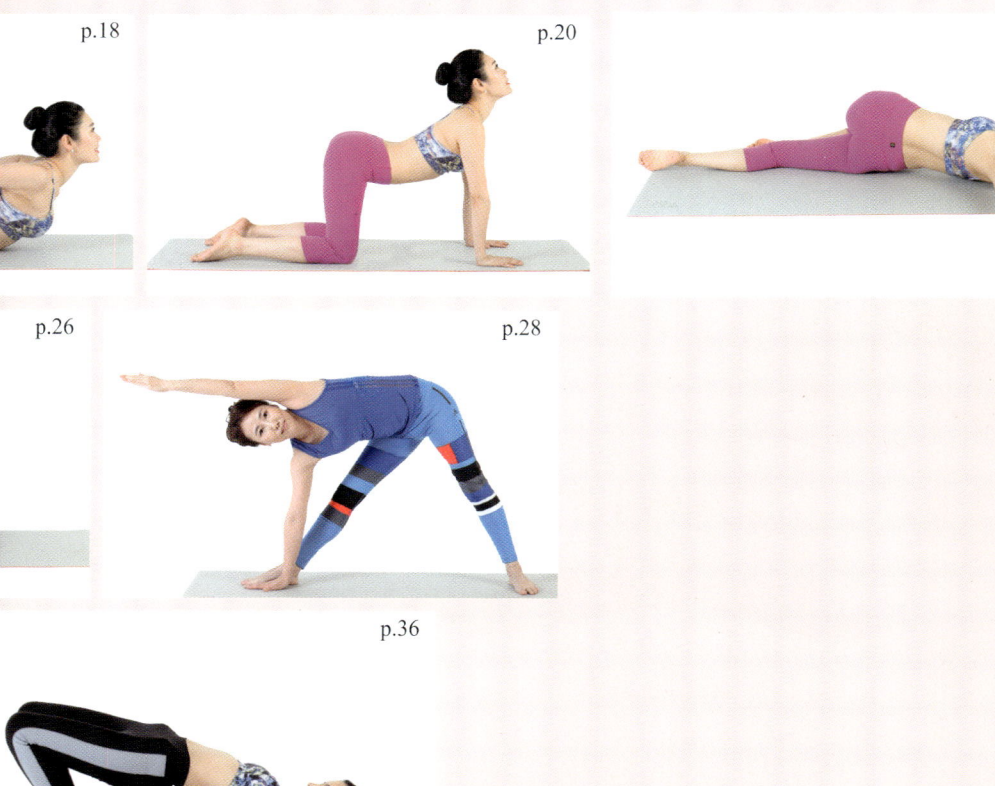

part 1. 요가 11

하타요가

Chapter 01 앉아서 상체숙이기
Paschimottanasana(파스치모타나사나)

- **난이도**
- **효능 및 효과** - 복부비만 예방
  - 소화기능 촉진 변비예방
  - 척추의 기혈순환을 촉진시켜 피로회복에 좋습니다.
- **주의사항** - 두발을 가지런히 모으고 무릎 뒤 오금을 바닥에 붙여줍니다.
  - 목과 어깨의 힘을 뺍니다.

척추를 최대한 늘려주세요

팔꿈치를 붙이세요

무릎을 펴세요

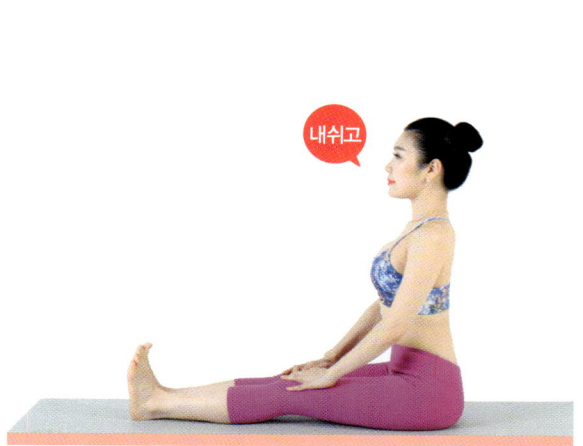

Step 01 두다리를 뻗어 앉습니다.

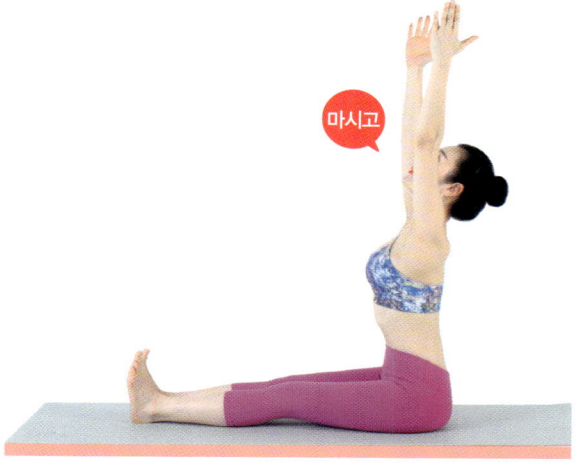

Step 02 척추를 곧게 세우고 양손을 위로 뻗습니다.

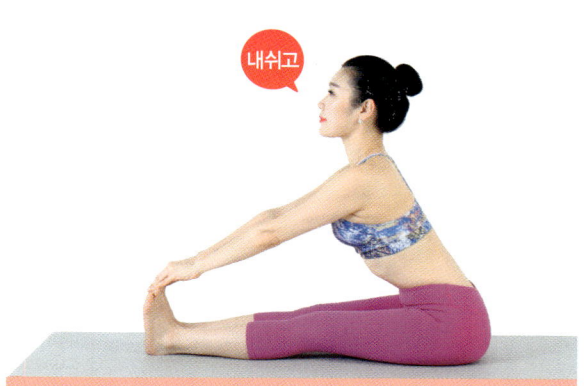

Step 03 양손은 발끝을 잡고 상체를 최대한 연장시킵니다.

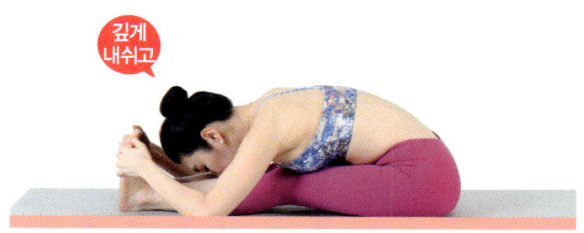

Step 04 상체를 숙여 하체와 가까워지도록 하고 양손으로 발바닥을 당겨 줍니다. 이 때 발목을 몸 쪽으로 최대한 당겨 줍니다.

하타요가

02 활자세
Dhanurasana(다누라사나)

- 난이도
- 효능 및 효과 - 하복부를 자극해 내장기관을 강화합니다.
  - 노폐물과 지방을 제거해서 변비 및 생래통을 완하 시킵니다.
  - 위경락을 자극하여 소화기 기능을 원활하게 해줍니다.
- 주의사항 - 무릎이 지나치게 많이 벌어지지 않도록 합니다. 골반넓이를 유지합니다.

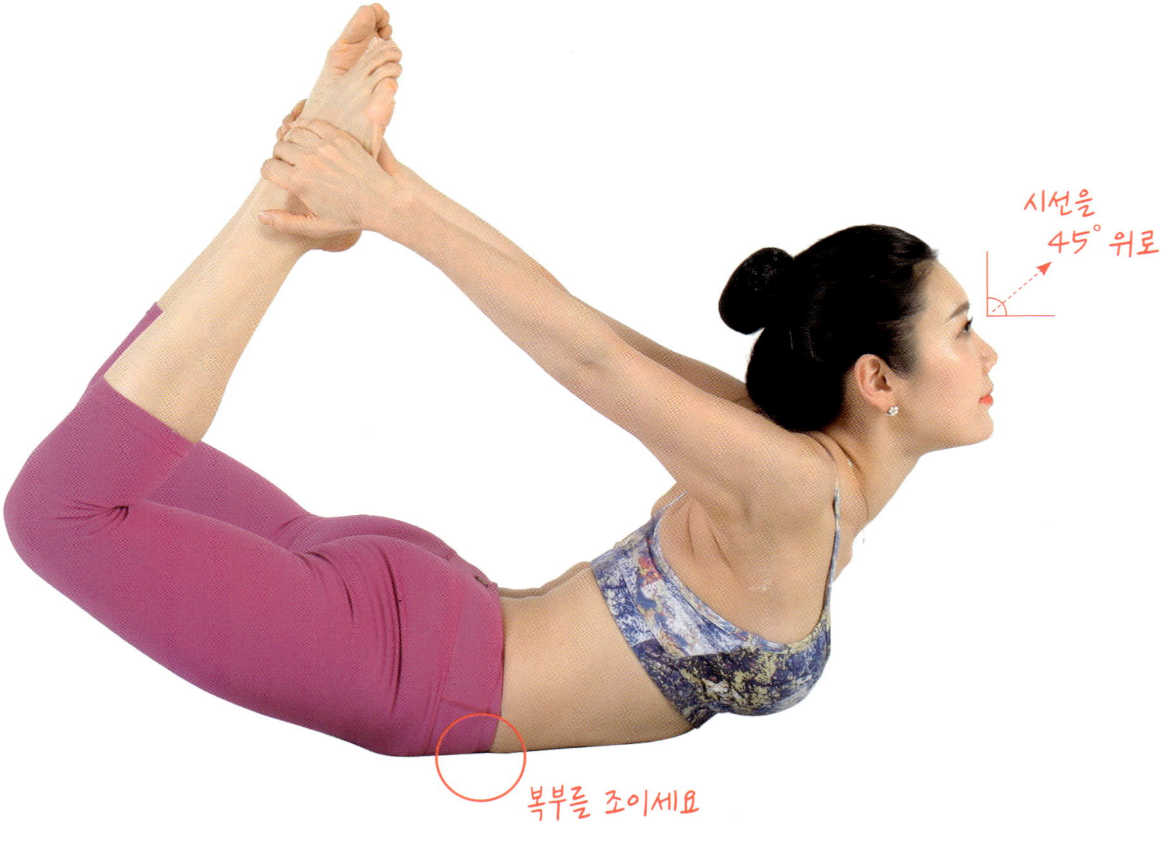

시선은 45° 위로

복부를 조이세요

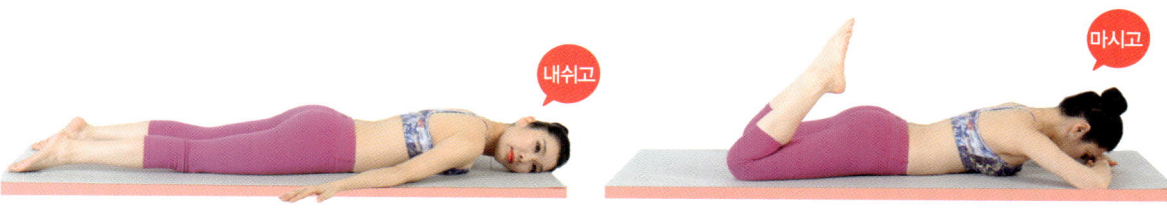

Step 01 배가 바닥에 닿도록 엎드립니다.

Step 02 무릎을 위로 구부립니다.

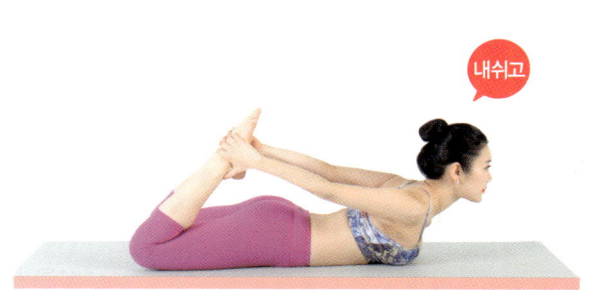

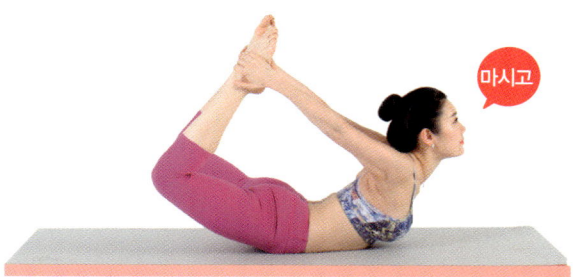

Step 03 양손을 뒤로 뻗어 양발을 잡습니다.

Step 04 천천히 상체를 위로 들어줍니다.

하타요가

03 뱀자세
Bhujangasana(부장가아사나)

- 난이도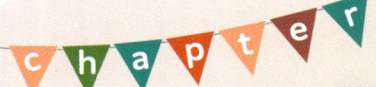
- 효능 및 효과 - 소화기 계통의 기능을 증진시켜 줍니다.
  - 고혈압, 생리통, 위통에 효과적입니다.
  - 전신의 활력을 증가시켜 줍니다.
- 주의사항 - 어깨의 체중이 실려 목이 짧아지면 손목 어깨, 목관절에 무리가 가게됩니다. 어깨를 최대한 확장시켜 주세요.

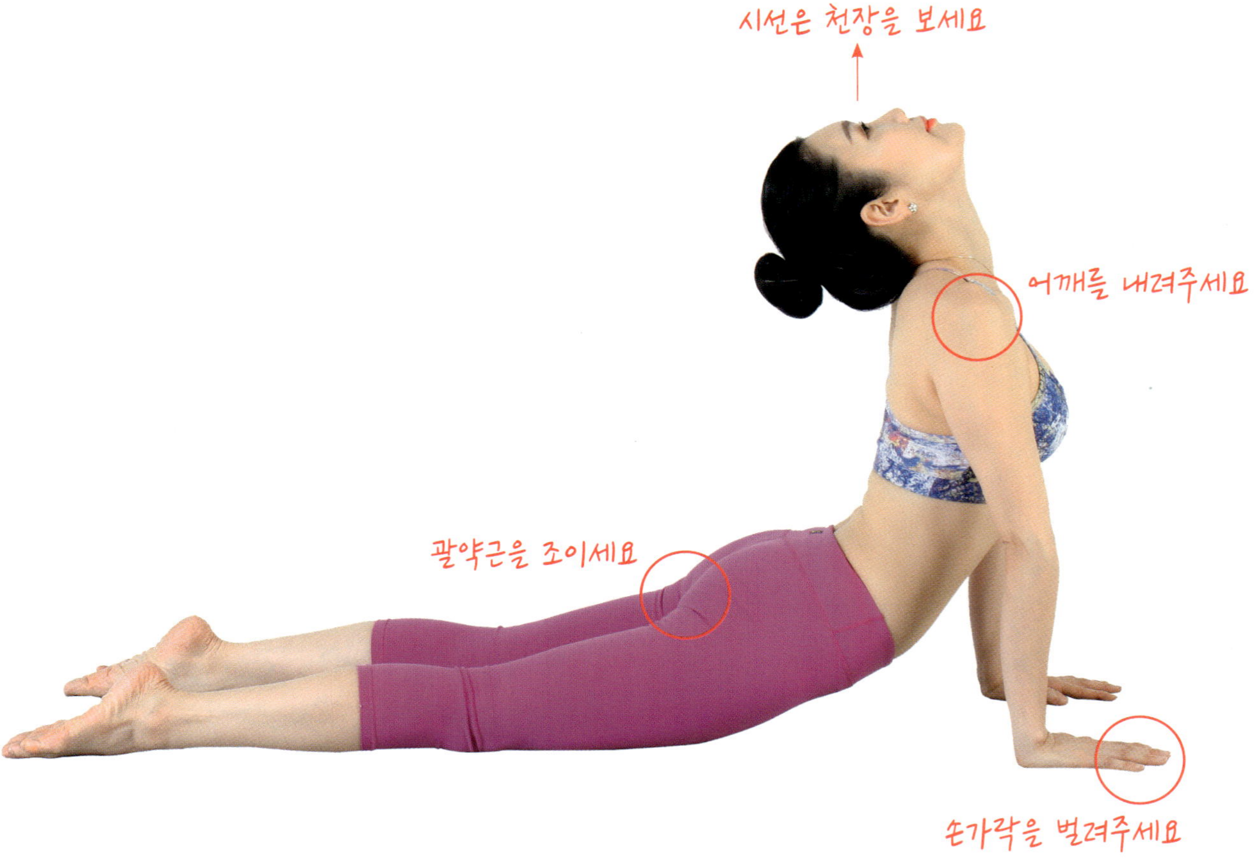

시선은 천장을 보세요

어깨를 내려주세요

괄약근을 조이세요

손가락을 벌려주세요

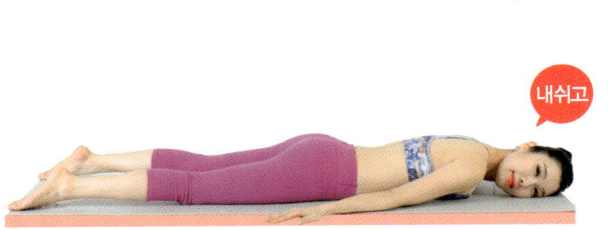

Step 01 배를 바닥에 대고 엎드려 눕습니다.

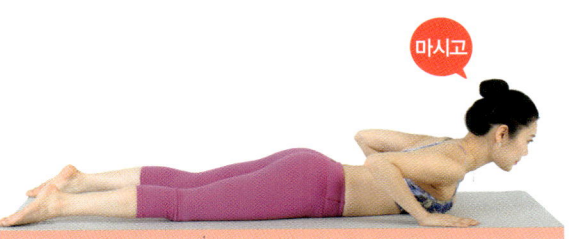

Step 02 양손바닥을 겨드랑이 옆으로 가져갑니다.

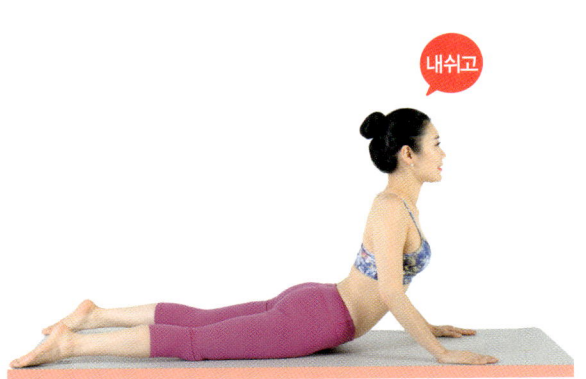

Step 03 상체를 일으켜 세우고 머리를 들어올립니다.

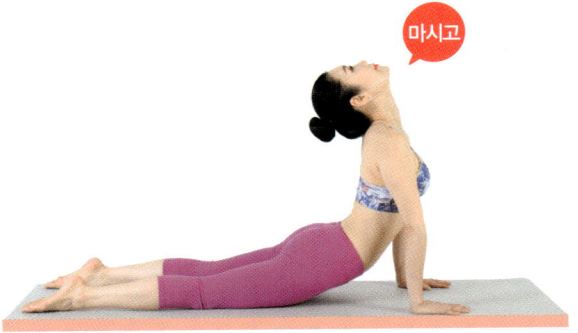

Step 04 상체를 완전히 들어 올려 팔을 뻗고 고개를 뒤로 젖힙니다. 자세가 완성되면 허리 뒤에 힘을 빼고 복식호흡을 합니다.

하타요가

04 보트자세
Ardha Navasana(아드하나바사나)

- 난이도
- 효능 및 효과 - 하복부를 강하게 자극해서 노폐물을 배출하고 복부비만을 해소합니다.
  - 척추를 강화시켜 등 뒤의 근육을 발달시켜줍니다.
- 주의사항 - 양팔과 다리를 쭉 뻗어줍니다.
  - 다리와 팔은 골반넓이로 벌려줍니다.

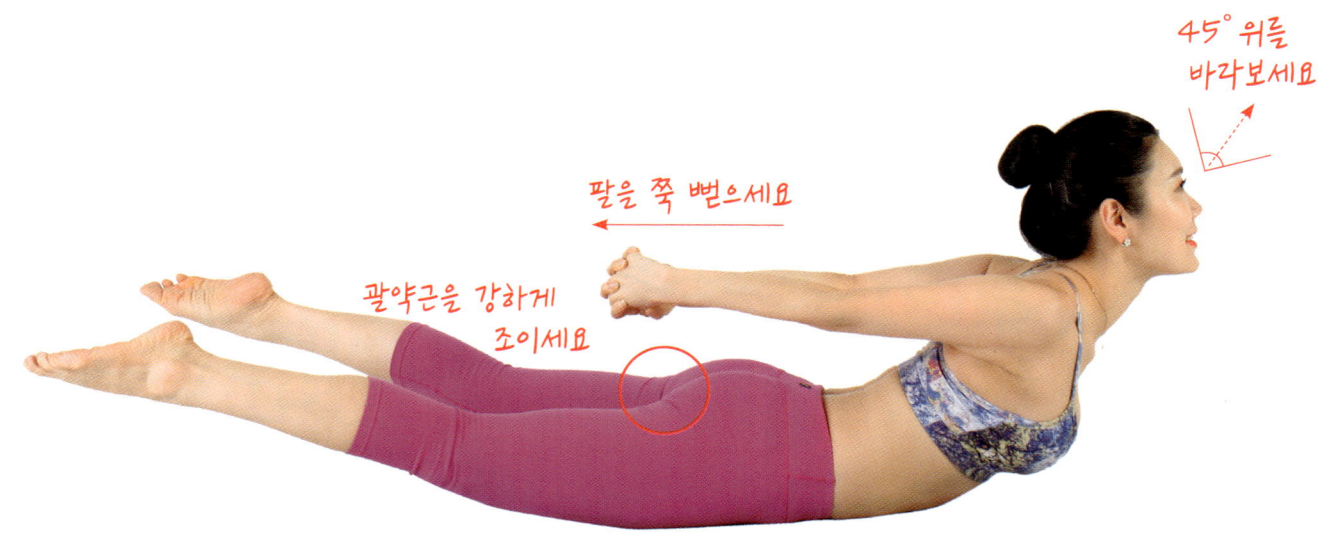

45° 위를 바라보세요
팔을 쭉 뻗으세요
괄약근을 강하게 조이세요

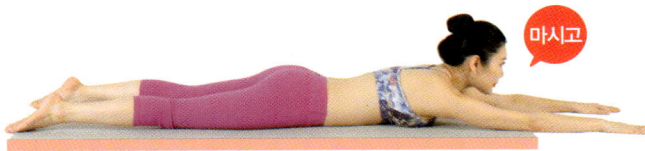

Step 01 양팔을 쭉 뻗고 배를 바닥에 대고 엎드려 눕습니다.

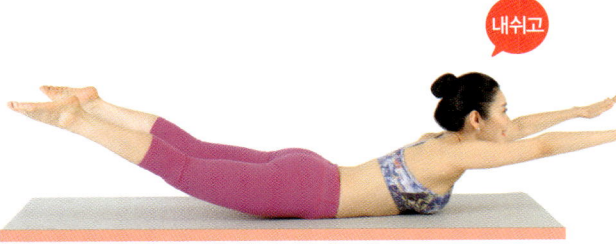

Step 02 양다리와 팔을 힘껏 올립니다. 다리와 팔의 넓이는 어깨넓이로 벌려줍니다.

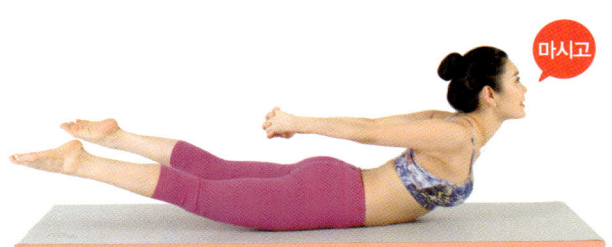

Step 03 양손은 허리 뒤에 깍지 껴 줍니다.

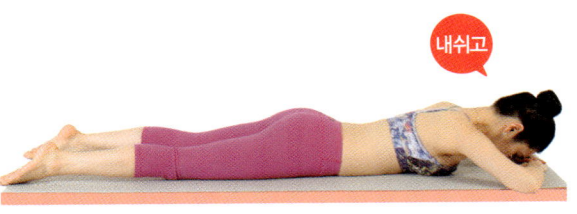

Step 04 5초간 유지하다 엎드린 송장자세로 휴식합니다.

하타요가

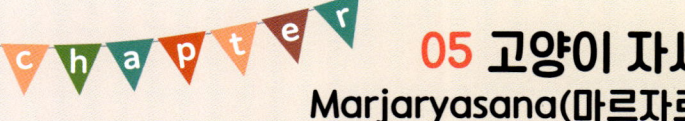

05 고양이 자세
Marjaryasana(마르자르야사나)

- 난이도

- 효능 및 효과 - 척추를 강화시키고, 소화기와 호흡기를 원활하게 해줍니다.
  - 견갑골과 어깨근육 경추근을 이완시켜 오십견예방에 효과적입니다.

- 주의사항 - 양팔과 다리를 어깨넓이와 골반넓이 정도로 벌려서 동작을 유지합니다.

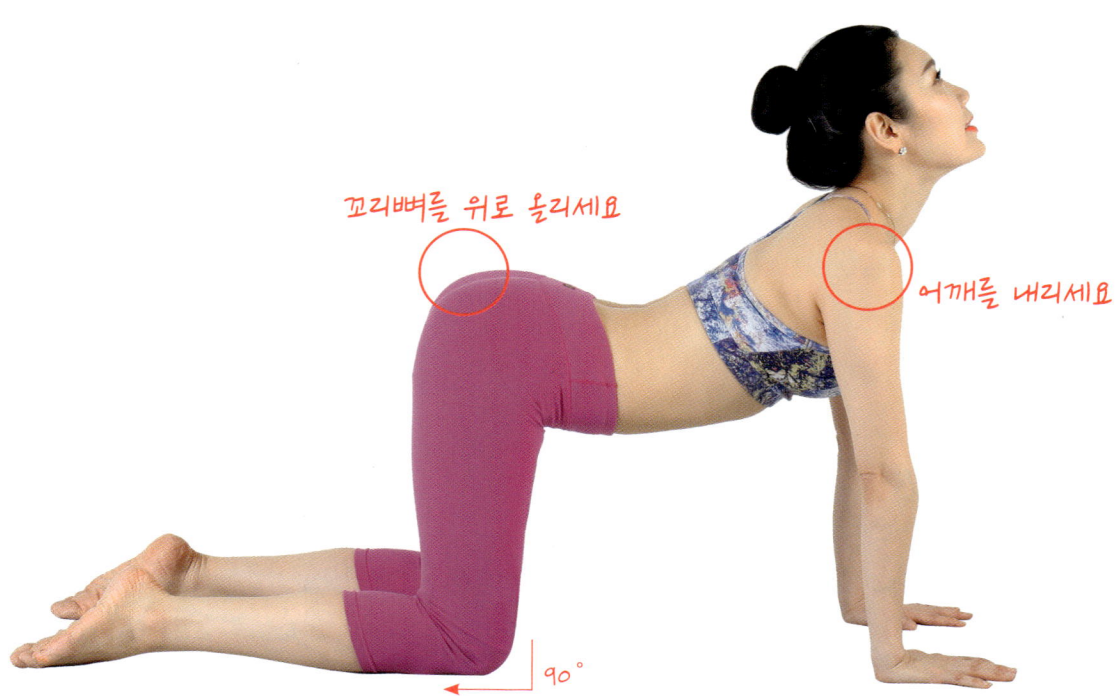

꼬리뼈를 위로 올리세요
어깨를 내리세요
90°

20   요가 & 댄스

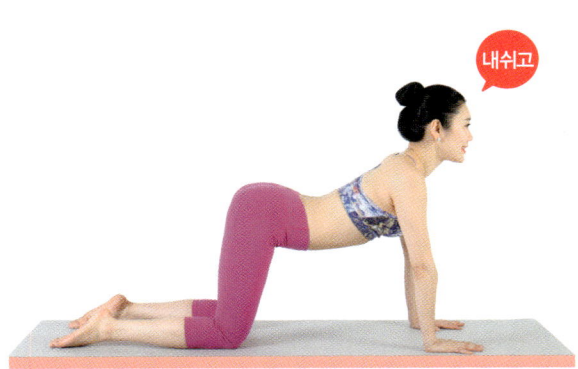

Step 01 양손과 무릎을 어깨넓이로 벌리고 기어가는 자세로 바닥에 엎드립니다.

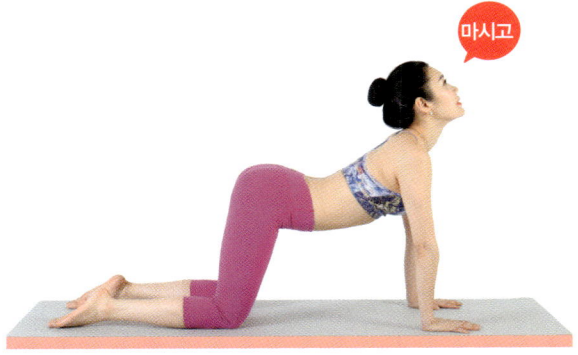

Step 02 허리를 아래로 끌어당기고 꼬리뼈를 위로 들어올립니다.

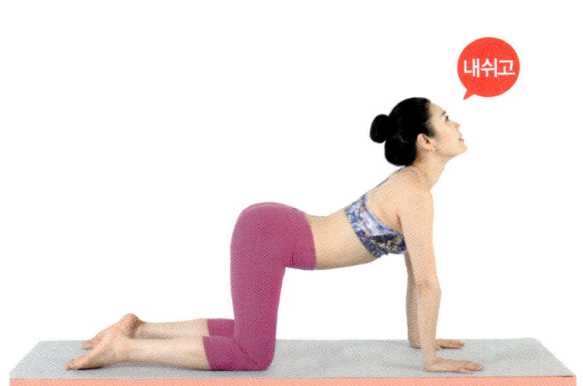

Step 03 시선은 위로 향합니다.

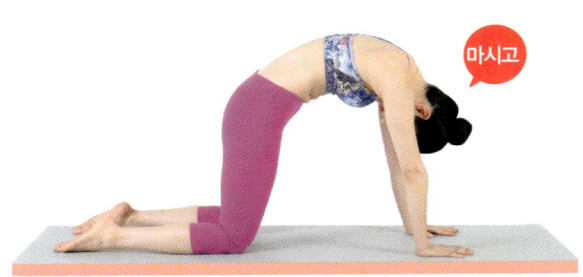

Step 04 복부와 등을 최대한 위로 동그랗게 말아줍니다. 이때 시선은 배꼽을 향합니다.

하타요가

06 비틀기자세
Jathara Parivartanasana(자타라 리바르타나사나)

- 난이도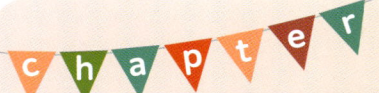
- 효능 및 효과 - 척추측만증과 척추질환을 예방합니다.
  - 확장된 골반을 조여주고 엉덩이를 작고 예쁘게 만들어 줍니다.
  - 골반과 엉덩이의 유연성이 향상됩니다.
- 주의사항 - 초보자나 노약자는 무리하지 않습니다.

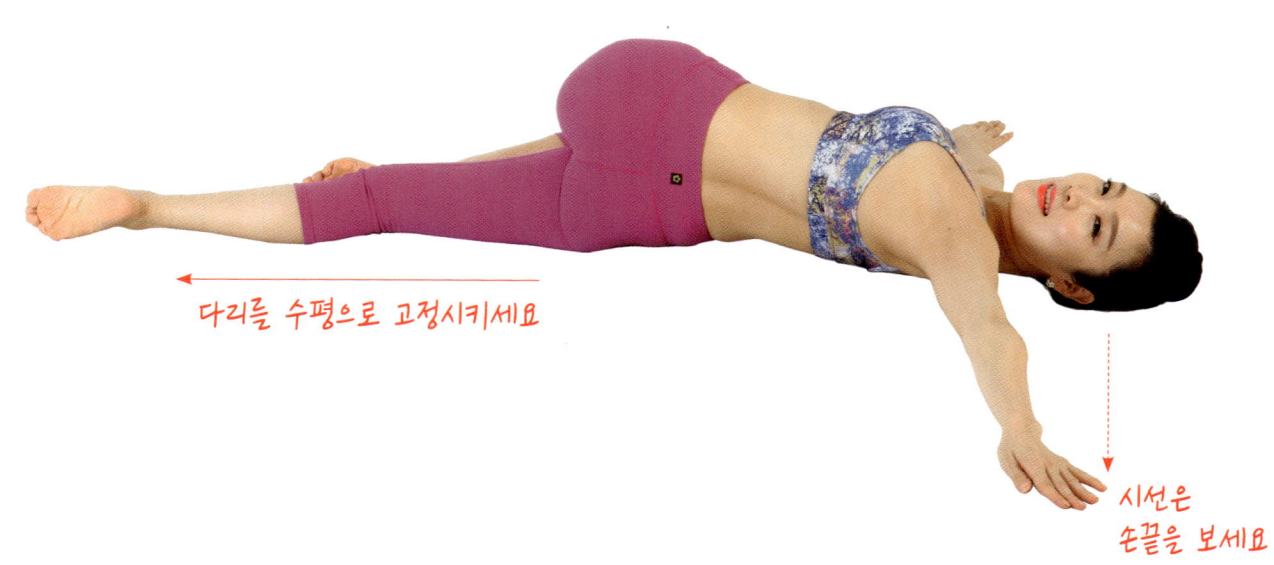

← 다리를 수평으로 고정시키세요

시선은 손끝을 보세요

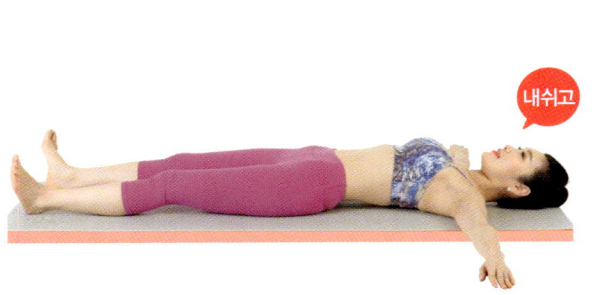

Step 01 바르게 누워서 양팔을 수평으로 뻗습니다.

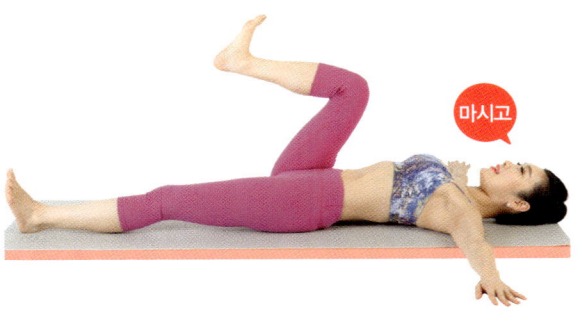

Step 02 오른다리를 직각으로 들어올리고 발목은 몸쪽으로 당겨줍니다.

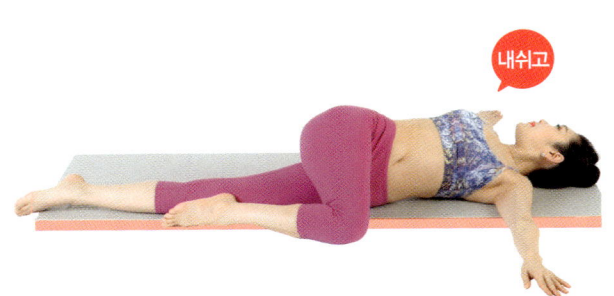

Step 03 오른다리를 반대방향으로 넘겨주고 시선은 다리와 반대방향을 바라봅니다.

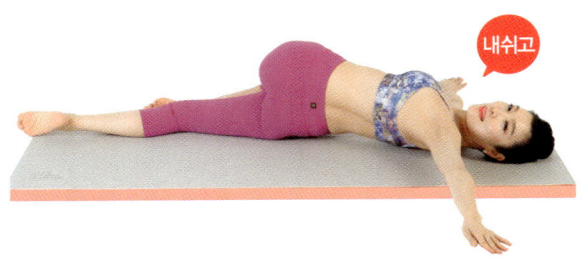

Step 04 반대쪽도 동일하게 실시합니다.

하타요가

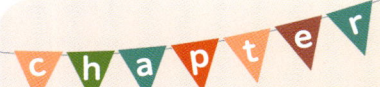

07 나비자세
Baddha Konasana(바드하코나사나)

- 난이도

- 효능 및 효과
  - 골반과 골반주변의 순환을 원활하게 합니다.
  - 고관절을 부드럽게 하여 생식기능과 방광기능을 향상시킵니다.
  - 여성의 생리통이나 생리불순에 탁월한 효과가 있습니다.

- 주의사항
  - 양발바닥이 서로 맞닿게 합니다.
  - 상체를 숙였을 때 척추를 바르게 펴고 이마를 바닥에 닿게합니다.

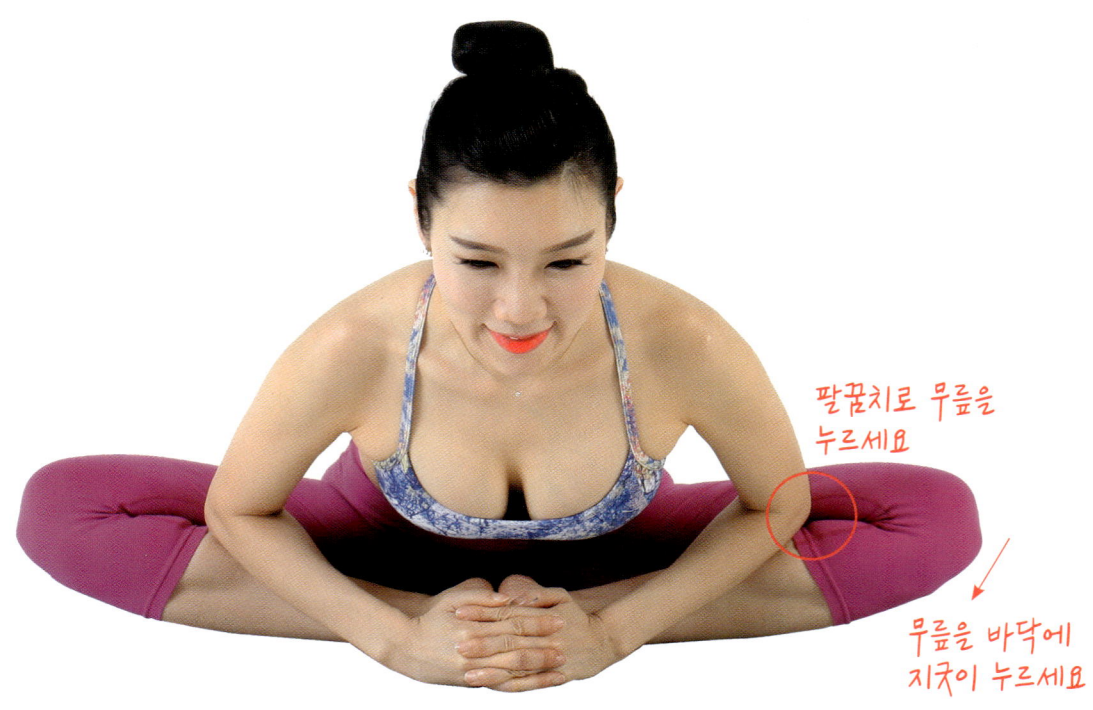

팔꿈치로 무릎을 누르세요

무릎을 바닥에 지긋이 누르세요

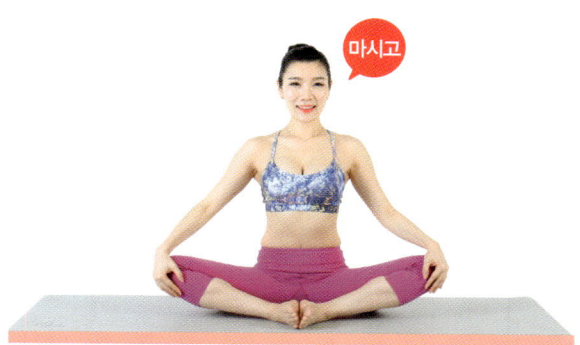

Step 01 양발바닥을 붙이고 앉습니다.

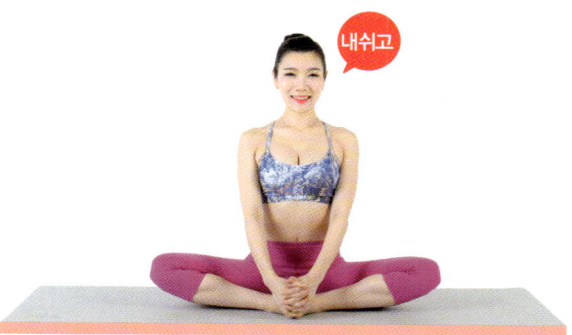

Step 02 양손을 깍지끼어줍니다.

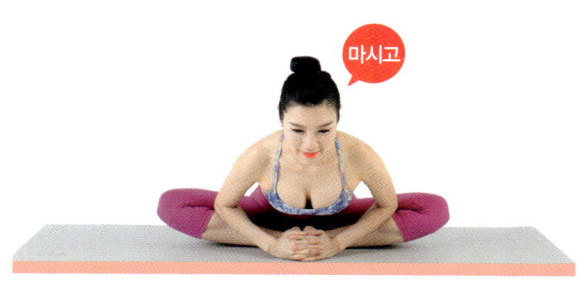

Step 03 척추를 바로 펴고, 상체를 숙입니다. 이때 양팔로 종아리를 지긋이 눌러줍니다.

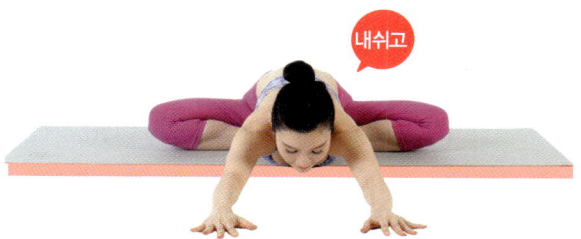

Step 04 팔을 쭉 뻗고 턱과 가슴을 바닥에 밀착시킵니다.

하타요가

08 반물고기신자세
Ardha Matsyendrasana(아르드하 마첸드라사나)

- **난이도**
- **효능 및 효과** - 척추신경계와 인대를 마사지해 주며 신경, 세포, 혈관에 영양분을 공급해줍니다.
  - 변형된 척추를 교정시켜줍니다.
  - 장내 가스를 제거하고 변비를 예방합니다.
- **주의사항** - 반드시 허리를 꼿꼿이 세운 상태에서 실시하세요.
  - 양쪽 엉덩이를 바닥에 떨어지지 않도록 주의하세요.

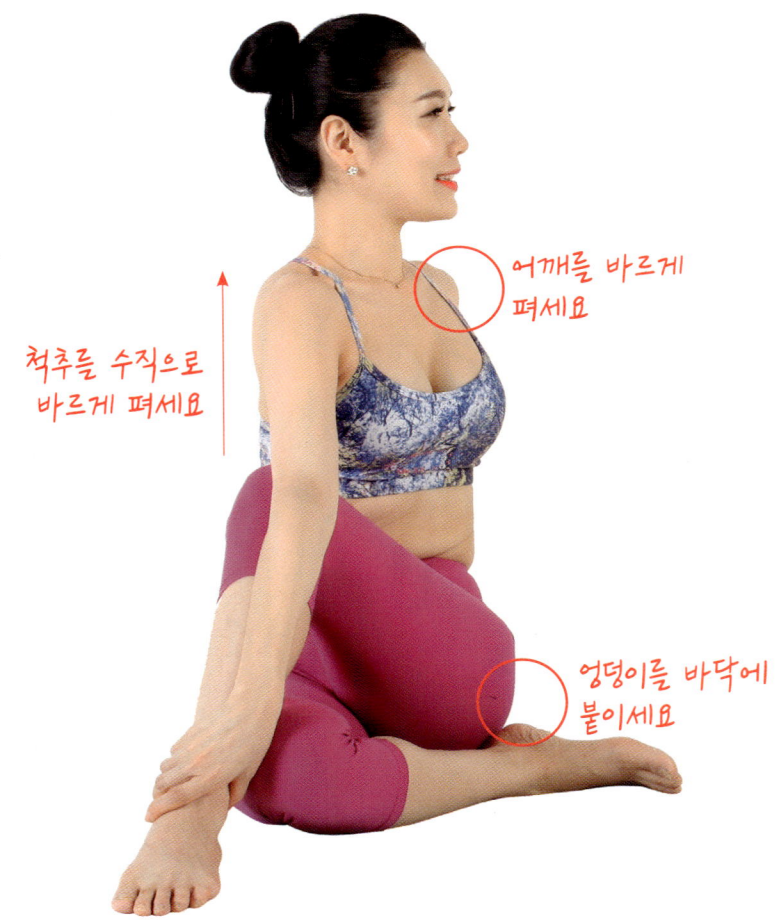

척추를 수직으로 바르게 펴세요

어깨를 바르게 펴세요

엉덩이를 바닥에 붙이세요

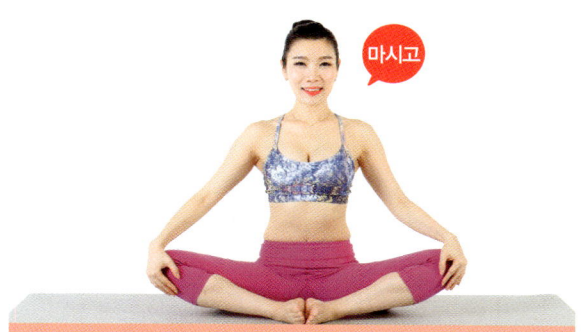

Step 01 척추를 바르게 세우고 앉습니다.

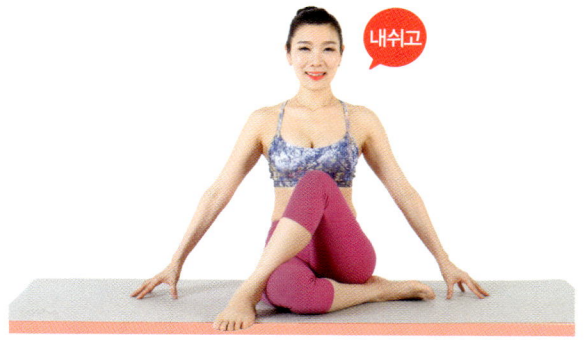

Step 02 왼다리는 무릎을 구부려 바닥에 놓고, 오른다리는 왼다리 바깥쪽에 두세요, 무릎은 중앙에 오도록 한 다음 양손으로 바닥을 살짝 짚고 허리를 바르게 세웁니다.

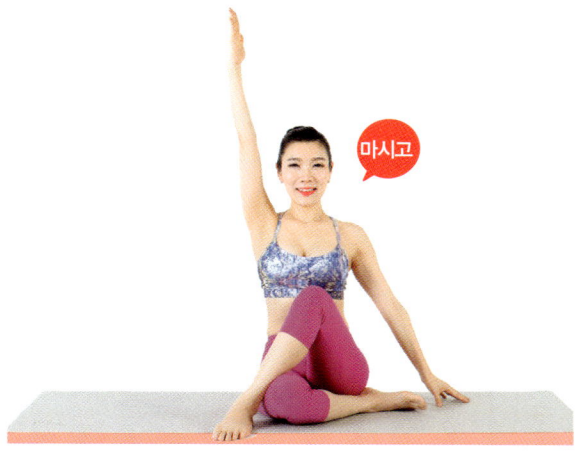

Step 03 왼쪽으로 상체를 비틀고 오른손을 위로 뻗어 올립니다. 양쪽 엉덩이가 바닥에 뜨지 않도록 주의합니다.

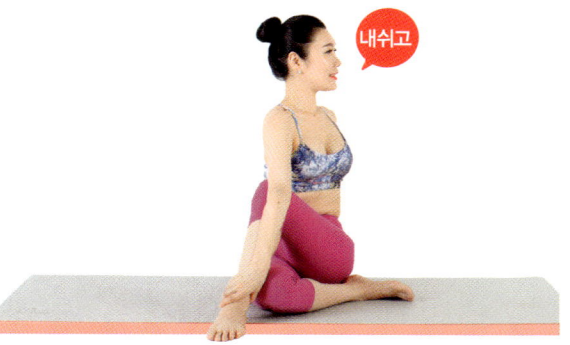

Step 04 왼팔은 오른다리 바깥쪽에 오도록 하고 오른손은 몸의 뒤쪽 바닥을 짚습니다.

하타요가

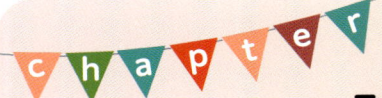

09 삼각자세
Trikonasana(트리코나사나)

- **난이도**
- **효능 및 효과** - 척추신경계와 소화기능 향상에 탁월합니다.
  - 몸이 가볍고 상쾌해집니다.
- **주의사항** - 상체가 앞으로 숙여지지 않도록 주의합니다.
  - 엉덩이가 뒤로 빠지지 않도록 주의합니다.
  - 초보자는 정강이를 잡습니다.

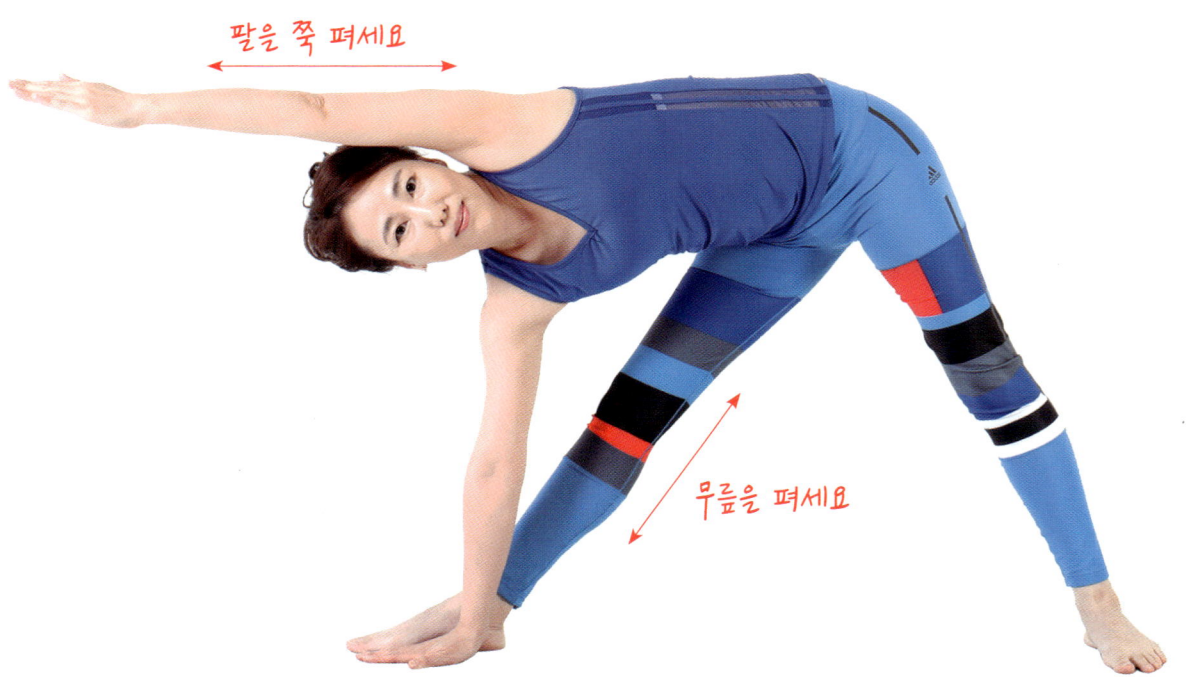

팔을 쭉 펴세요

무릎을 펴세요

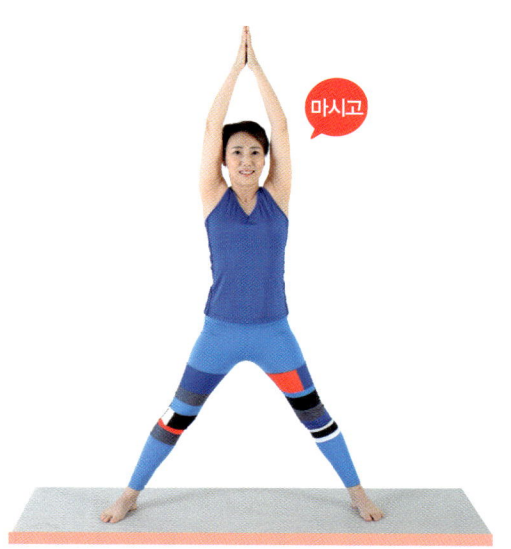

Step 01 양다리를 어깨넓이 두 배 이상으로 벌리고 양손은 머리위로 합장합니다.

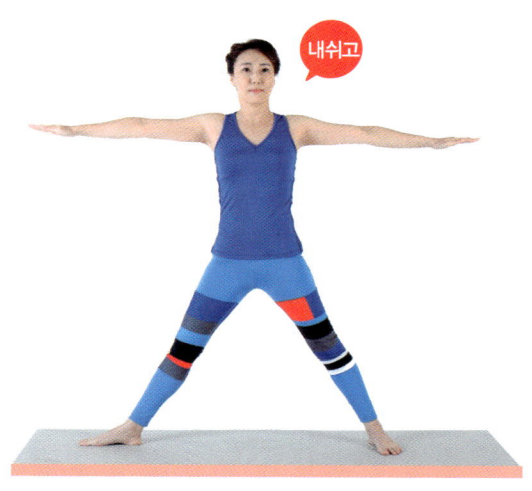

Step 02 양팔을 수평이 되도록 펴줍니다.

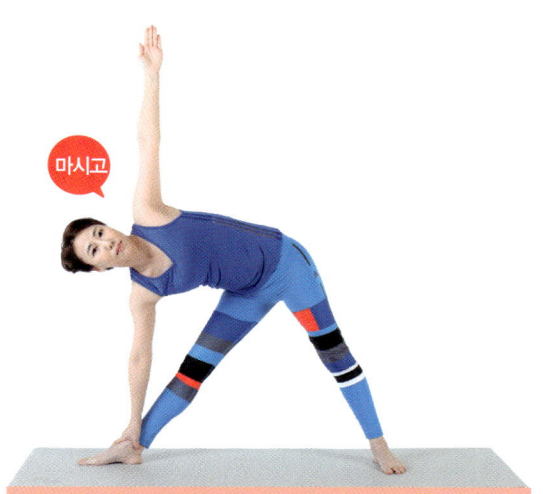

Step 03 상체를 오른쪽으로 천천히 기울입니다. 오른손으로 오른쪽 발목을 잡고 양팔을 일직선이 되도록 합니다.

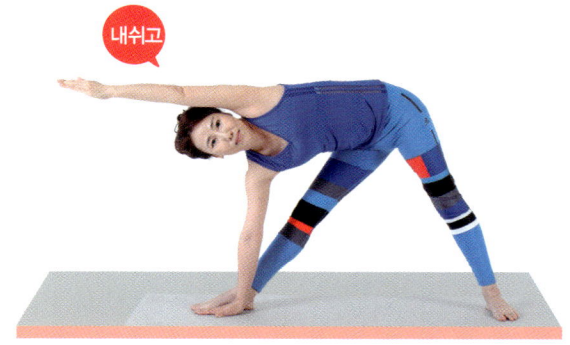

Step 04 상체를 오른쪽으로 천천히 기울입니다. 오른팔은 위로 쭉 뻗어줍니다. 왼팔은 귀옆으로 쭉 뻗어줍니다. 이때 상체는 정면을 향하도록 합니다.

하타요가

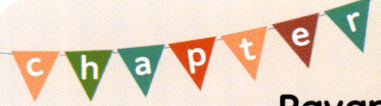

10 바람빼기 자세
Pavanamuktasana(파바나묵타사나)

- 난이도

- **효능 및 효과** - 골반과 엉덩이의 유연성을 향상시켜줍니다.
  - 위와 장내 가스를 제거시켜줍니다.

- **주의사항** - 어깨와 목에 힘이 들어가지 않도록 주의 하세요.
  - 들어 올린 다리의 엉덩이가 바닥에서 떨어지지 않도록 주의 하세요.

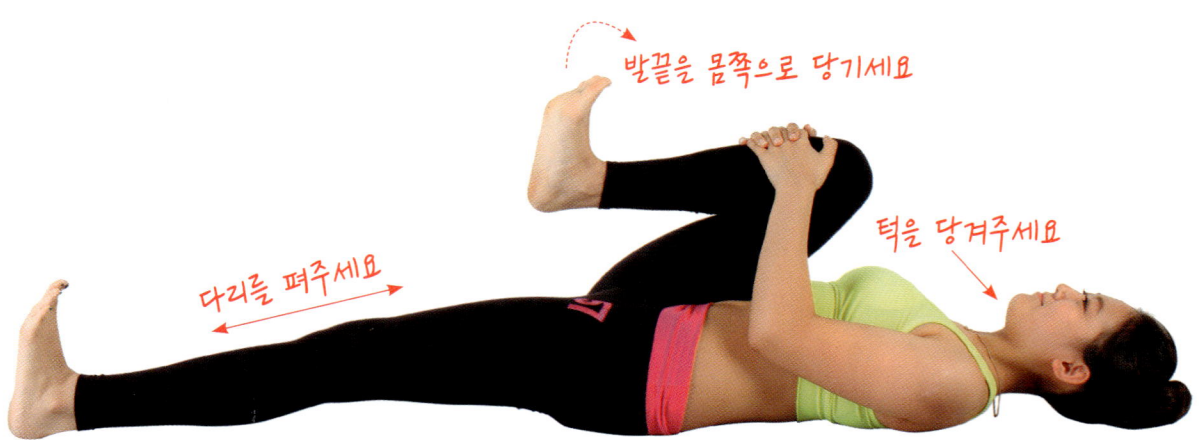

발끝을 몸쪽으로 당기세요

턱을 당겨주세요

다리를 펴주세요

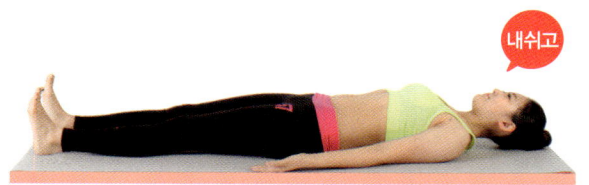

Step 01 바르게 눕습니다.

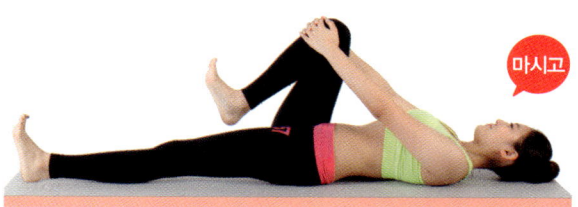

Step 02 오른다리를 구부리고 깍지 끼운 양손으로 무릎 아래를 잡습니다.

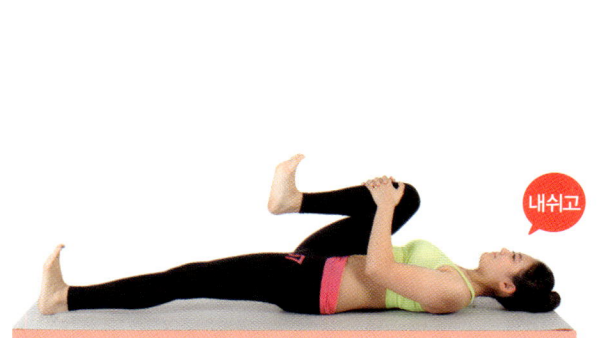

Step 03 숨을 내쉬면서 무릎 부분을 가슴 쪽으로 당겨줍니다.

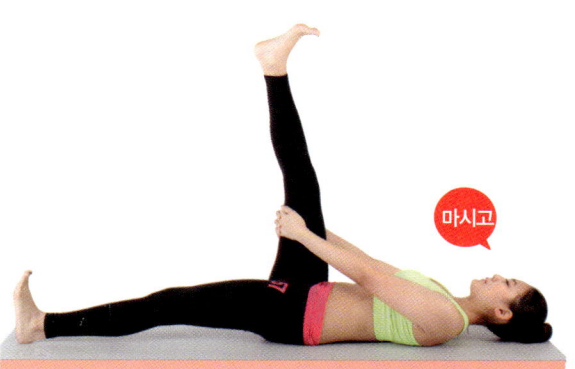

Step 04 무릎을 펴고도 실시합니다.

하타요가

11 반달자세
Ardha Chandrasana(아르드하찬트라사나)

- 난이도
- 효능 및 효과 - 척추의 유연성과 탄력성을 길러줍니다.
  - 몸의 옆선과 하체라인을 아름답게 만들어줍니다.
- 주의사항 - 상체가 앞으로 기울여지지 않도록 주의합니다.
  - 다리를 모으고 괄약근을 강하게 조여줍니다.

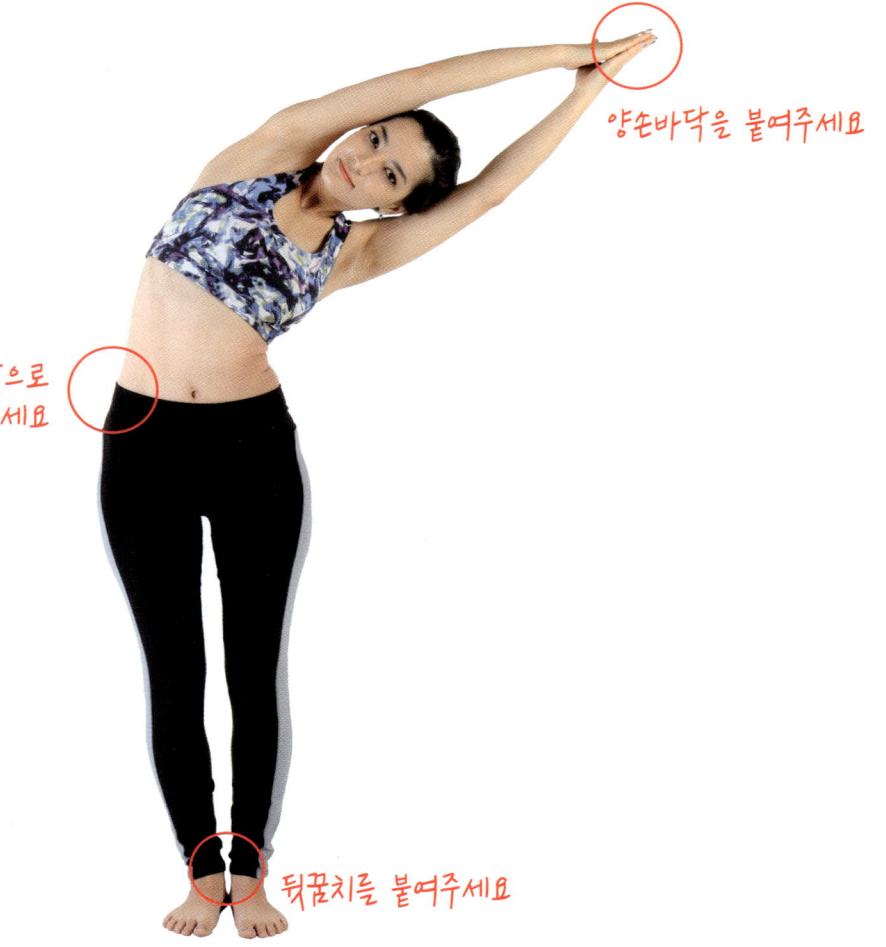

양손바닥을 붙여주세요

옆구리를 바깥으로 늘려주세요

뒤꿈치를 붙여주세요

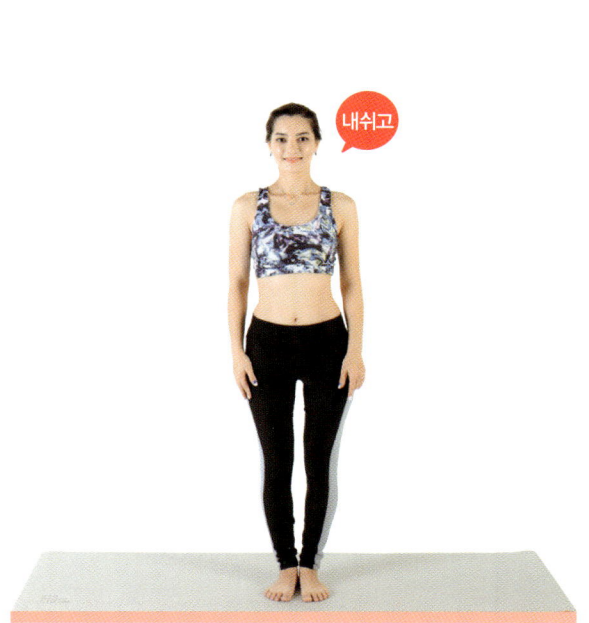

Step 01 다리를 모으고 바르게 섭니다.

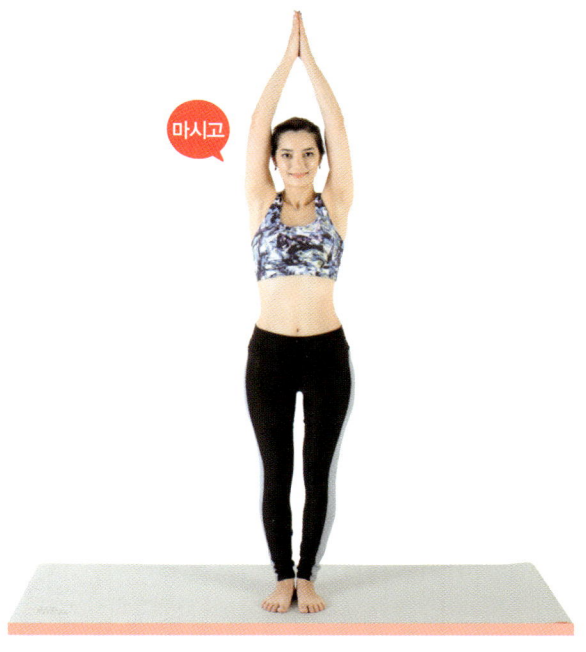

Step 02 양손을 머리위로 합장합니다.

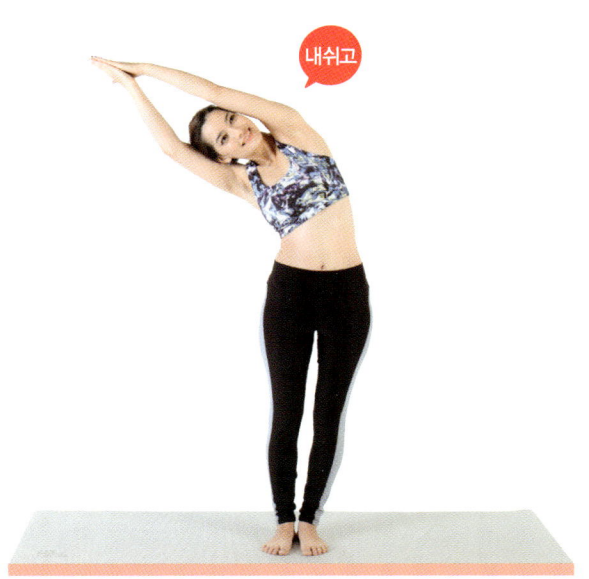

Step 03 몸을 한쪽 방향으로 천천히 기울입니다. 발바닥 전체를 바닥에 지긋이 눌러줍니다.

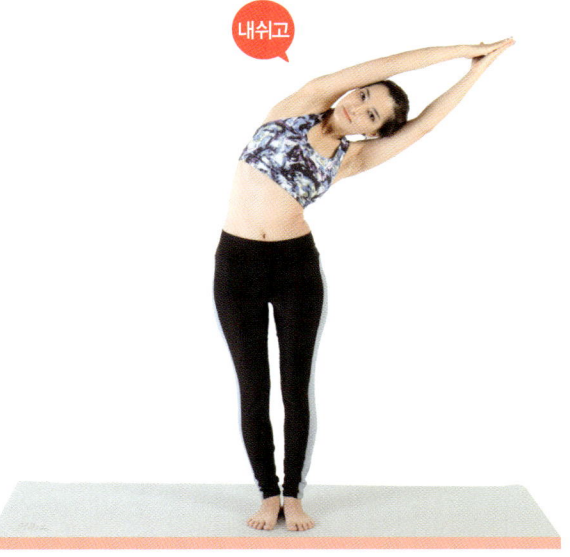

Step 04 반대쪽도 실시합니다.

하타요가

12 어깨로 서기 자세
Salamba-Sarvangasana(사람바-사르반가사나)

- 난이도 🧘🧘🧘
- 효능 및 효과 - 목의 피로를 완화시켜주고 척추의 탄력을 길러줍니다.
  - 전신의 혈액순환에 도움을 주고 피로회복에 효과적입니다.
- 주의사항 - 목과 어깨를 바닥에 고정시킵니다.
  - 턱과 가슴을 맞닿게 합니다. 그래야 갑성선이 자극됩니다.

발끝을 위로 뻗어주세요

척추를 최대한 펴세요

시선은 발끝을 보세요

턱을 가슴으로 붙여주세요

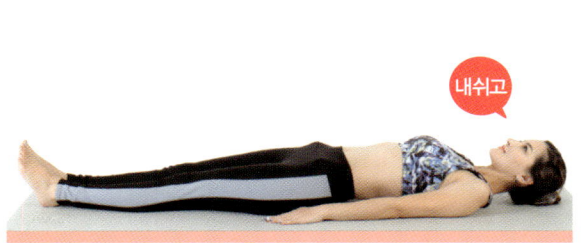

Step 01 천장을 보고 눕습니다.

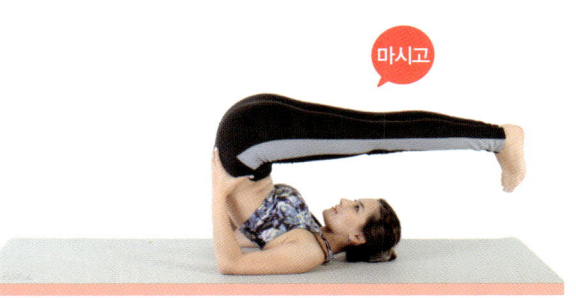

Step 02 양손으로 허리를 받치고 엉덩이를 들어줍니다.

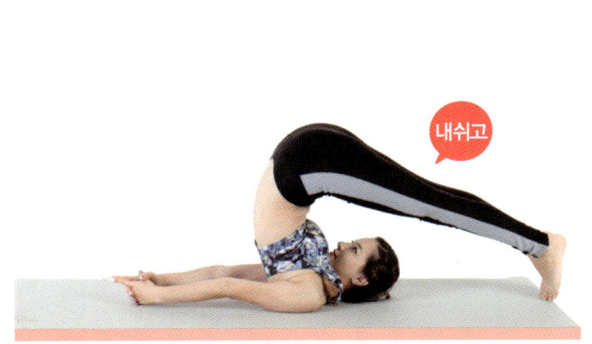

Step 03 발끝을 머리 뒤쪽 바닥에 내려놓고 양손을 깍지 끼워 바닥에 내려놓습니다.

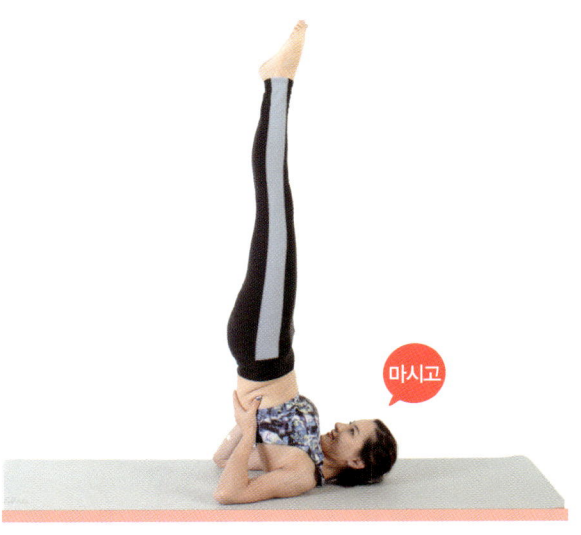

Step 04 머리가 들리지 않도록 해서 천천히 양발을 바닥에 내려줍니다.

하타요가

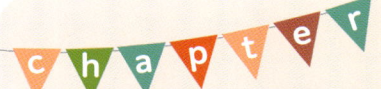

13 다리자세
Setu Bandha Sarvangasana(세투 바드하 사르반가사나)

- 난이도 🧘🧘
- 효능 및 효과 - 척추의 탄력성과 근력이 강화됩니다.
  - 요실금을 치료하고 예방해줍니다.
  - 여성의 생식기능 향상에 효과적입니다.
- 주의사항 - 무릎의 넓이를 골반넓이로 벌려줍니다.

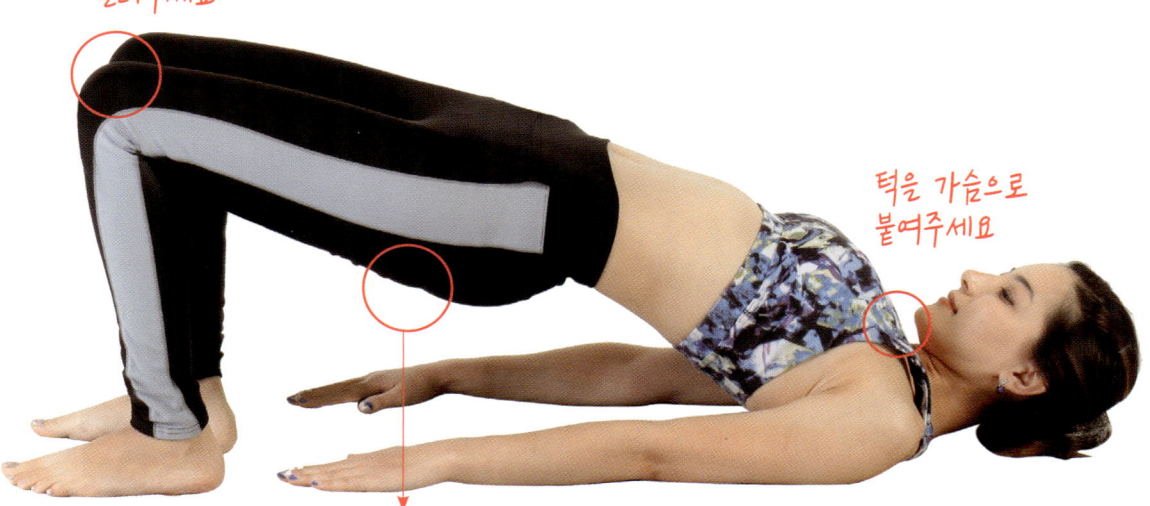

무릎의 넓이를 골반넓이로 벌려주세요

턱을 가슴으로 붙여주세요

괄약근을 조이세요

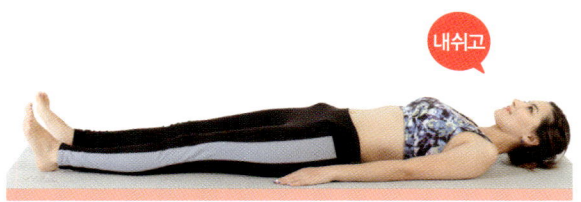

Step 01 바르게 눕습니다.

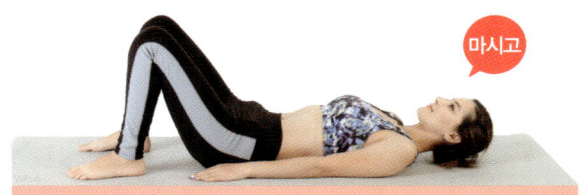

Step 02 두 무릎을 세워 골반넓이로 벌려줍니다.

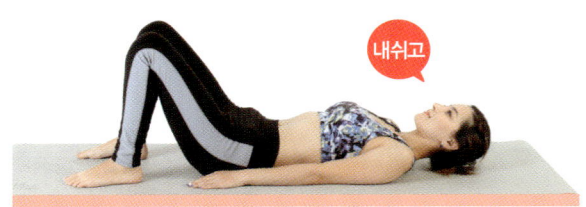

Step 03 뒷꿈치는 최대한 엉덩이 가까이 붙이고 발바닥은 고정시킵니다.

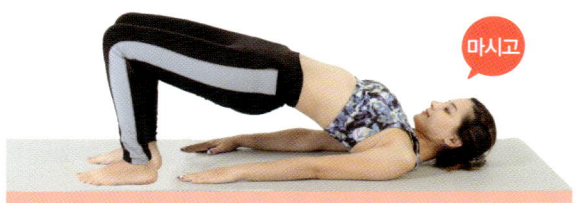

Step 04 양손바닥은 바닥을 짚고 엉덩이를 들어줍니다.

part 1 >> 요가

1. 하타요가　　Healing Yoga　10
2. 밸런스요가　　Balance Yoga　40
3. 메디컬요가　　Medical Yoga　70
4. 실버체조요가　Silver Yoga　104
5. 홈도구요가　　Home Tool Yoga　130
6. 타이요가　　Tai Yoga　144

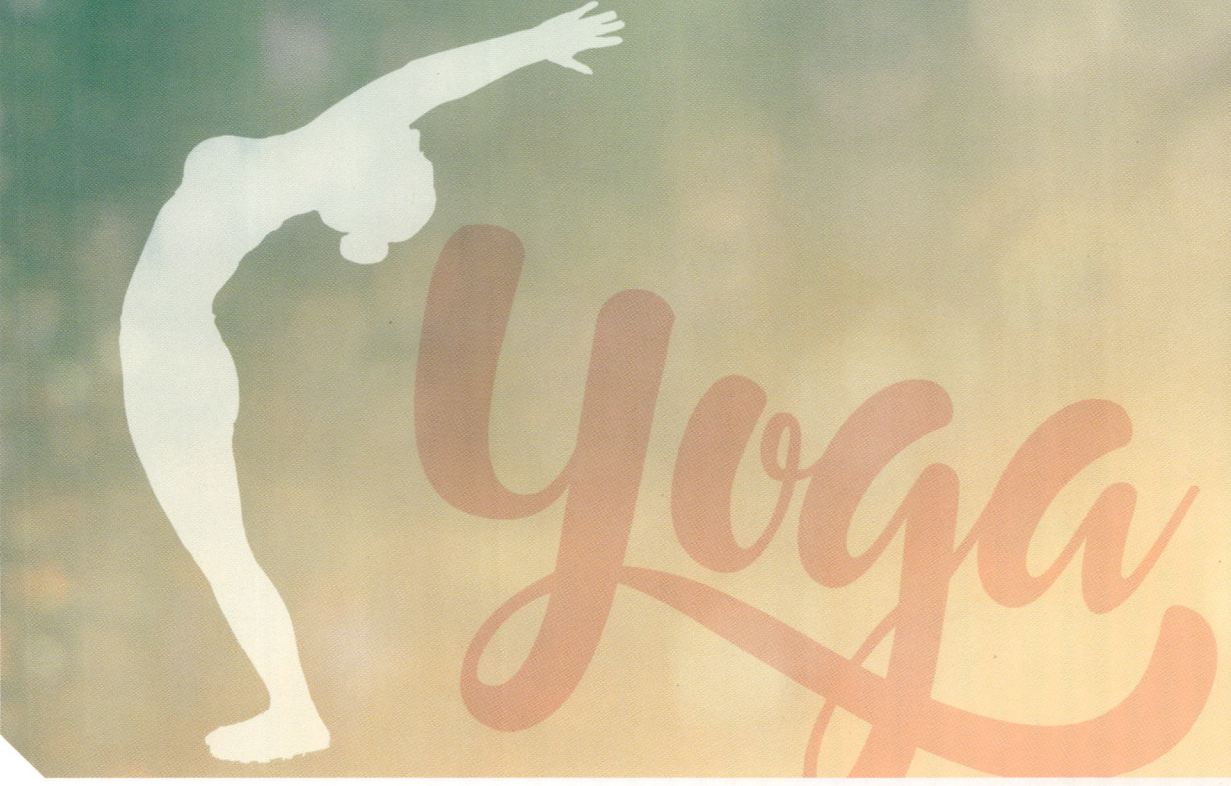

건강하고 탄력있는 몸을 위한

BalanceYoga

다이나믹한 몸의 움직임을 물 흐르듯이 연결시켜

근력과 유연성의 조화와 발달에 중심을 둔 요가입니다.

이 요가는 지구력, 근력, 유연성 등 신체의 기능을 향상시켜

몸의 균형을 조화롭게 만들어 줍니다.

요가는 단지 '정적이다'라는 고정관념에서 벗어나

다이나믹하고 재밌는 요가의 세계로 빠져듭니다.

밸런스요가

1. 서서 상체 숙이기 자세 Uttanasana 42
2. 삼각자세 Uttita Trikona 44
3. 전사자세 Virabhadrasana 46
4. 나무자세 Vrksasana 48
5. 위로향한 활자세 UrdhvaDhanurasana 50
6. 측면으로 다리벌려 상체 숙이기 자세 Parshvottamasana 52
7. 서서 다리 벌려 상체 숙이기 자세 Prasarita Padottamasana 54
8. 비둘기 자세 Ekapadarajakapotasana 56

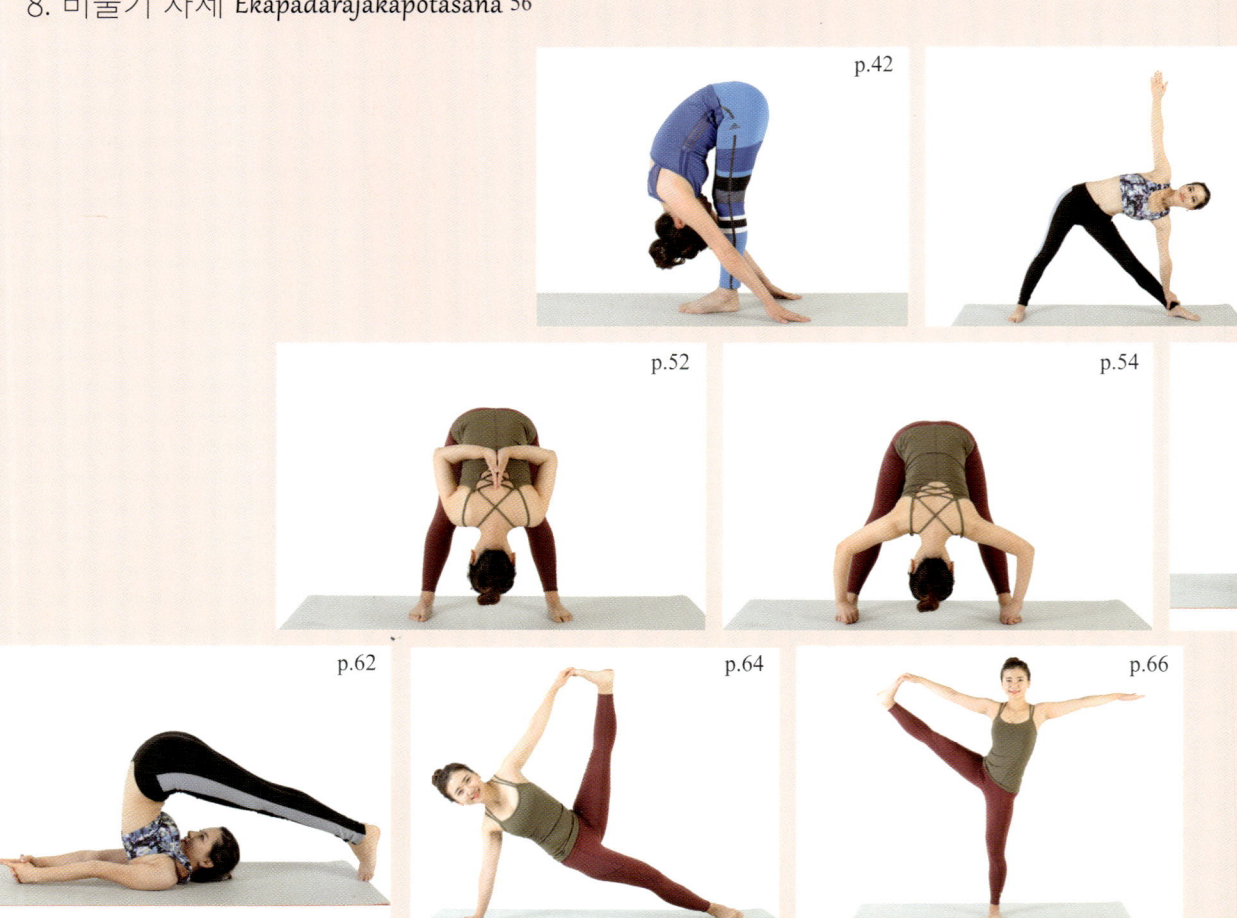

9. 박쥐자세 UpavistaKonasana 58
10. 앉아서 다리 펴기 자세 ubhayapadangushtasana 60
11. 쟁기자세 Harasana 62
12. 옆으로 기울여 다리 들어올리기 자세 ardhachandrasana 64
13. 서서 발잡기 Padangusthasna 66

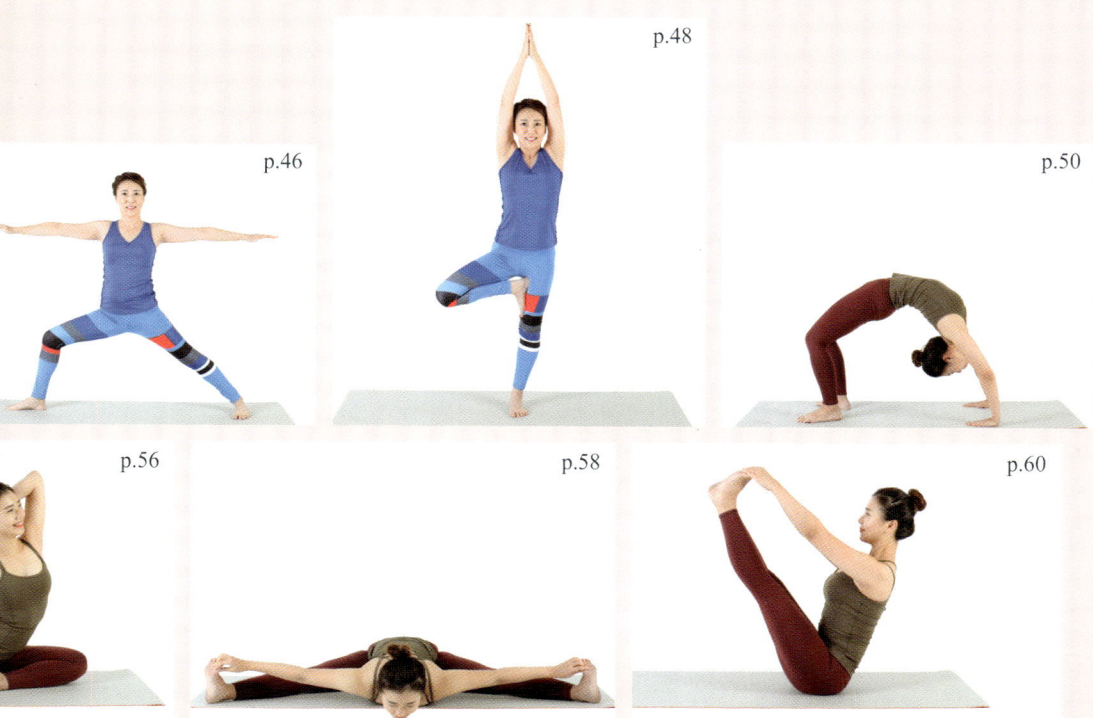

밸런스요가

01 서서 상체숙이기 자세
Uttanasana(우타나사나)

- 난이도
- 효능 및 효과 - 생리통과 복부통증 완화에 효과적입니다.
  - 허리와 후면대퇴부의 유연성을 향상시켜 줍니다.
- 주의사항 - 초보자는 무릎을 구부리고 무리하지 않도록 합니다.

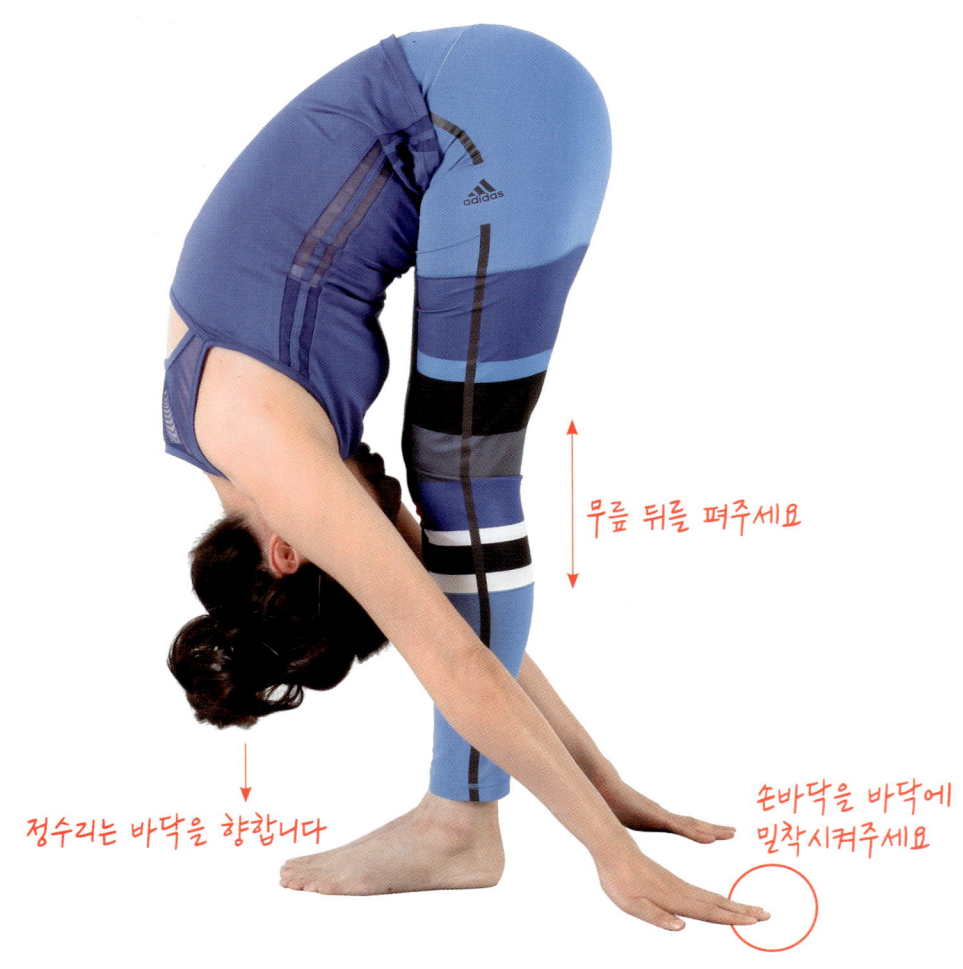

무릎 뒤를 펴주세요

정수리는 바닥을 향합니다

손바닥을 바닥에 밀착시켜주세요

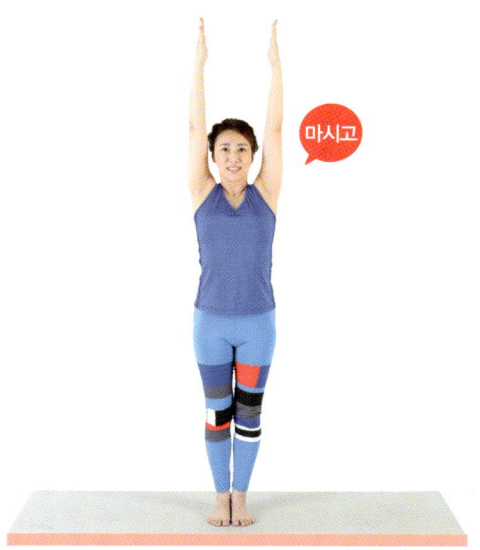

Step 01 바르게 서서 두팔을 위로 뻗습니다

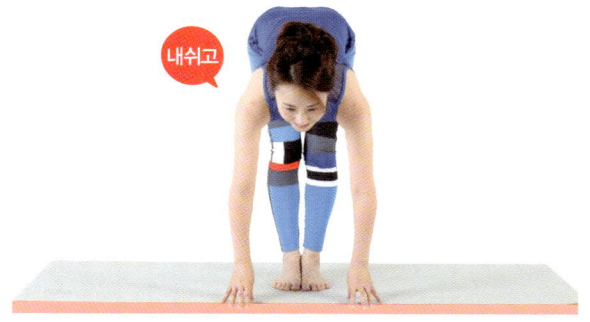

Step 02 몸통과 팔을 내리고 두 손을 두 발 옆 바닥에 내려놓습니다. 시선은 정면을 향합니다.

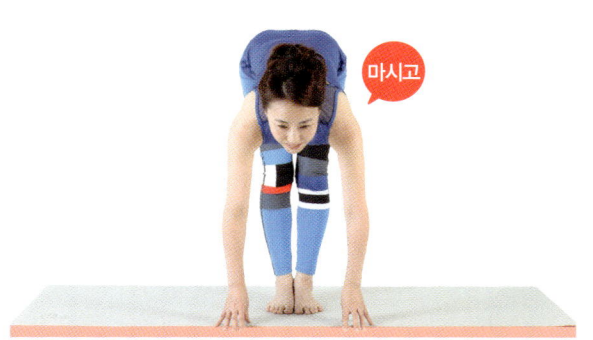

Step 03 복부와 가슴을 다리 쪽으로 당기고 머리는 정강이 가까이 붙여줍니다. 머리와 목의 긴장을 풀어줍니다.

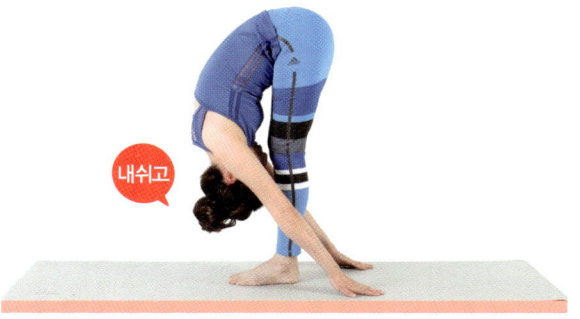

Step 04 팔을 쭉 뻗어 발 뒤로 양손바닥을 바닥에 붙여줍니다.

밸런스요가

02 삼각자세
Uttita Trikona(트리코나 아사나)

- **난이도**
- **효능 및 효과** - 하체와 골반 척추를 강화시켜 줍니다.
  - 몸의 옆선을 아름답게 합니다.
- **주의사항** - 상체가 내려갈 때 엉덩이가 뒤로 빠지지 않도록 합니다.

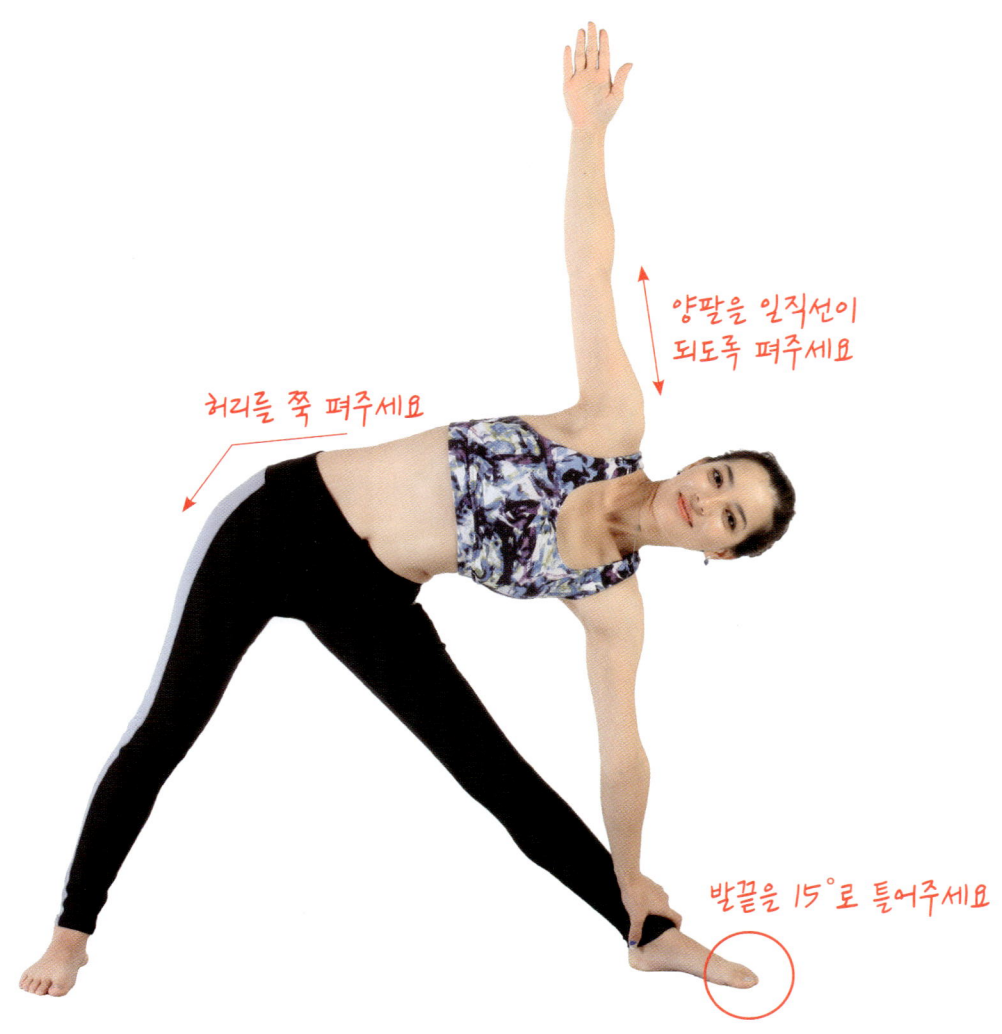

허리를 쭉 펴주세요

양팔은 일직선이 되도록 펴주세요

발끝을 15°로 틀어주세요

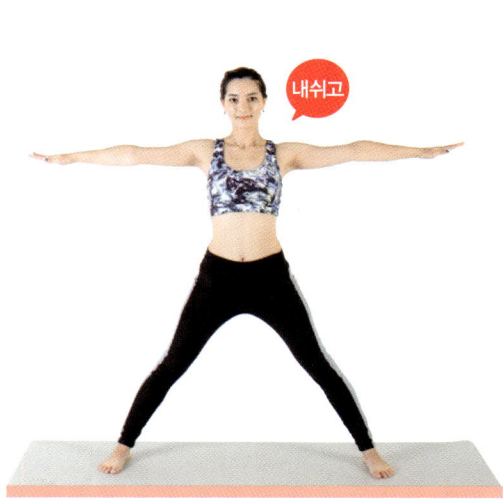

Step 01 양 다리를 어깨넓이 두배이상으로 벌려줍니다. 양팔은 수평으로 뻗고 오른발은 바깥쪽으로 열어줍니다.

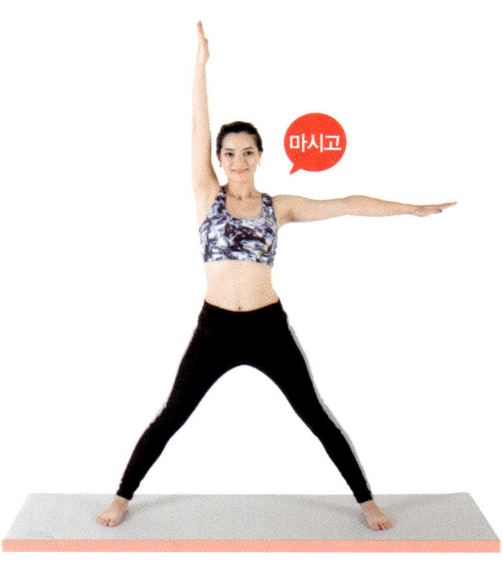

Step 02 마시면서 왼팔을 위로 들어 90°로 펴줍니다.

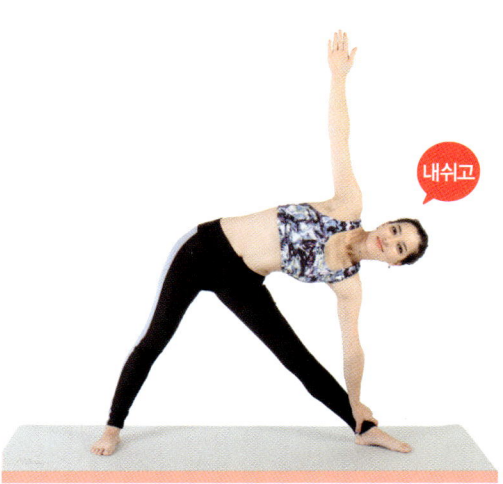

Step 03 숨을 내쉬면서 오른쪽으로 상체를 기울이고 오른손으로 오른쪽 발목을 잡습니다. 왼손은 최대한 평행하게 뻗습니다.

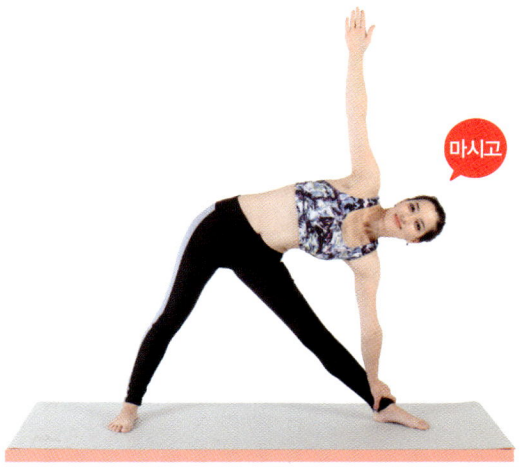

Step 04 오른손은 바닥을 짚고 상체를 더욱더 확장시킵니다.

밸런스요가

03 전사자세
Virabhadrasana(비라바드라사나)

- 난이도 🧘🧘🧘
- 효능 및 효과 - 하체의 근력을 길러주고 신체의 활력을 불어넣어줍니다.
- 주의사항 - 무릎은 직각을 유지합니다.

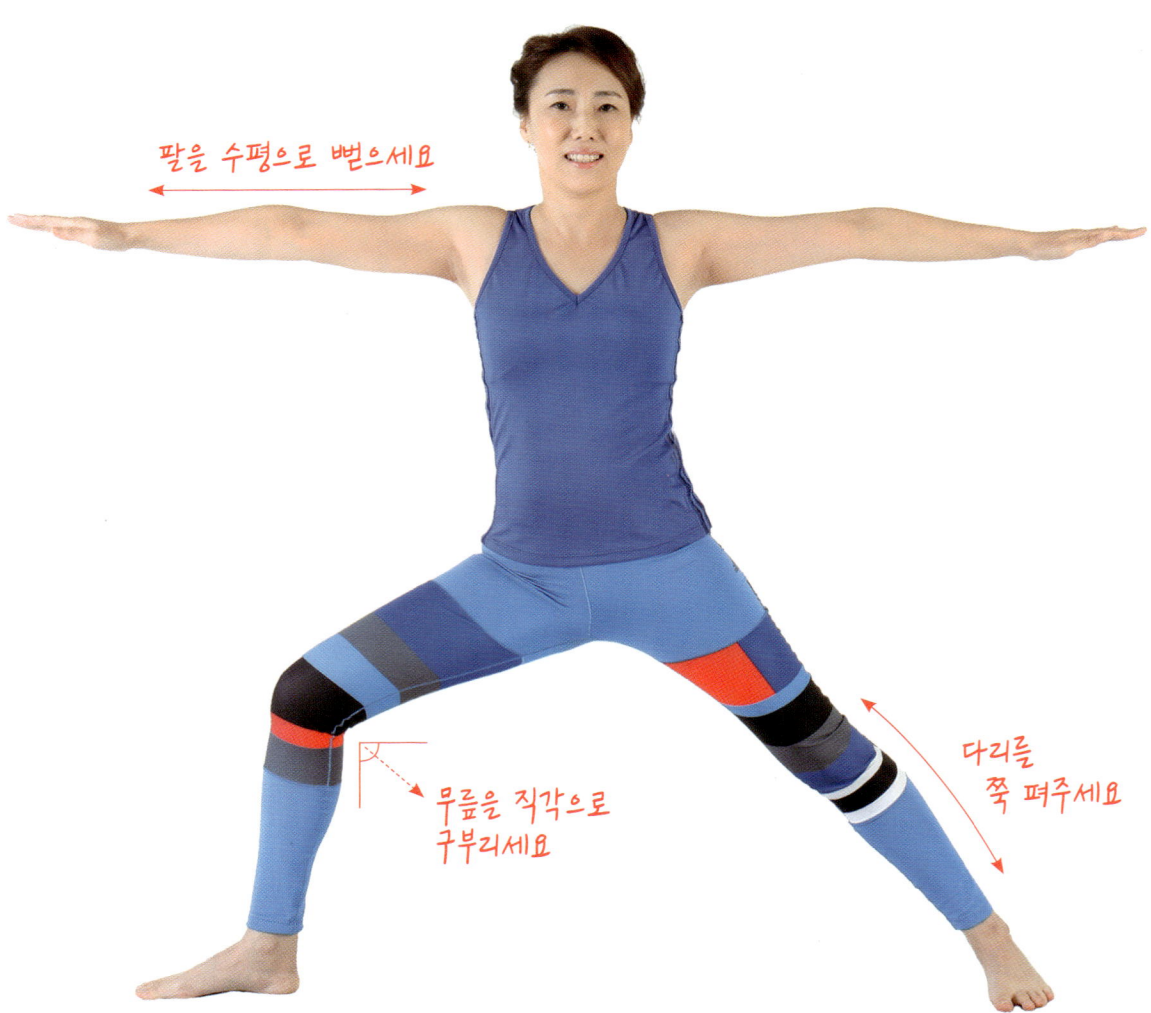

팔을 수평으로 뻗으세요

무릎은 직각으로 구부리세요

다리를 쭉 펴주세요

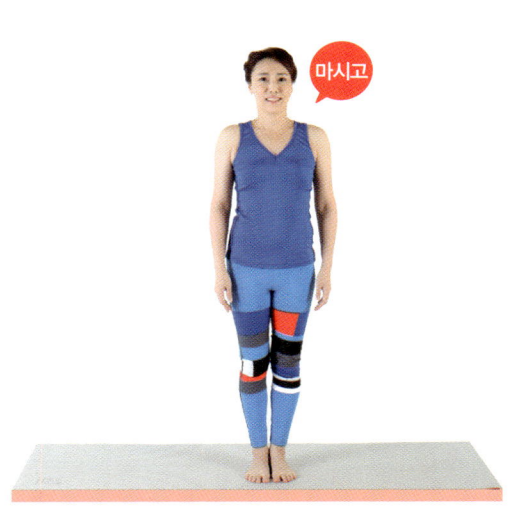

Step 01 바르게 섭니다.

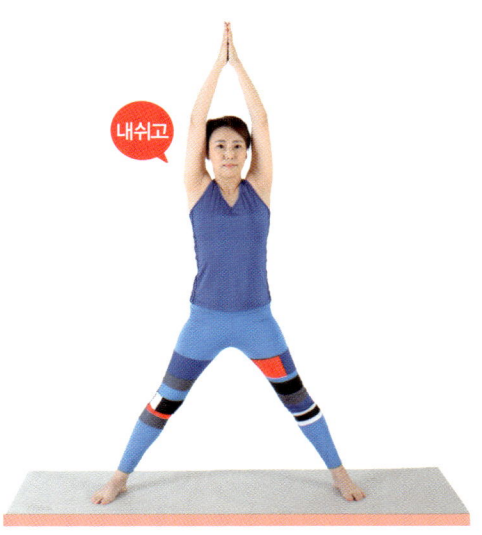

Step 02 양발을 어깨넓이 이상으로 벌리고 양손은 머리 위에서 합장합니다.

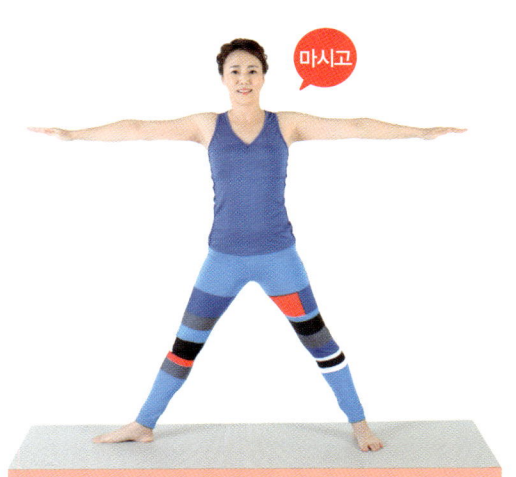

Step 03 양팔을 수평으로 벌려줍니다.

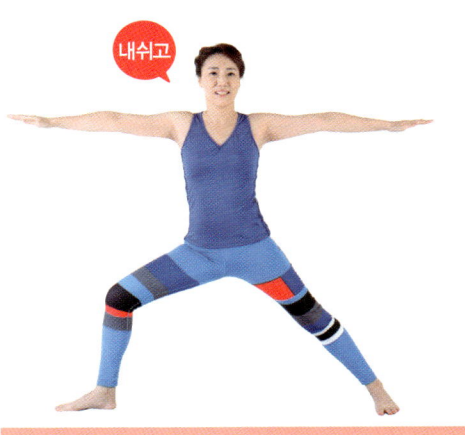

Step 04 상체를 오른쪽으로 돌리고 팔은 수평으로 뻗습니다. 무릎은 직각으로 구부립니다.

• 밸런스요가

04 나무자세
Vrksasana(브륵사사나)

- 난이도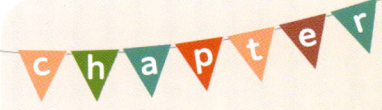

- 효능 및 효과 - 몸의 좌우 대칭을 조절해 줍니다.
  - 균형감각 .지구력을 길러줍니다.
  - 무릎과 발목 하체의 근력을 길러줍니다.

- 주의사항 - 골반이 틀어지지 않도록 주의합니다
  - 올라간 쪽 다리를 최대한 바깥쪽으로 확장합니다.

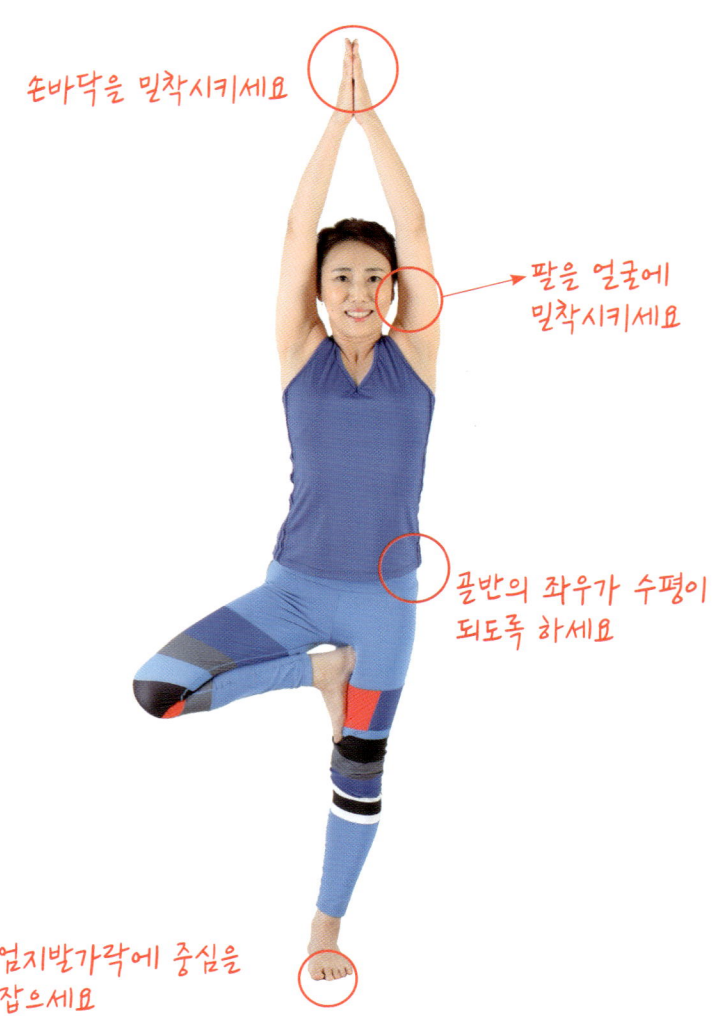

- 손바닥을 밀착시키세요
- 팔을 얼굴에 밀착시키세요
- 골반의 좌우가 수평이 되도록 하세요
- 엄지발가락에 중심을 잡으세요

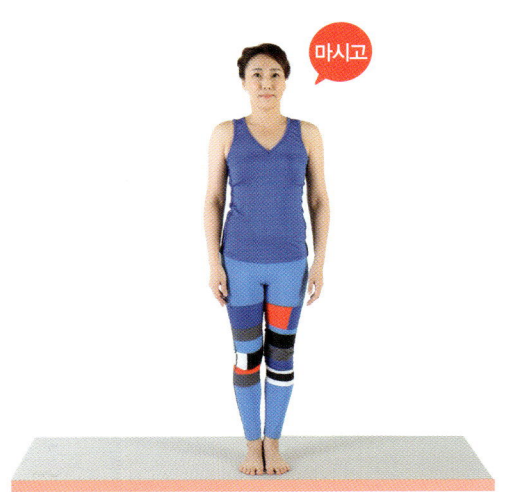

Step 01 양다리를 모으고 바르게 섭니다.

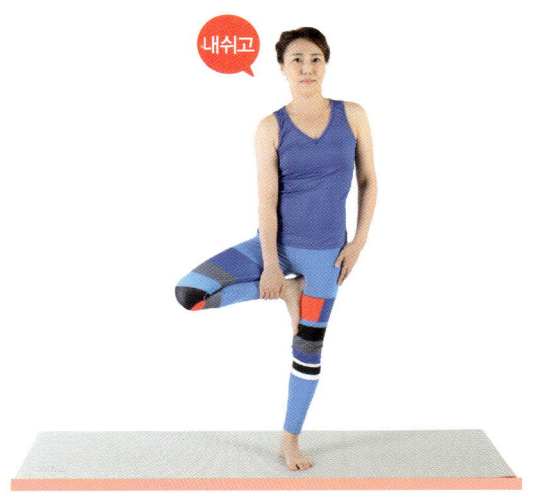

Step 02 오른발을 잡아서 허벅지 안쪽으로 밀착시킵니다.

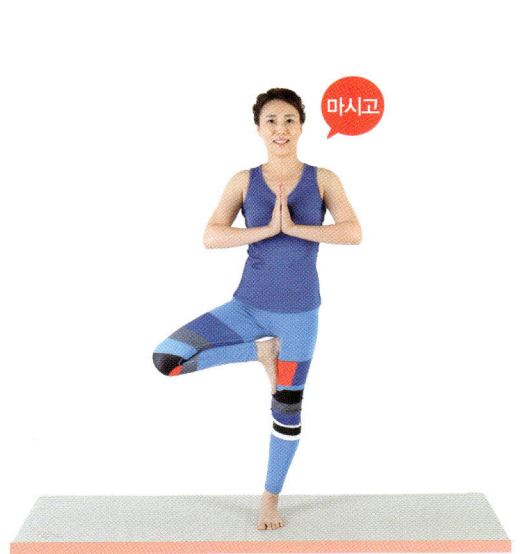

Step 03 양손을 가슴 앞에 합장합니다. 이때 어깨가 올라가지 않도록 주의합니다.

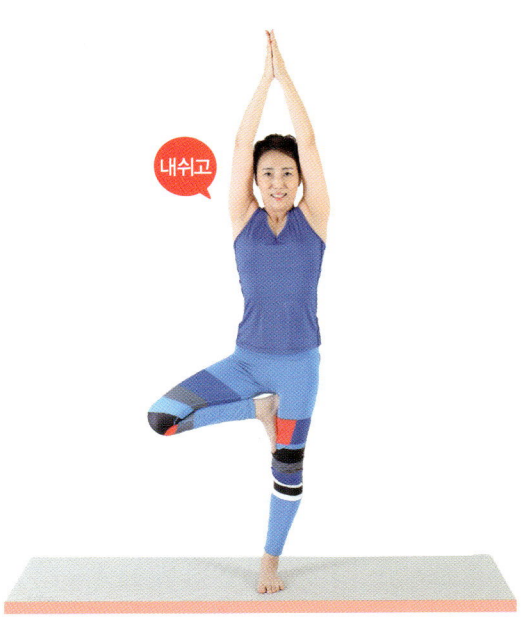

Step 04 양팔을 최대한 위로 뻗어줍니다.

밸런스요가

05 위로 향한 활자세
UrdhvaDhanurasana(우르드바다누라사나)

- 난이도
- 효능 및 효과 - 손목과 팔의 관절이 튼튼해집니다.
  - 허리의 유연성을 향상시켜줍니다.
- 주의사항 - 무릎의 넓이는 골반넓이를 유지합니다.

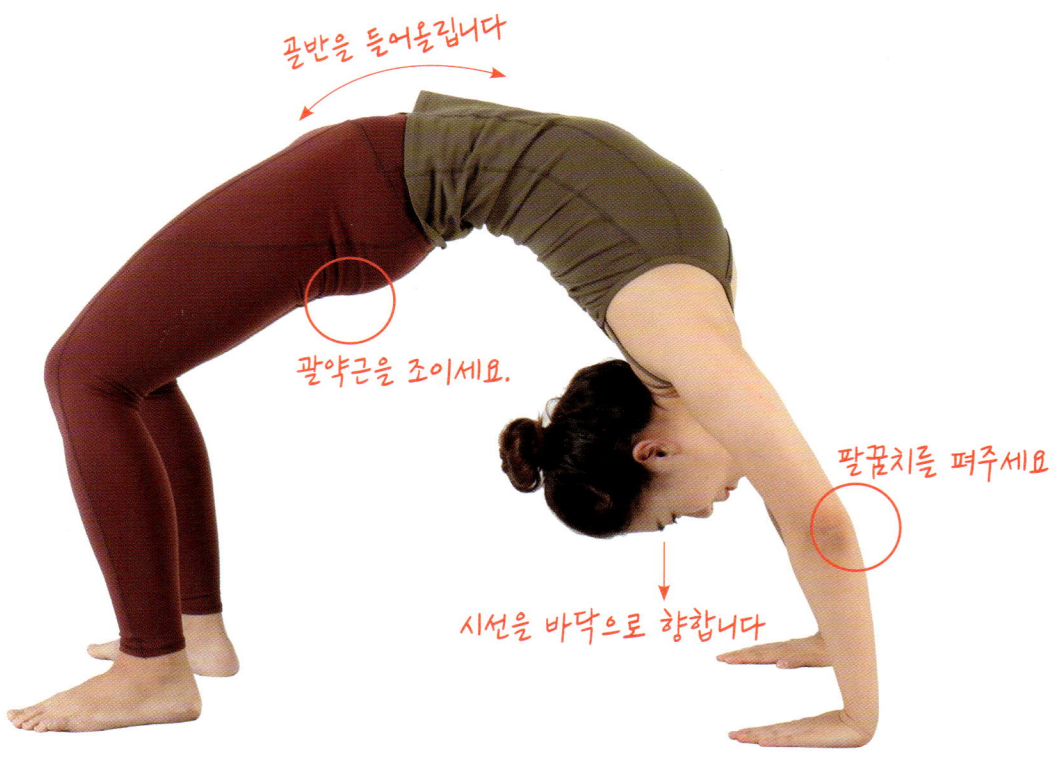

골반을 들어올립니다

괄약근을 조이세요.

팔꿈치를 펴주세요

시선을 바닥으로 향합니다

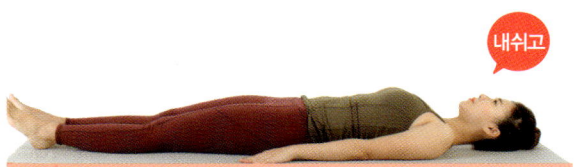

Step 01 바닥에 바르게 눕습니다.

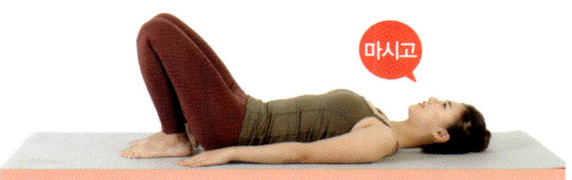

Step 02 무릎을 세워 뒷꿈치는 엉덩이 가까이 붙입니다.

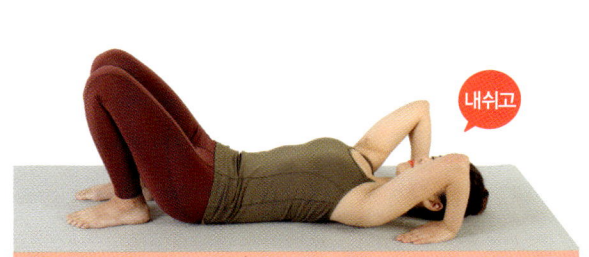

Step 03 양손은 귀 옆에 바닥을 짚습니다.

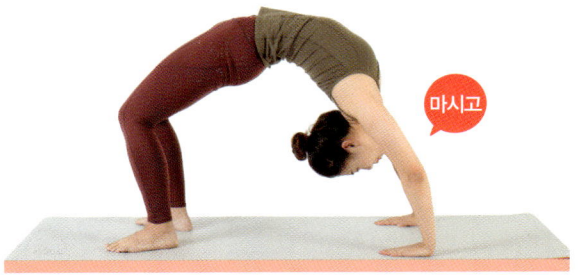

Step 04 엉덩이와 배를 위로 들어올립니다. 팔을 쭉 뻗고 시선은 바닥을 봅니다.

밸런스요가

Chapter 06 측면으로 다리벌려 상체숙이기 자세
Parshvottamasana(파르스보타나사나)

- 난이도 🧘🧘
- 효능 및 효과 - 굽은 어깨를 바르게 펴줍니다.
  - 다리와 척추 관절이 유연해집니다.
- 주의사항 - 골반이 틀어지지 않도록 주의합니다.

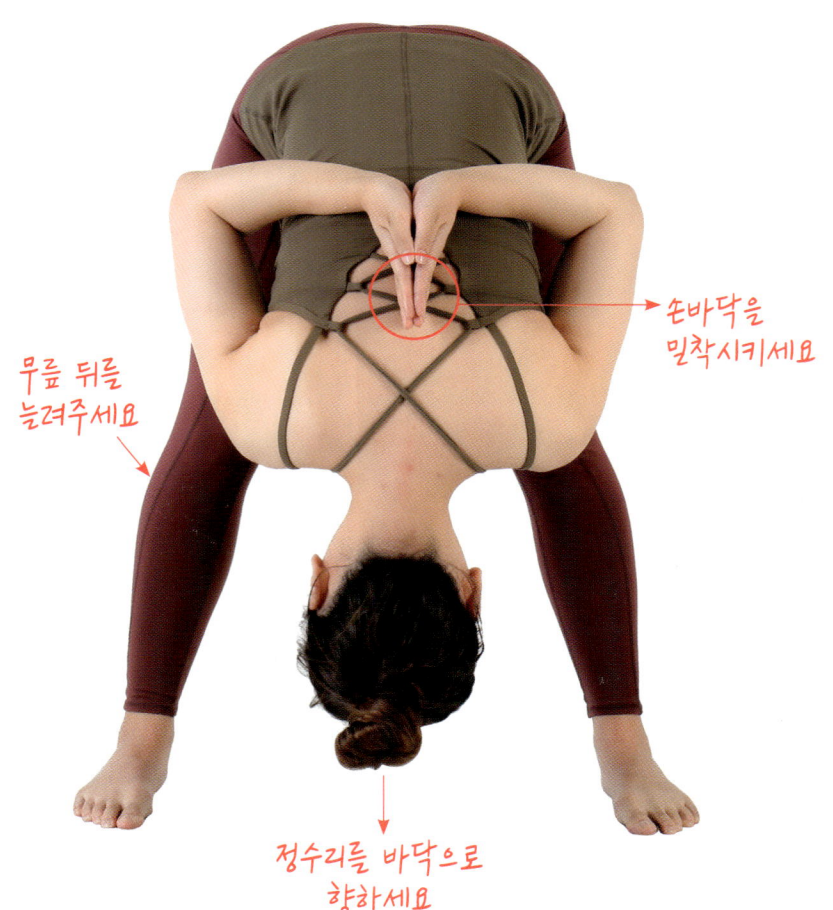

손바닥을 밀착시키세요

무릎 뒤를 늘려주세요

정수리를 바닥으로 향하세요

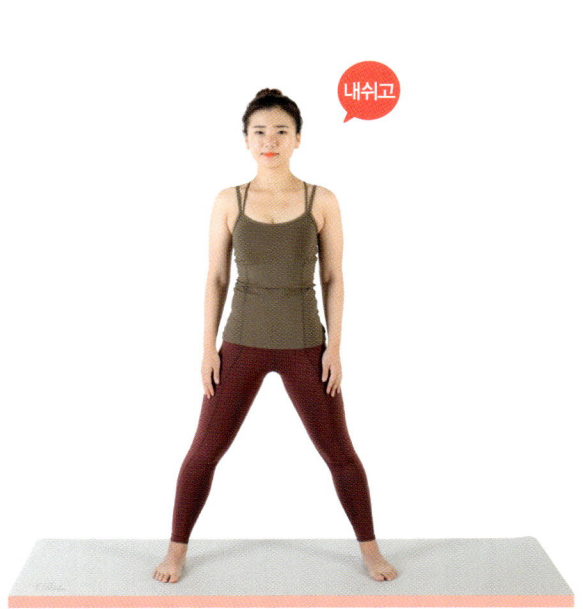

Step 01 양발을 1m 정도로 벌려서 섭니다.

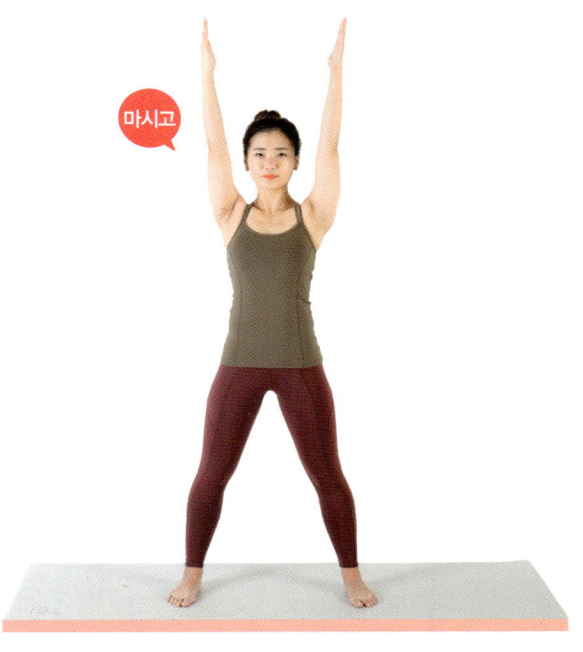

Step 02 양팔은 위로 쭉 뻗습니다.

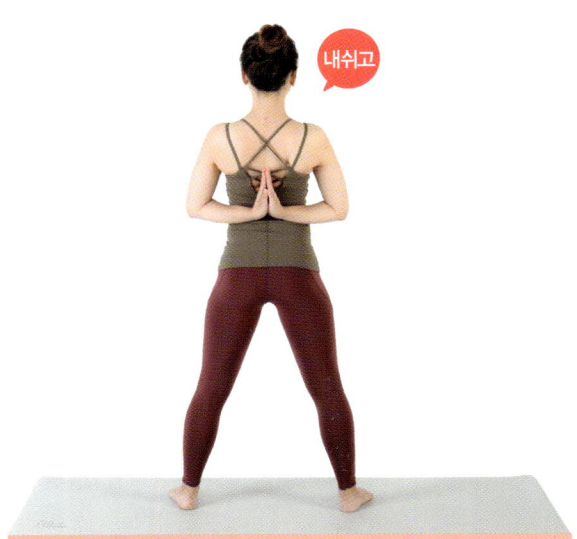

Step 03 양팔을 내려서 등뒤에서 합장합니다.

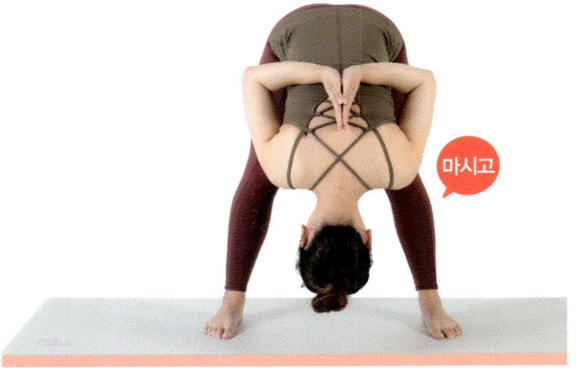

Step 04 숨을 내쉬면서 상체를 하체 가까이 밀착합니다. 이때 초보자는 양 팔꿈치를 잡고 실시합니다.

part 1. 요가

밸런스요가

07 서서 다리 벌려 상체 숙이기 자세
Prasarita Padottamasana(프라사리타 파도타나사나)

- 난이도
- 효능 및 효과 - 위장을 강화시켜줍니다.
  - 머리가 맑아지고 혈액순환이 좋아집니다.
- 주의사항 - 척추를 바르게 펴주고 실시합니다.

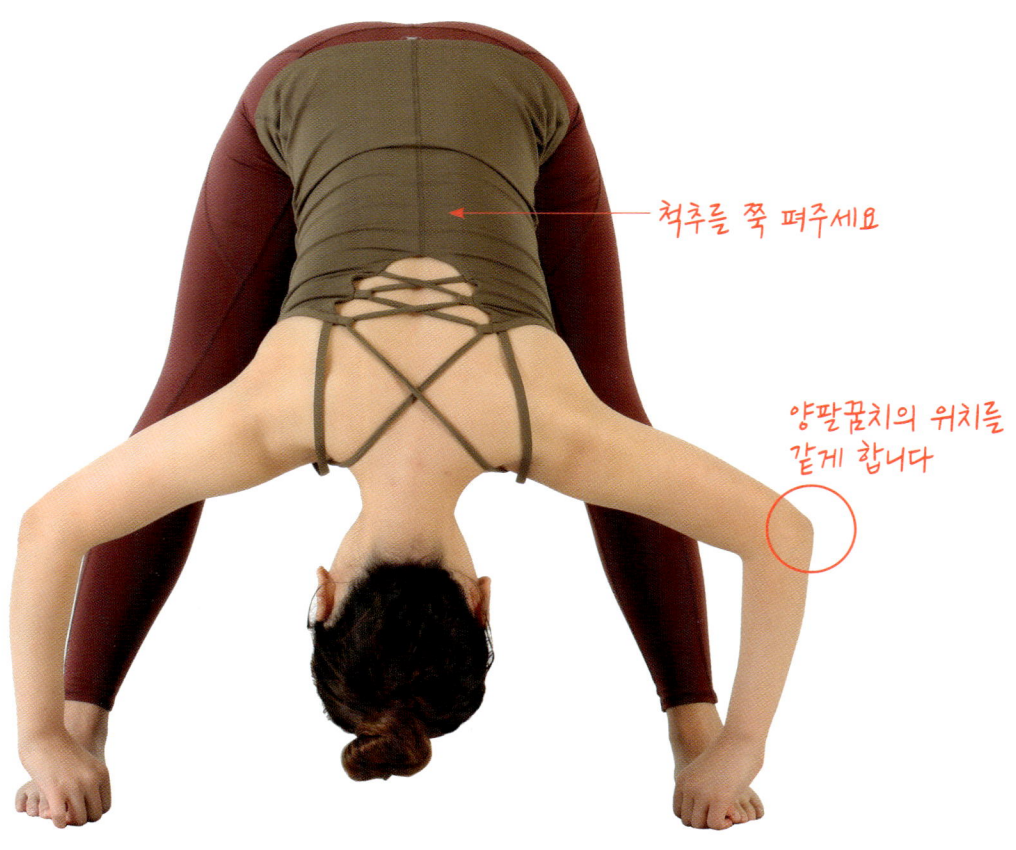

척추를 쭉 펴주세요

양팔꿈치의 위치를 같게 합니다

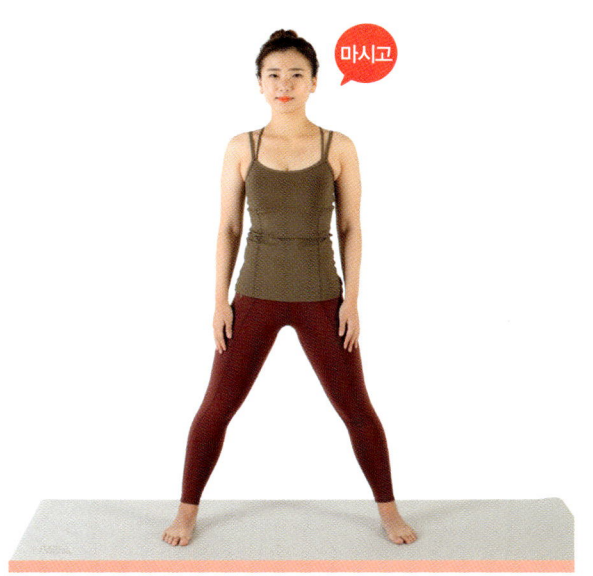

Step 01 양발은 1m 정도로 벌려서 섭니다.

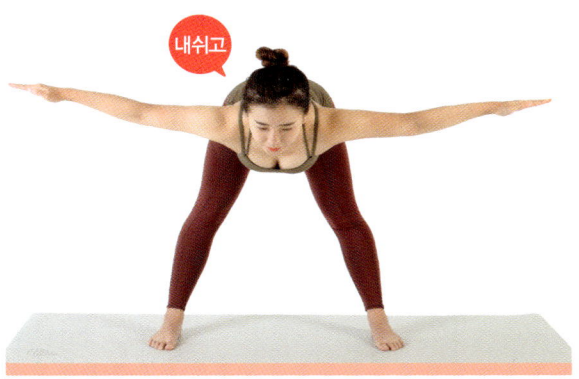

Step 02 양팔을 수평으로 뻗고 천천히 아래로 내려갑니다.

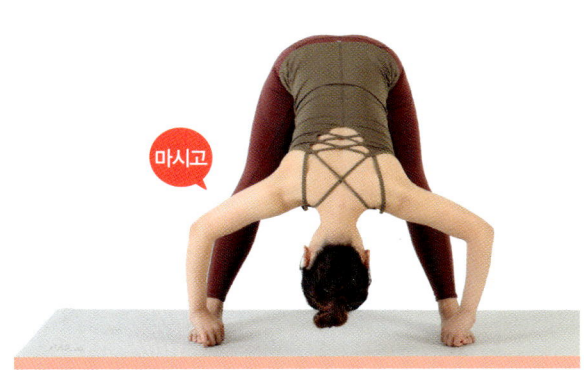

Step 03 검지와 중지로 엄지발가락을 잡습니다.

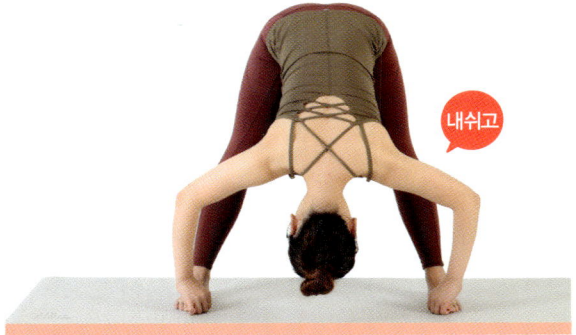

Step 04 발가락을 당기면서 팔을 구부리고 이마는 바닥에 붙입니다. 이때 양 팔꿈치의 위치를 같은 위치에 놓습니다.

밸런스요가

 **08 비둘기자세**
Ekapadarajakapotasana(에카파다라자카포타사나)

- 난이도 🧘🧘🧘
- 효능 및 효과 - 골반의 유연성을 향상시켜줍니다.
  - 몸의 옆선을 아름답게 만들어 줍니다.
  - 날씬한 허리를 만들어 주는 대표적인 요가자세입니다.
- 주의사항 - 골반이 바닥에서 떨어지지 않도록 주의합니다.

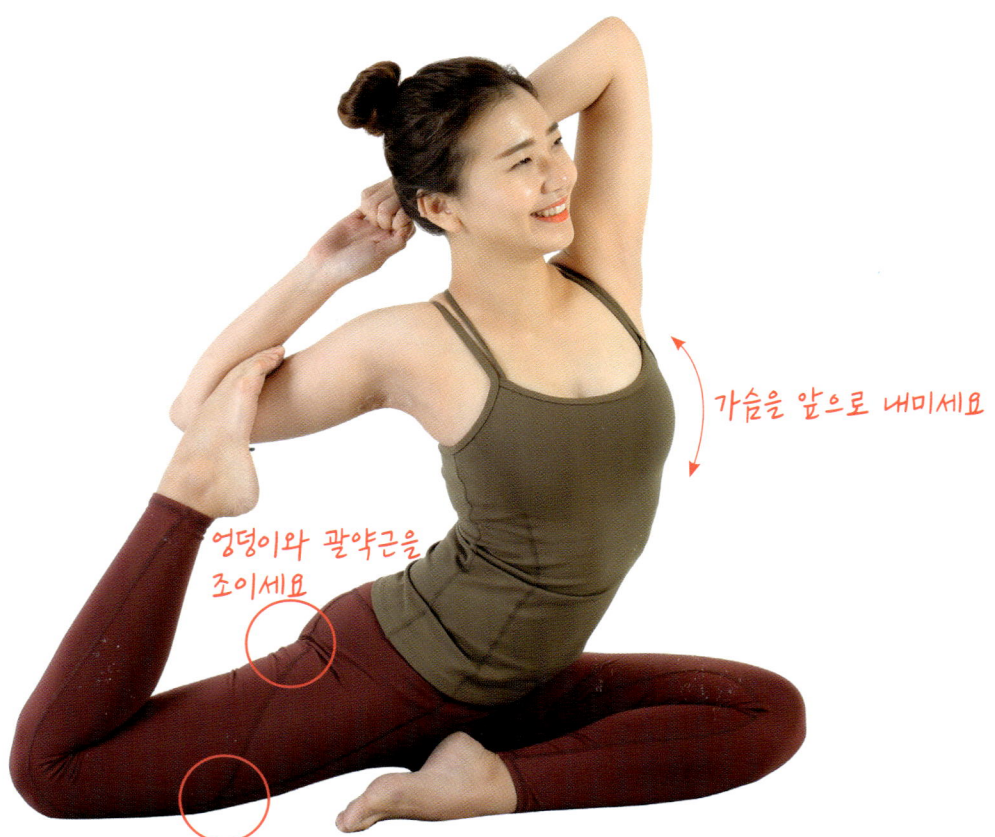

가슴을 앞으로 내미세요

엉덩이와 괄약근을 조이세요

골반을 바닥에 붙이세요

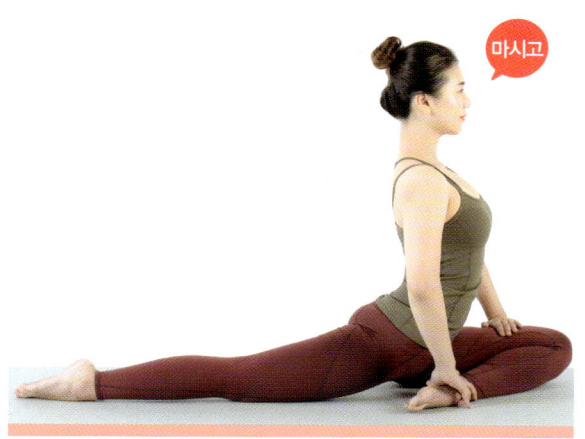

Step 01 왼다리는 구부려서 회음부 가까이 붙이고 앉습니다.

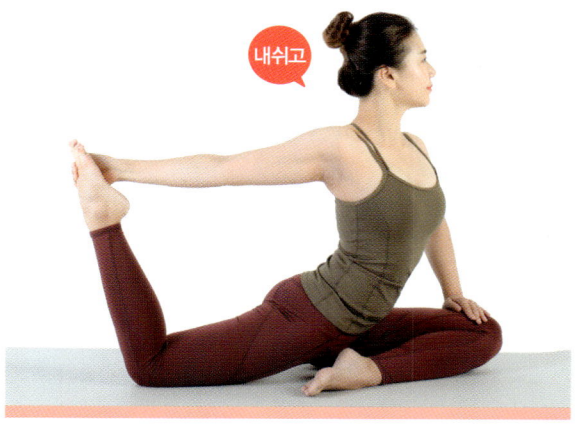

Step 02 오른다리를 구부려 오른손으로 발등을 당겨줍니다.

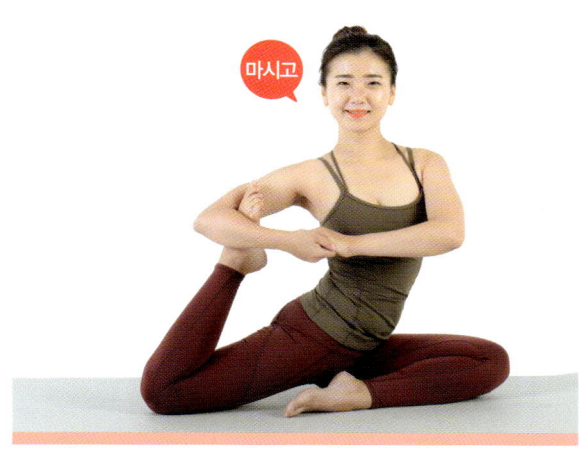

Step 03 오른다리는 양손으로 당겨 감싸앉습니다.

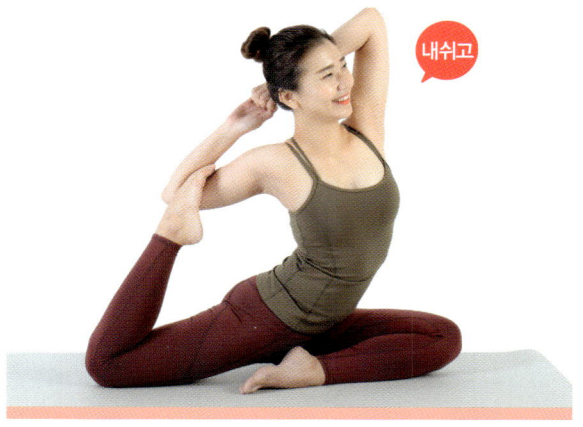

Step 04 왼팔을 머리 위로 올려서 오른손으로 왼손을 잡습니다. 옆구리를 쭉 늘려주며 시선은 위를 향합니다.

밸런스요가

09 박쥐자세
UpavistaKonasana(우파비스타코나사나)

- **난이도**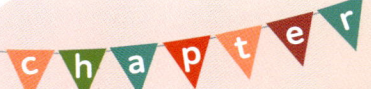
- **효능 및 효과** - 생식기능을 향상시켜줍니다.
  - 생리통 완화에 효과적입니다.
  - 무릎과 발목 관절을 부드럽게 합니다.
- **주의사항** - 초보자는 정강이를 잡고 실시합니다.

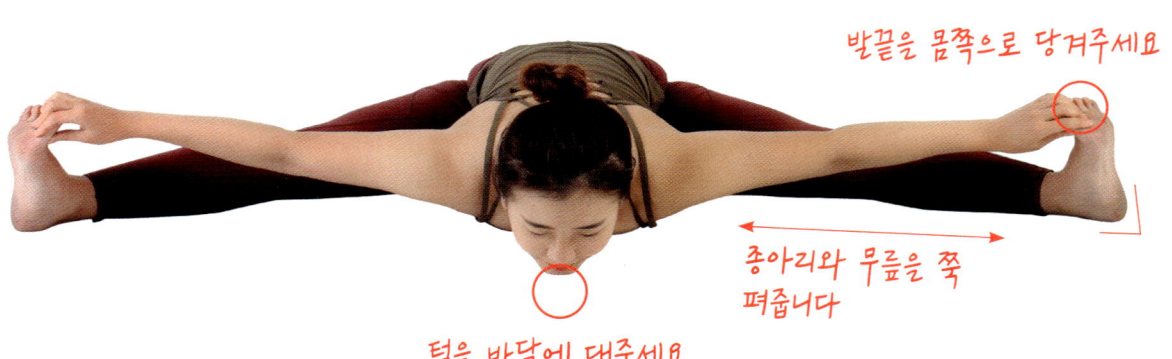

발끝을 몸쪽으로 당겨주세요

종아리와 무릎을 쭉 펴줍니다

턱을 바닥에 대주세요

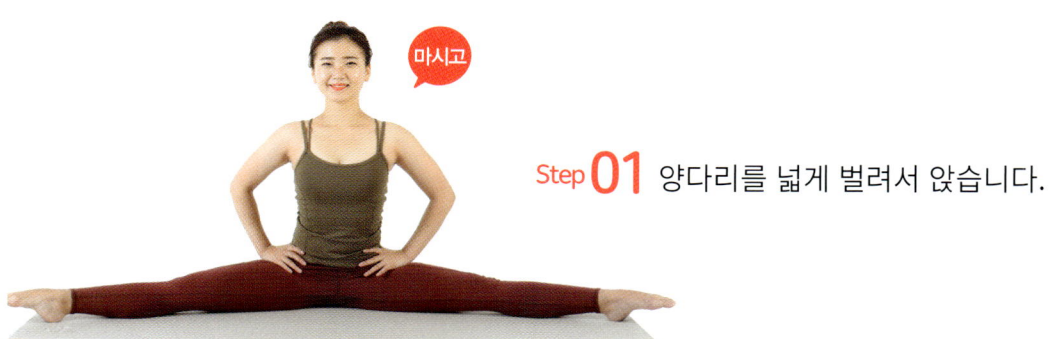

Step 01 양다리를 넓게 벌려서 앉습니다.

Step 02 양손으로 발끝을 잡고 척추를 최대한 편상태로 상체를 숙여줍니다.

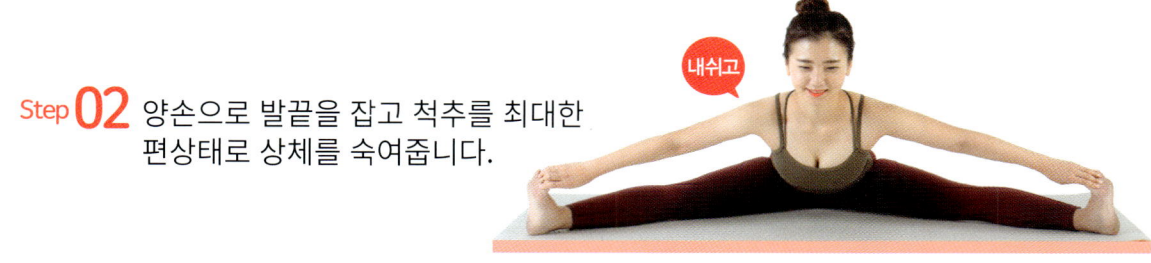

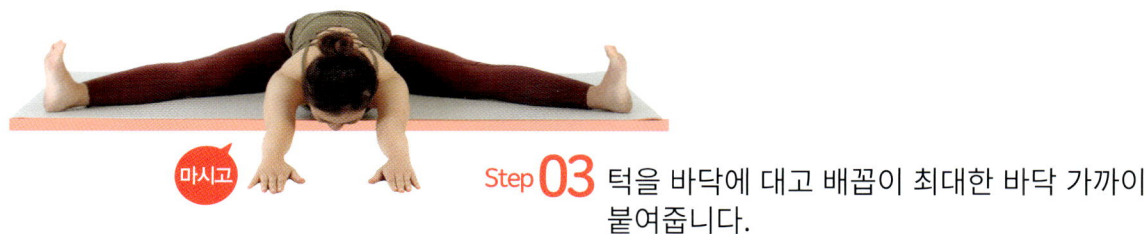

Step 03 턱을 바닥에 대고 배꼽이 최대한 바닥 가까이 붙여줍니다.

Step 04 양손은 발끝을 잡아줍니다.

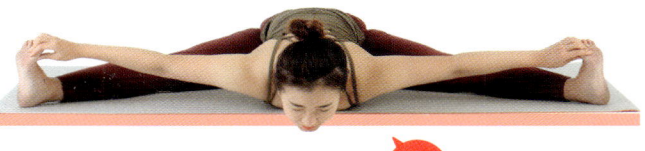

• 밸런스요가

10 앉아서 다리 펴기 자세
ubhayapadangushtasana(웁하야파탕구스타사나)

- 난이도
- 효능 및 효과 - 위장을 편안하게 합니다.
  - 허리 복부 근력을 강화시켜줍니다.
- 주의사항 - 척추가 구부러지지 않도록 주의합니다.

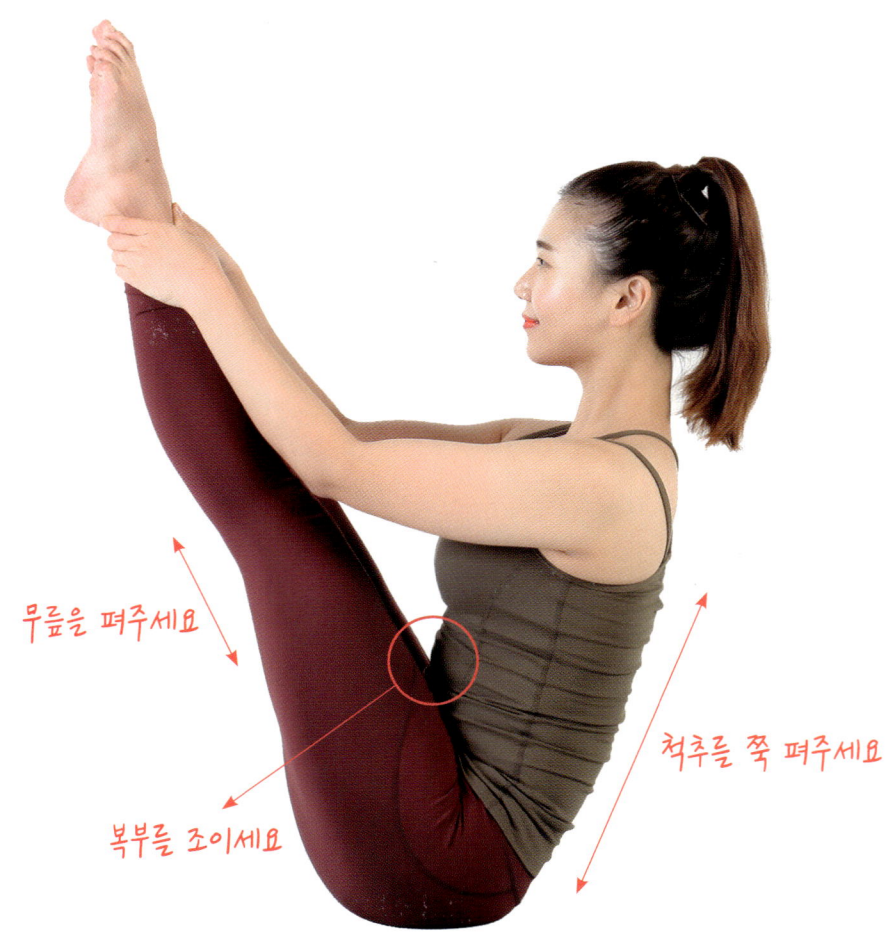

무릎을 펴주세요

복부를 조이세요

척추를 쭉 펴주세요

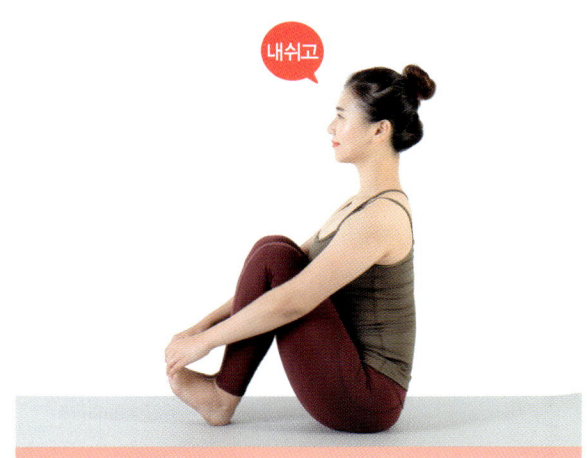

Step 01 바르게 앉아 양 무릎을 세우고 양손으로 발끝을 잡습니다.

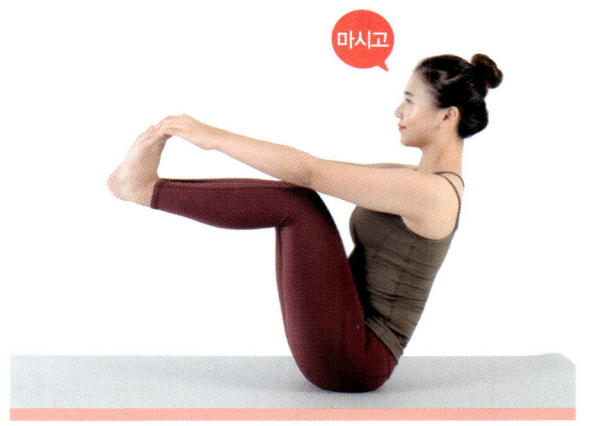

Step 02 숨을 들이쉬면서 천천히 발을 들어 올립니다. 직각을 만들어줍니다.

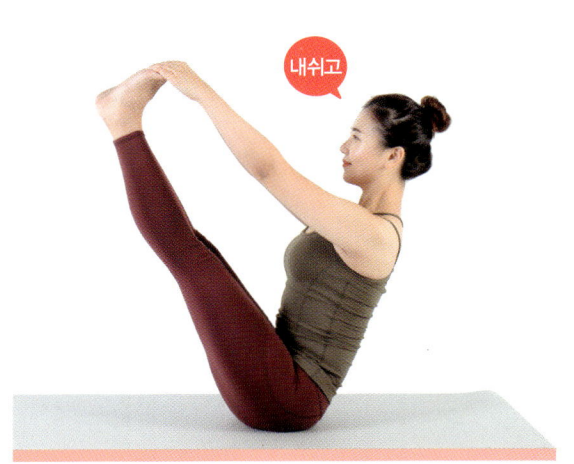

Step 03 숨을 내쉬면서 무릎을 쭉 펴줍니다.

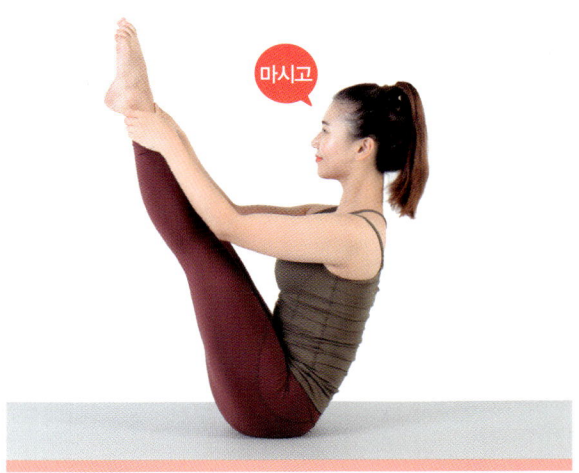

Step 04 다리를 상체 가까이 더 밀착시켜줍니다.

밸런스요가

11 쟁기자세
Harasana(하라사나)

- 난이도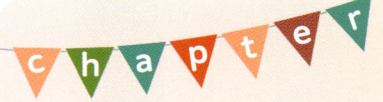
- 효능 및 효과 - 전신의 혈액순환이 활발해져 피로 회복에 효과적입니다.
  - 머리를 맑게 해 집중력향상에 탁월합니다.
- 주의사항 - 허리가 약하거나 디스크환자는 주의합니다.

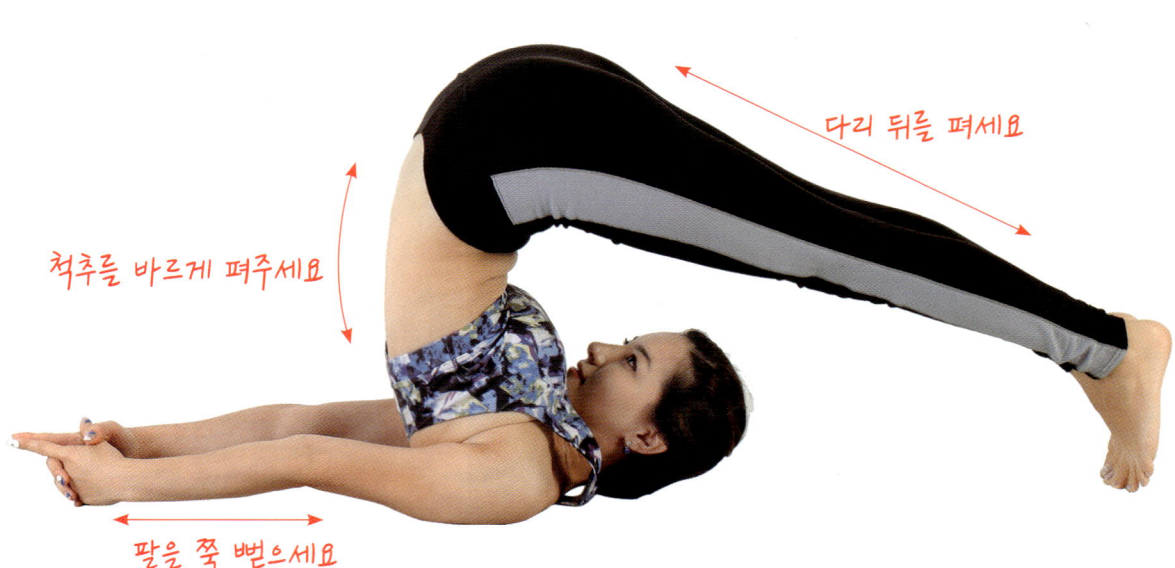

다리 뒤를 펴세요

척추를 바르게 펴주세요

팔을 쭉 뻗으세요

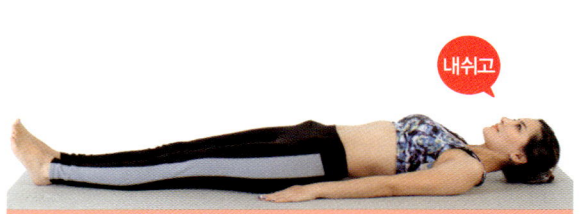

Step 01 천장을 보고 바르게 눕습니다.

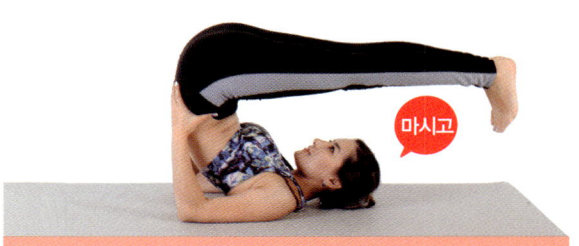

Step 02 양발을 모아서 다리를 들어줍니다.

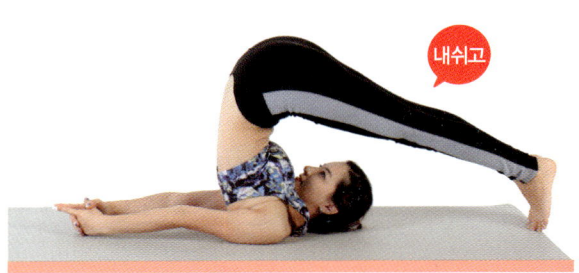

Step 03 양손은 허리를 받치고 다리는 바닥가까이 내립니다.

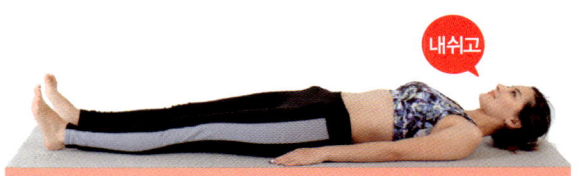

Step 04 다리를 내리고 편안한 복식호흡을 합니다.

밸런스요가

chapter 12 옆으로 기울여 다리 들어올리기 자세
ardhachandrasana(아르다 찬드라사나)

- **난이도**
- **효능 및 효과** - 신체의 균형감각과 지구력을 길러줍니다.
  - 하체의 근력을 향상시켜줍니다.
- **주의사항** - 골반이 틀어지지 않도록 다리를 직각으로 바르게 펴줍니다.

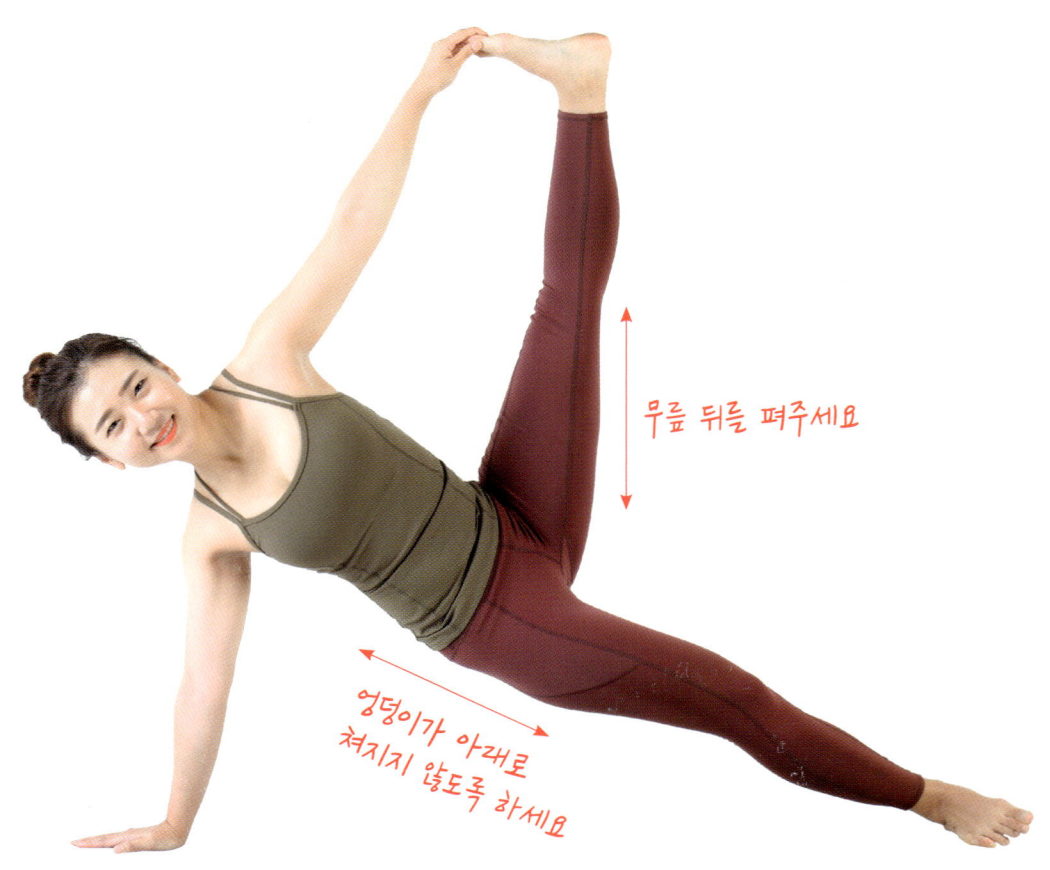

무릎 뒤를 펴주세요

엉덩이가 아래로 쳐지지 않도록 하세요

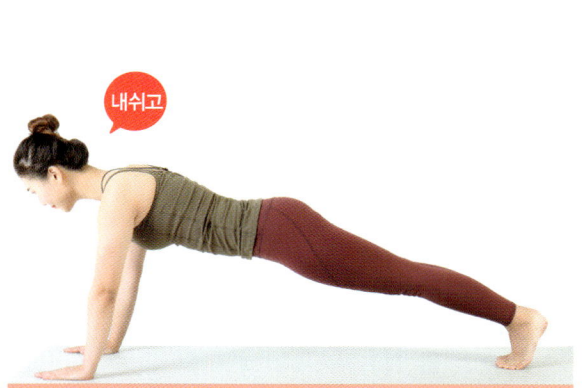

Step 01 숨을 내쉬며 플랭크 포즈를 합니다

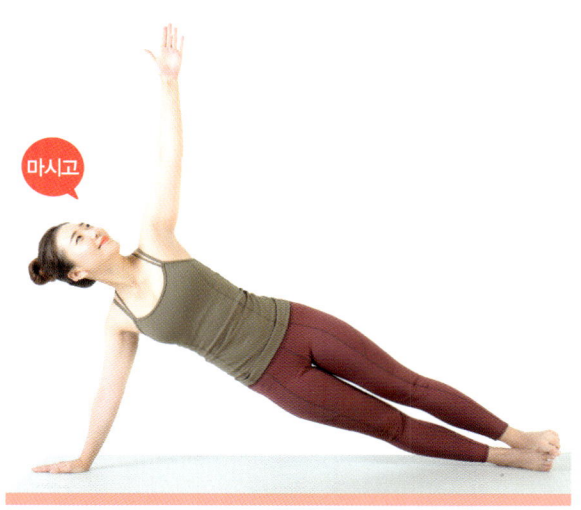

Step 02 오른쪽 손바닥은 바닥을 짚습니다.

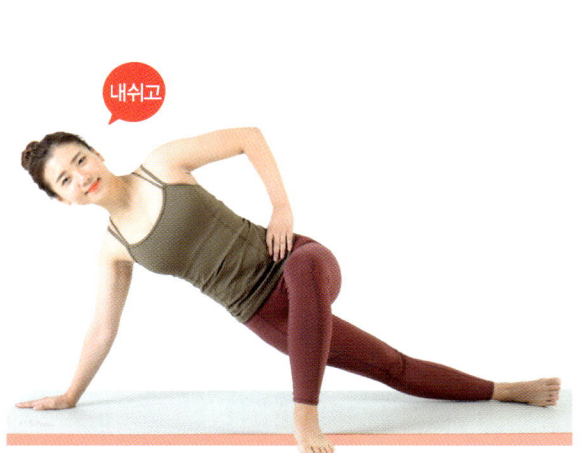

Step 03 왼발을 오른쪽으로 당겨오고 발을 서서히 들어줍니다.

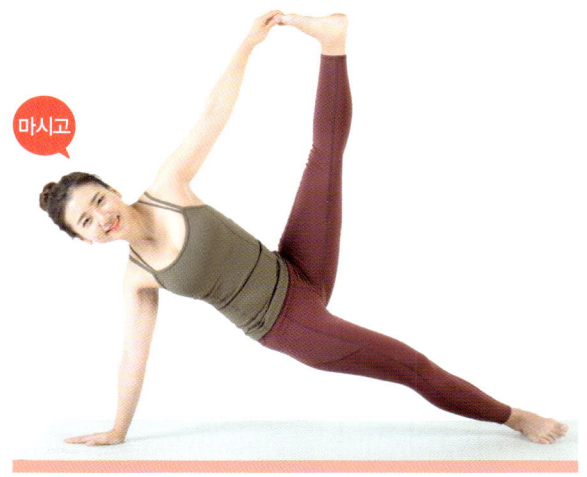

Step 04 왼쪽 다리를 쭉 뻗어줍니다. 이때 시선은 정면을 바라봅니다.

*시선은 한곳을 보면서 집중합니다.

밸런스요가

13 서서 발잡기
Padangusthasana(파탕구스타사나)

- 난이도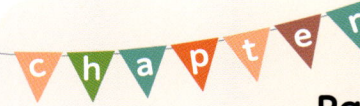
- 효능 및 효과 - 평형감각을 향상시켜줍니다.
  - 다리 근육을 강화시켜줍니다.
- 주의사항 - 양무릎을 펴고 실시합니다.

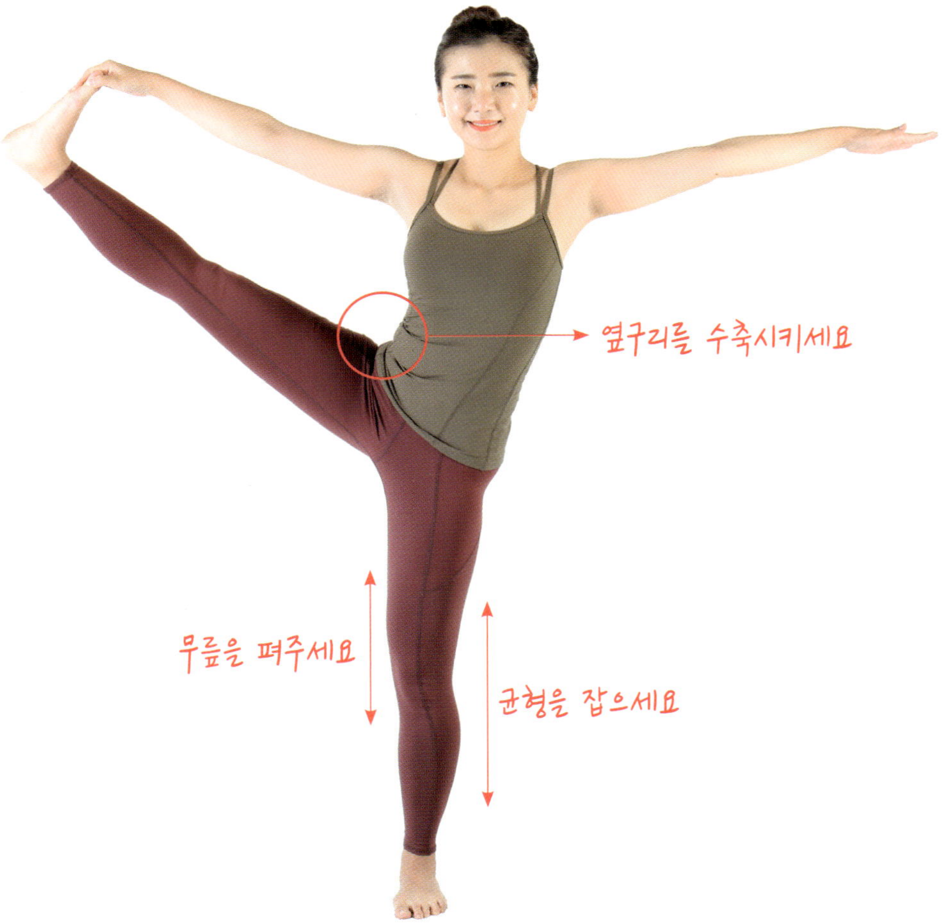

→ 옆구리를 수축시키세요

무릎을 펴주세요

균형을 잡으세요

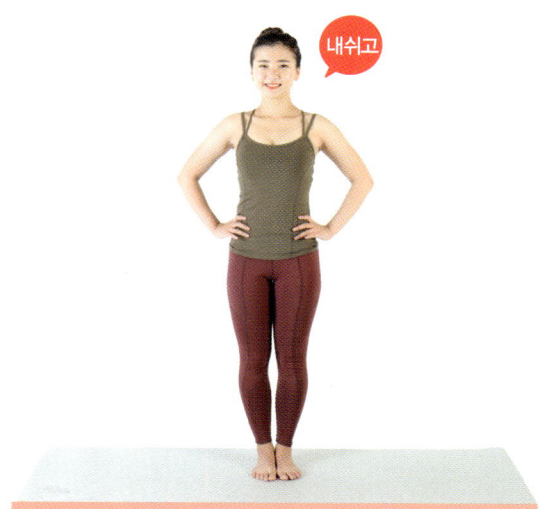

Step 01 바르게 섭니다.

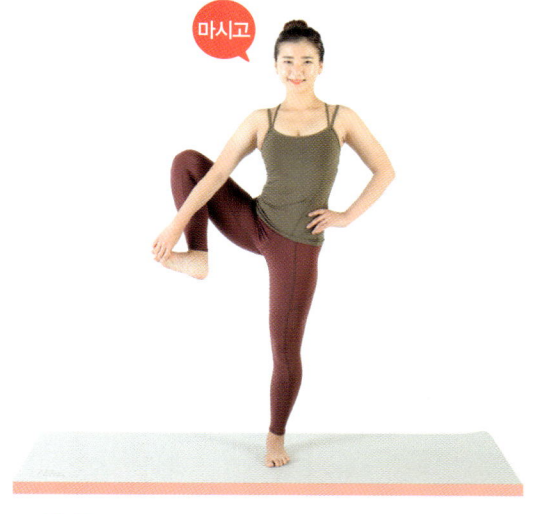

Step 02 오른손으로 오른쪽 발끝을 잡아줍니다.

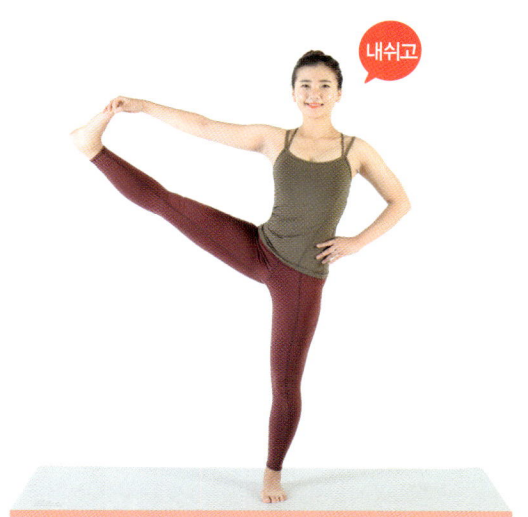

Step 03 무릎을 쭉 펴고 왼다리는 힘을 주어 중심을 잡습니다.

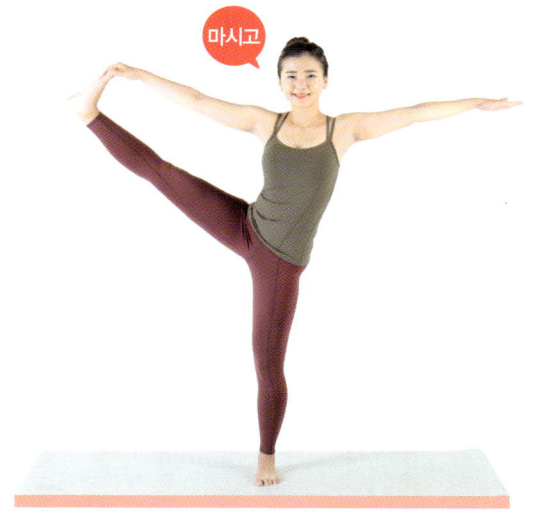

Step 04 양팔을 벌려 균형을 잡아줍니다.

part 1 >> 요가

1. 하타요가　　Healing Yoga　10
2. 밸런스요가　Balance Yoga　40
3. 메디컬요가　**Medical Yoga**　70
4. 실버체조요가　Silver Yoga　104
5. 홈도구요가　Home Tool Yoga　130
6. 타이요가　　Tai Yoga　144

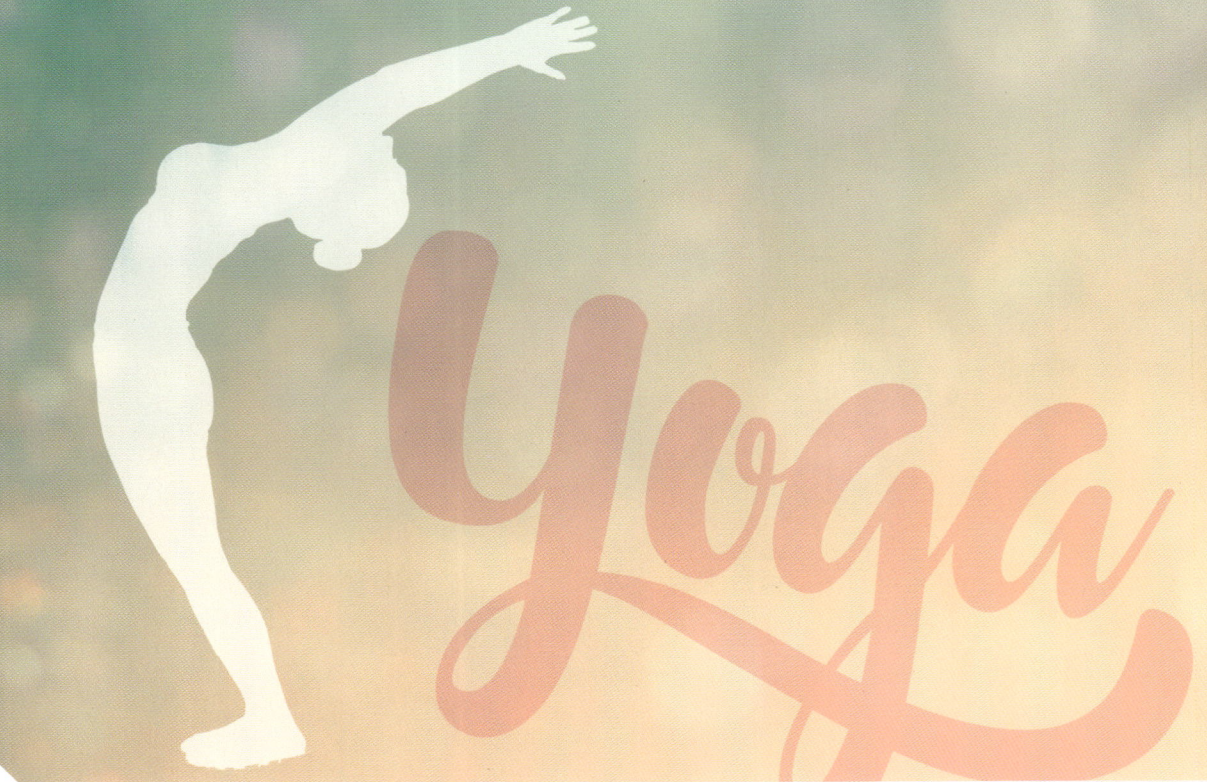

여러 가지 질환들을 이겨내고
아픔없이 살게해주는 요가치료법 **Medical Yoga**

현대인들은 너무나 많은 스트레스와 질병들에 노출되어 있습니다.

메디컬 요가는 우리에게 흔히 나타나는 질환을 이겨내고

아픔 없이 살게 해주는 간단한 요가치료법입니다.

심신을 힐링해 보세요.

메디컬 요가

1. 임산부에 좋은 요가 72
   (1)다리벌리고 상체 세우기 72
   (2)스쿼트자세 74
2. 관절염에 좋은 요가 76
3. 눈을 맑게 해주는 요가 78
4. 복부비만에 좋은 요가 80
5. 감기에 좋은 요가 82
6. 우울증에 좋은 요가 84

7. 당뇨에 좋은 요가 86
8. 피로회복에 좋은 요가 88
9. 숙취해소에 좋은 요가 90
10. 생리통에 좋은 요가 92
11. 두통에 좋은 요가 94
12. 식욕억제에 좋은 요가 96
13. 고혈압에 좋은 요가 98
14. 불면증에 좋은 요가 100

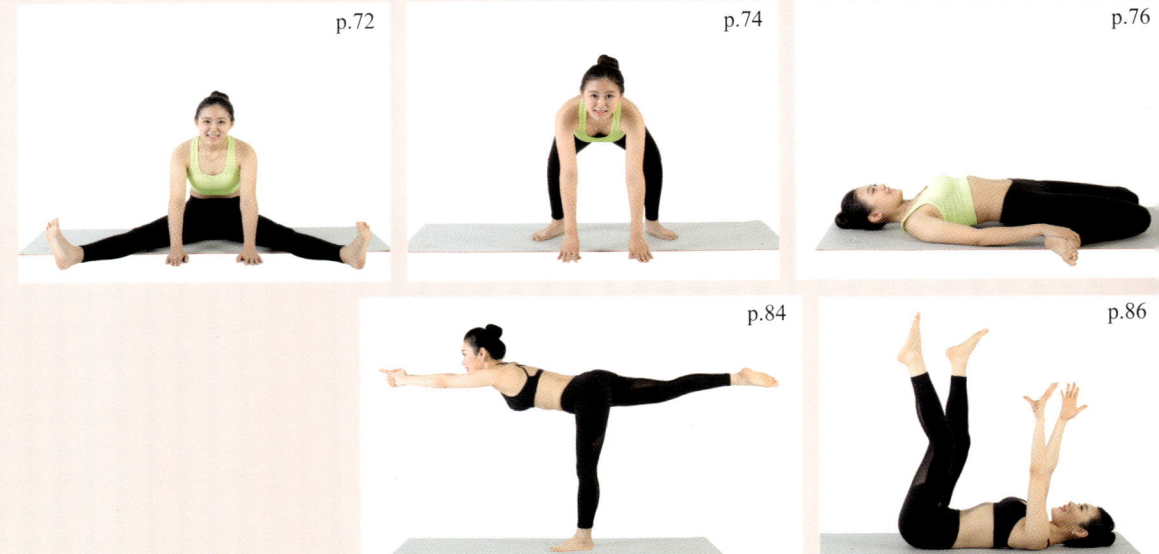

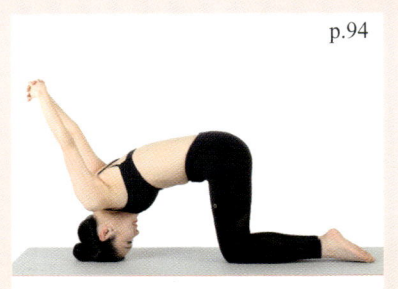

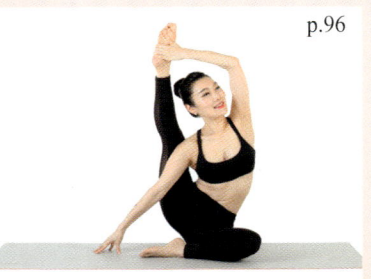

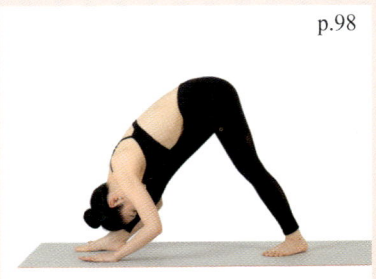

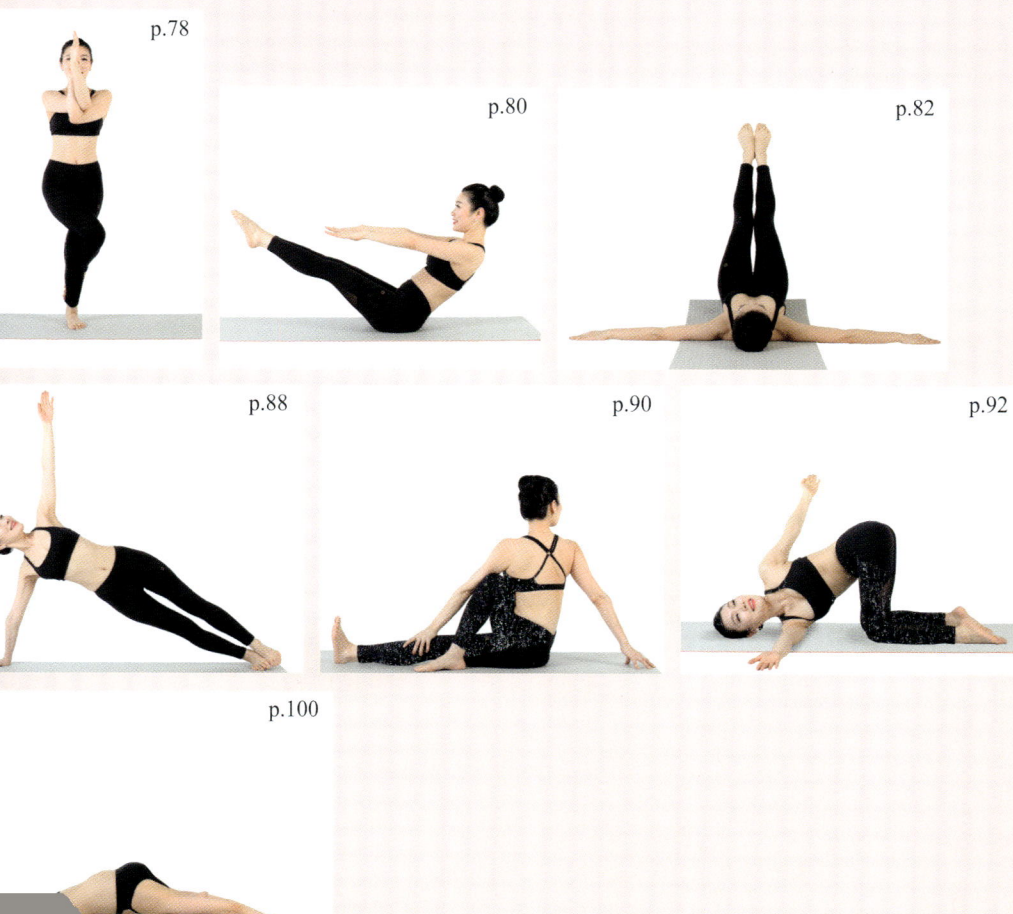

part 1. 요가 71

메디컬 요가

01 임산부에 좋은 요가
(1) 다리벌리고 상체 세우기 (Wied leg straddle upright)

- 난이도
- 효능 및 효과 - 척추, 골반, 복부를 바르게 잡고, 허리 통증을 예방합니다.
  - 골반은 부드럽게 하여 골반주변에 혈액순환이 잘 되도록 합니다.
- 주의사항 - 무리하지 말고 당김이 느껴질 정도로만 실시합니다.

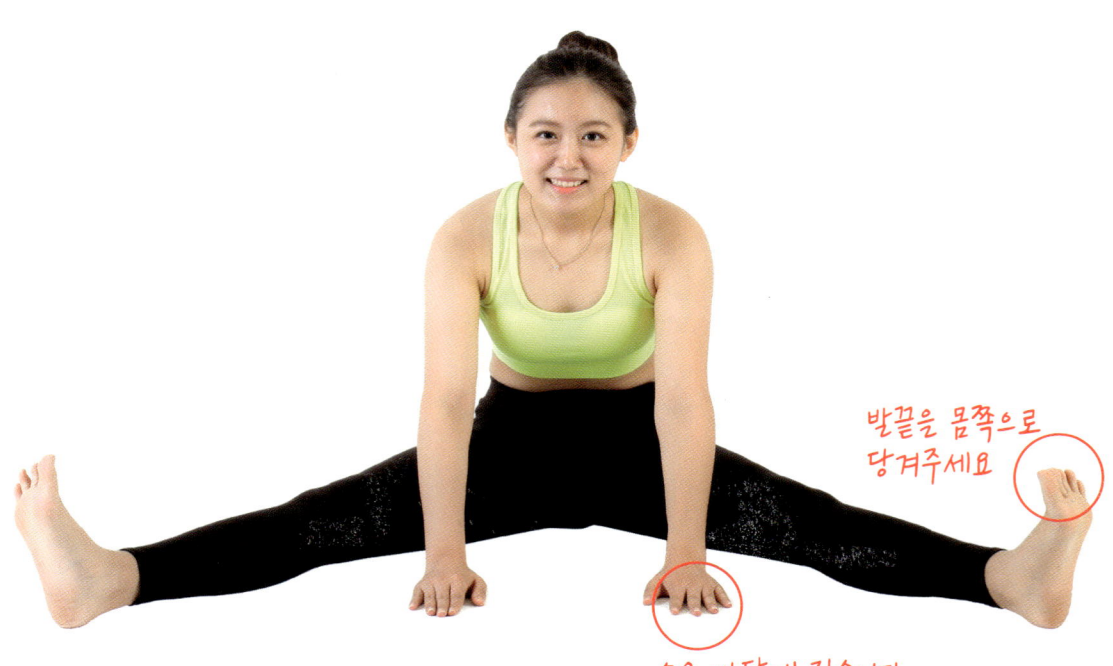

발끝은 몸쪽으로 당겨주세요

손은 바닥에 짚습니다

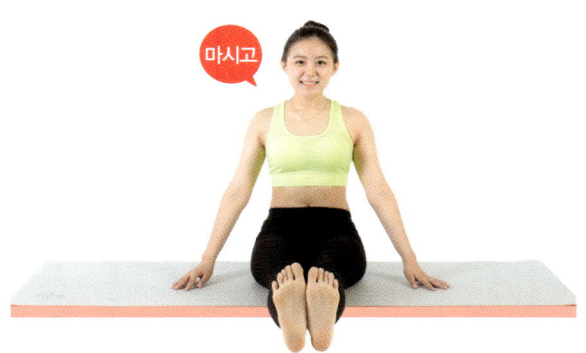

Step 01 바닥에 등을 펴고 곧게 앉습니다.

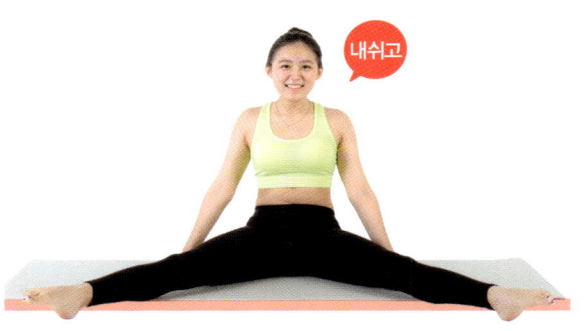

Step 02 다리는 벌릴 수 있는 만큼만 넓게 펴줍니다.

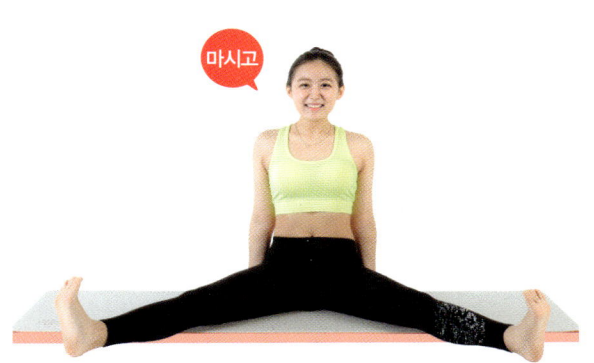

Step 03 양손은 엉덩이 뒤에 짚습니다. 뒷꿈치를 늘여 무릎을 쭉 펴줍니다.

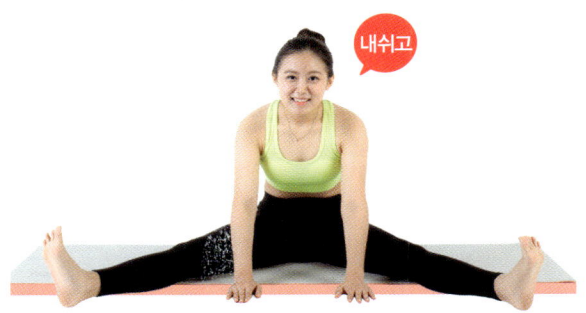

Step 04 동작이 잘 되면 양손을 바닥에 집고 천천히 내려갑니다.

* 무리하지말고 당김이 느껴질 정도로만 실시합니다.

메디컬 요가

01 임산부에 좋은 요가
(2)스쿼트 자세(squat)

- 난이도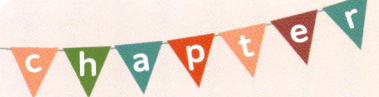
- 효능 및 효과 - 골반을 편안하게 하여 임산부 불쾌감을 줄여줍니다.
- 주의사항 - 무릎관절이 약할 경우 장시간 하지않도록 주의합니다.

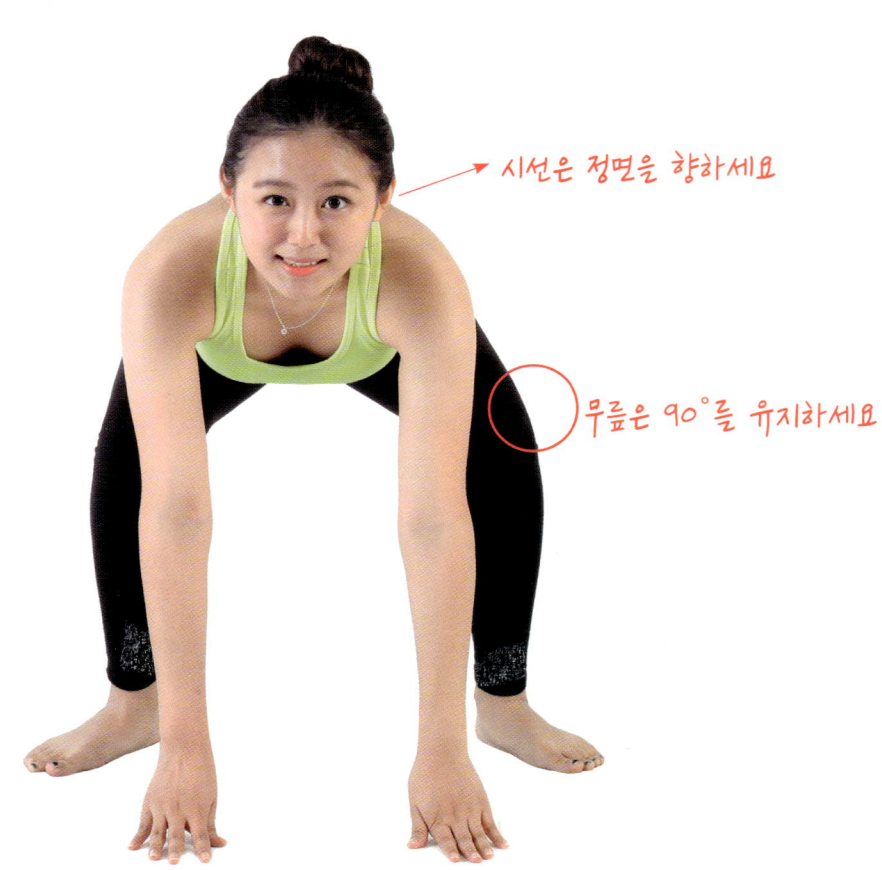

시선은 정면을 향하세요

무릎은 90°를 유지하세요

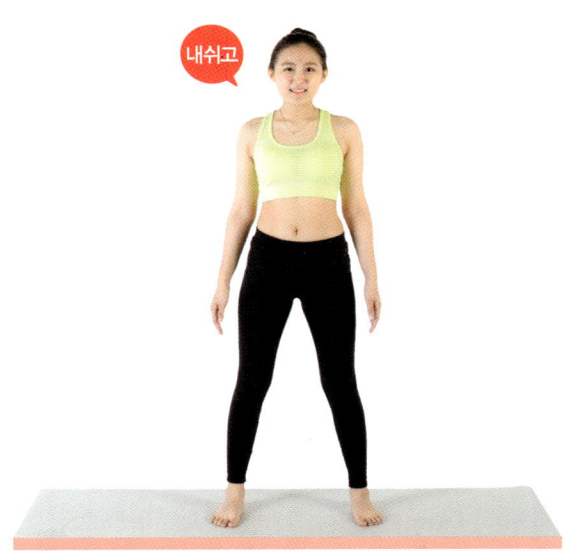

Step 01 두발을 어깨넓이로 벌리고 섭니다.

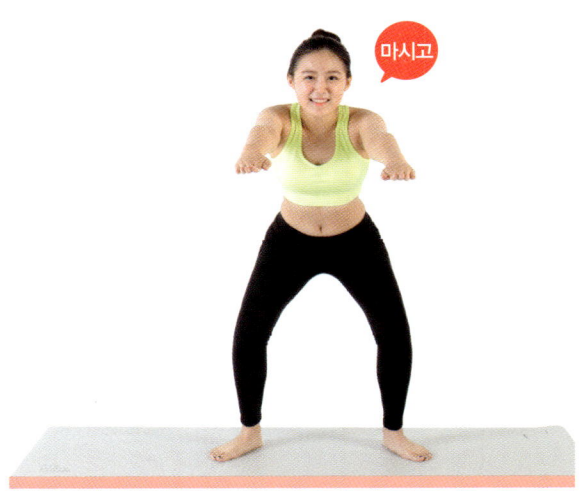

Step 02 양발을 바깥쪽으로 돌리고, 엉덩이를 내립니다.

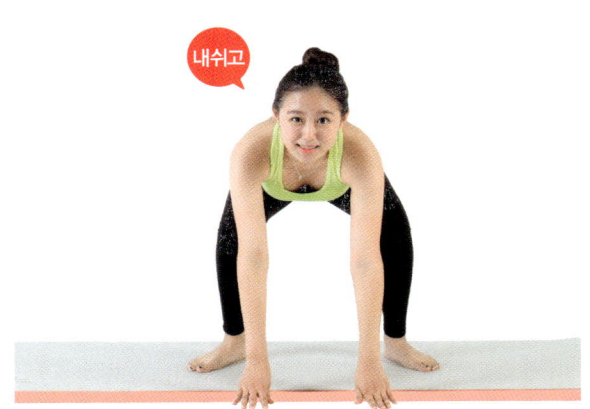

Step 03 손바닥으로 바닥을 짚어 자세가 흔들리지 않도록 합니다.

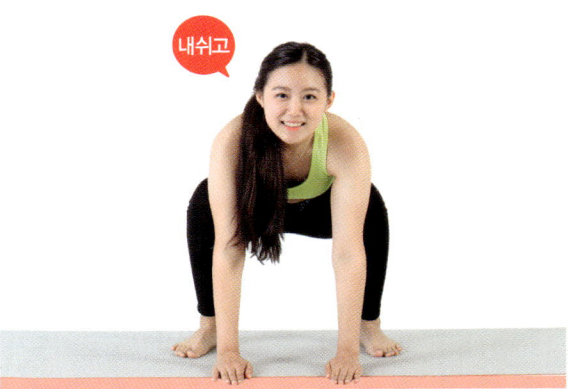

Step 04 시선을 정면을 향합니다.

메디컬 요가

02 관절염에 좋은 요가
누워서 무릎 바깥으로 구부리기 자세

- **난이도**

- **효능 및 효과**
  - 관절염은 근육이 약해져서 뼈에 직접적인 통증을 유발시키는 것입니다.
  - 근육을 이완시키고 강화시켜주어 관절염에 좋은 요가자세를 해봅니다
  - 무릎과 골반 관절을 부드럽게 하여 관절염에 좋은 자세입니다.

- **주의사항**
  - 누운상태에서 무릎이 벌어지지 않도록 주의합니다.

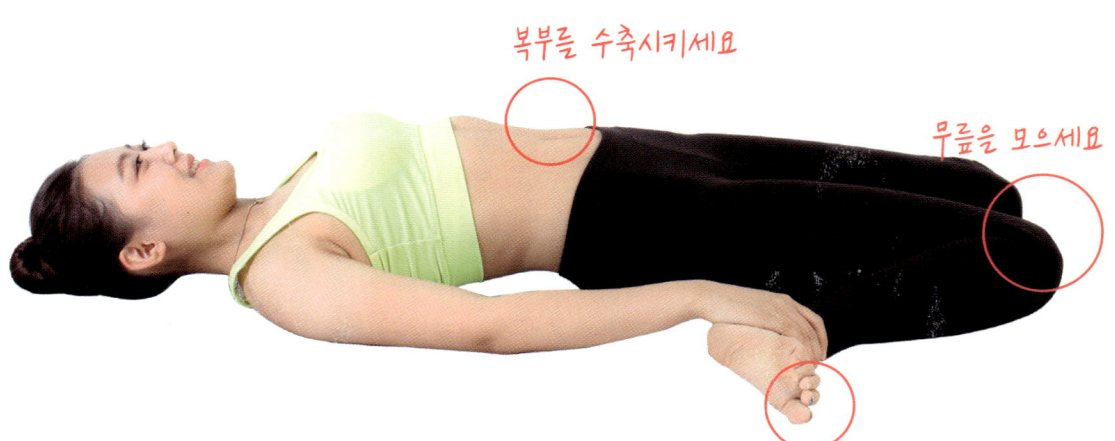

복부를 수축시키세요

무릎을 모으세요

발끝을 바깥으로 향하세요

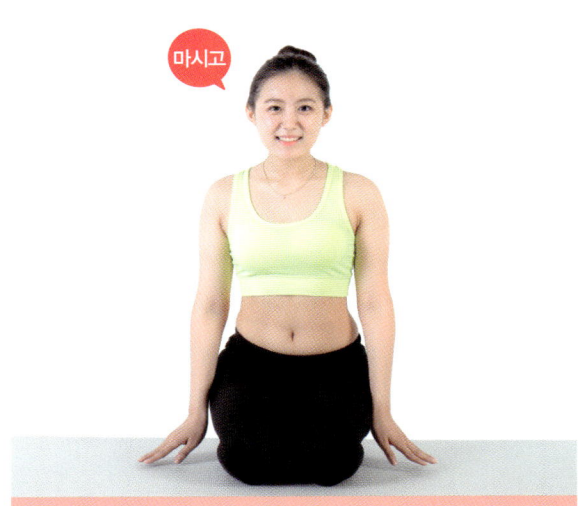

Step 01 무릎을 구부려 앉습니다.

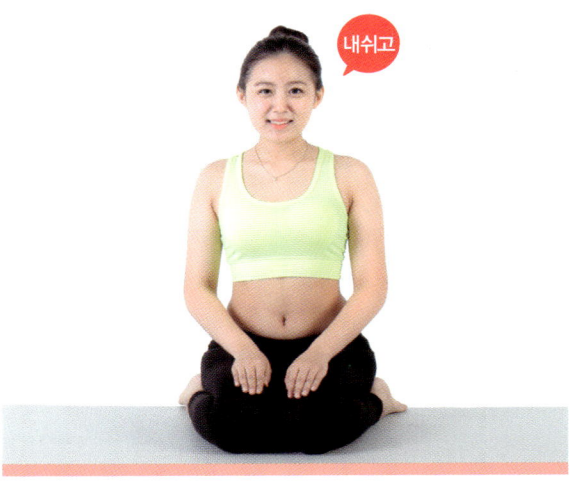

Step 02 발끝은 바깥쪽으로 열어줍니다.

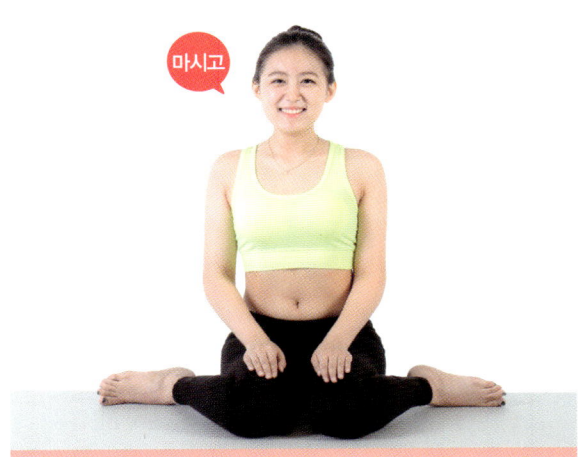

Step 03 천천히 엉덩이는 바닥으로 내려줍니다.

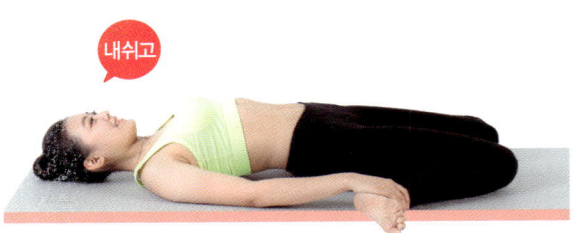

Step 04 발목을 잡고 팔꿈치부터 바닥으로 내려갑니다. 양 팔꿈치를 잡습니다. 동작이 잘 되면 양발을 잡습니다.

메디컬 요가

chapter 03 눈을 맑게 해주는 요가
독수리자세(eagle)

- **난이도** 🧘🧘🧘
- **효능 및 효과** - 눈에 쌓인 스트레스를 풀어주며, 눈 주변 근육을 풀어주고 시력을 개선해줍니다.
- **주의사항** - 골반이 틀어지지 않도록 주의 합니다.

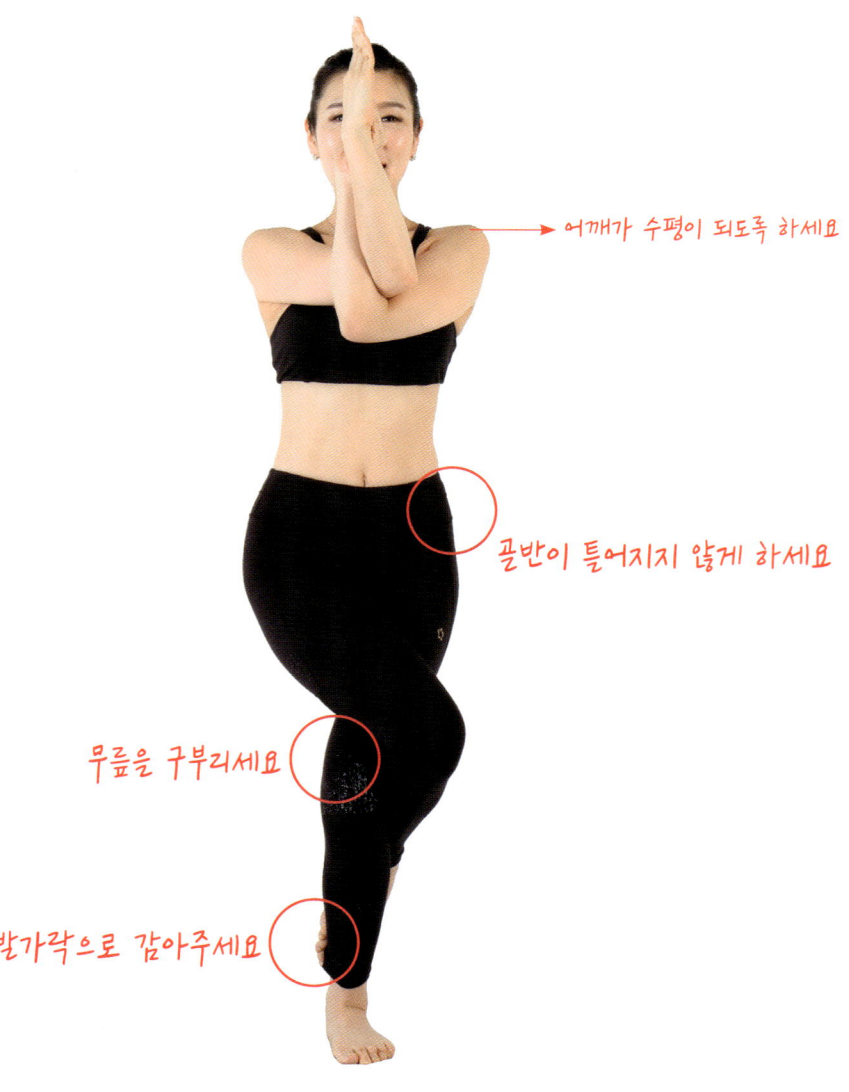

→ 어깨가 수평이 되도록 하세요

골반이 틀어지지 않게 하세요

무릎을 구부리세요

발가락으로 감아주세요

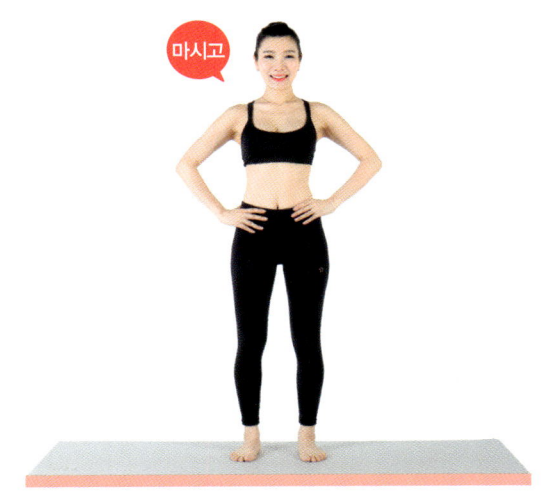

Step 01 발은 골반 넓이 정도로 벌리고 섭니다.

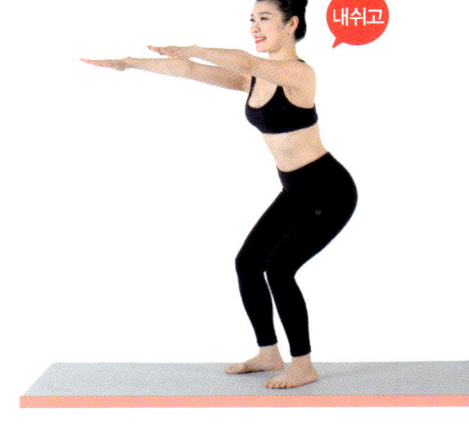

Step 02 무릎을 구부려 의자자세로 앉습니다.

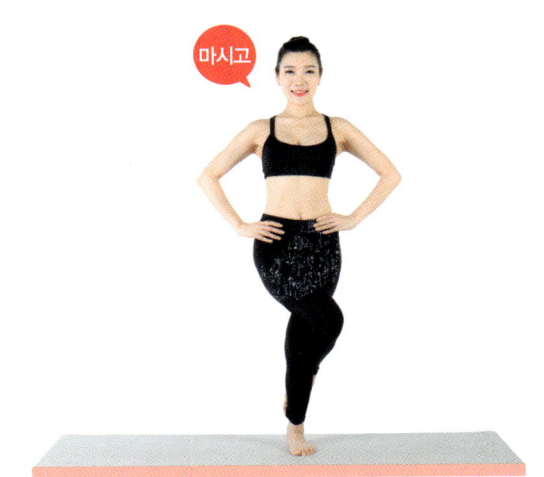

Step 03 오른발을 왼쪽발목을 감싸줍니다.

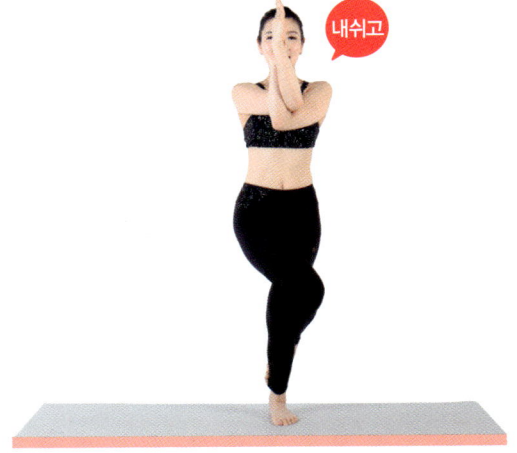

Step 04 오른팔을 왼팔 아래로 감싸고 두 팔을 얼굴앞에 둡니다.

* 이 자세는 주변 시력을 강화해줍니다.

메디컬 요가

04 복부비만에 좋은 요가
보트자세 (boat)

- 난이도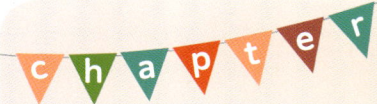
- 효능 및 효과 - 몸의 중심을 강화하여 뱃살을 제거해줍니다.
  - 신체 내부를 강하게 단련하여 몸의 활력과 균형을 길러줍니다.
- 주의사항 - 복부에 중심을 잡고 등이 구부러지지 않도록 곧게 펴줍니다.
  - 초보자는 발목을 잡고 실시합니다.

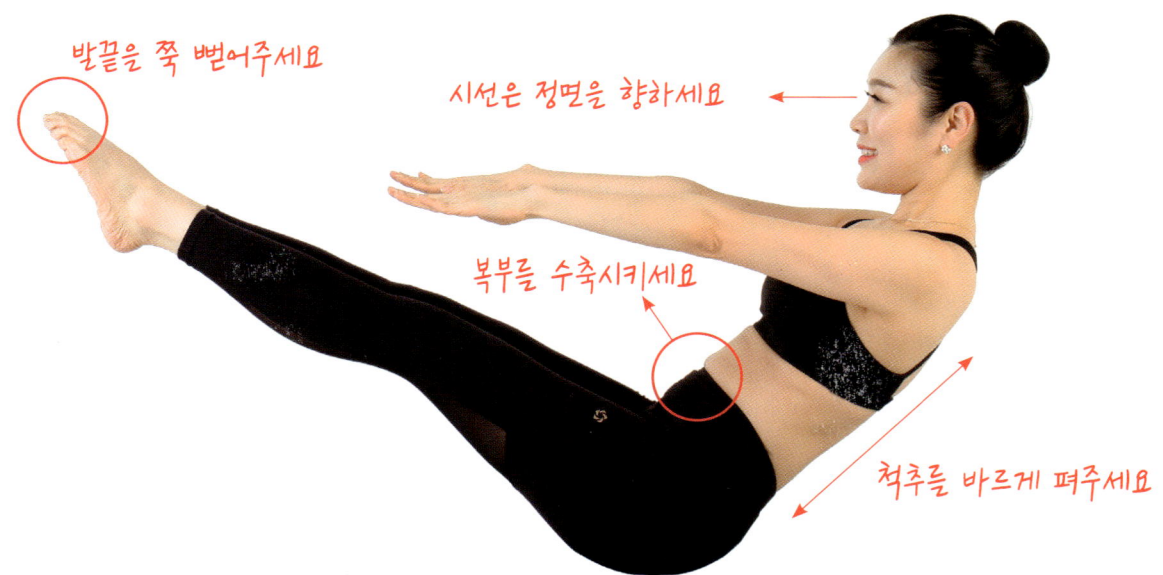

발끝을 쭉 뻗어주세요
시선은 정면을 향하세요
복부를 수축시키세요
척추를 바르게 펴주세요

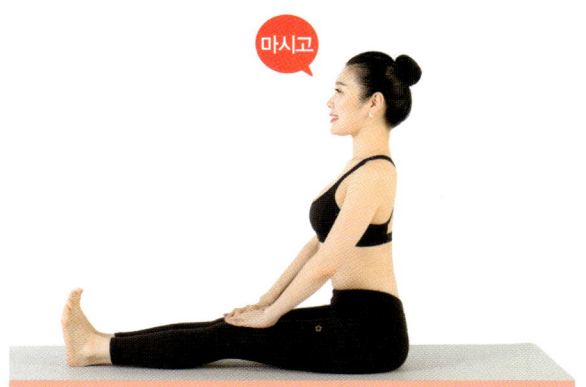

Step 01 등을 곧게 펴고 앉습니다.

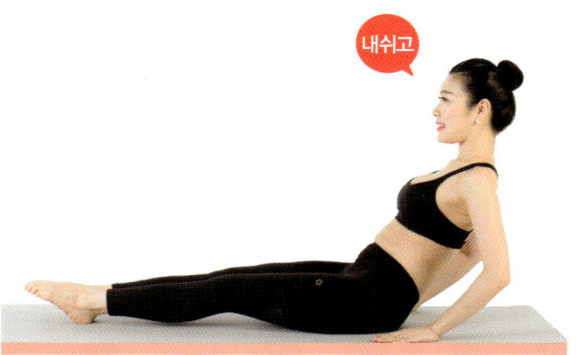

Step 02 배를 넣고 약간 뒤로 기대어줍니다.

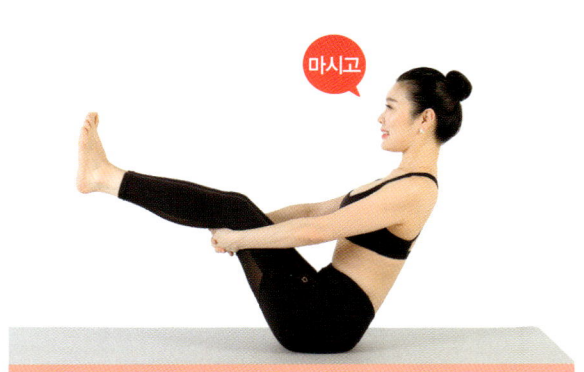

Step 03 다리를 올려 종아리가 바닥과 평행이 되게 합니다.

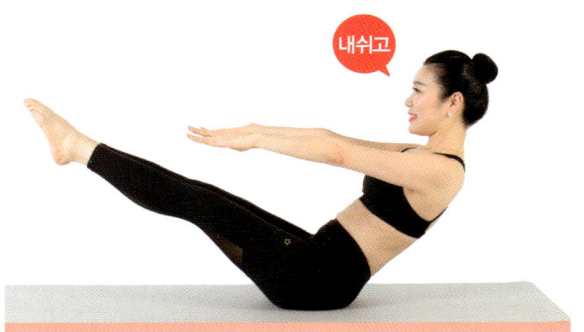

Step 04 양팔은 쭉 뻗어줍니다.

메디컬 요가

05 감기에 좋은 요가
벽에 다리 세우기 (leg up the wall)

- 난이도 🧘
- **효능 및 효과** - 면역체계를 강화시켜 자주 아프지 않게 해줍니다.

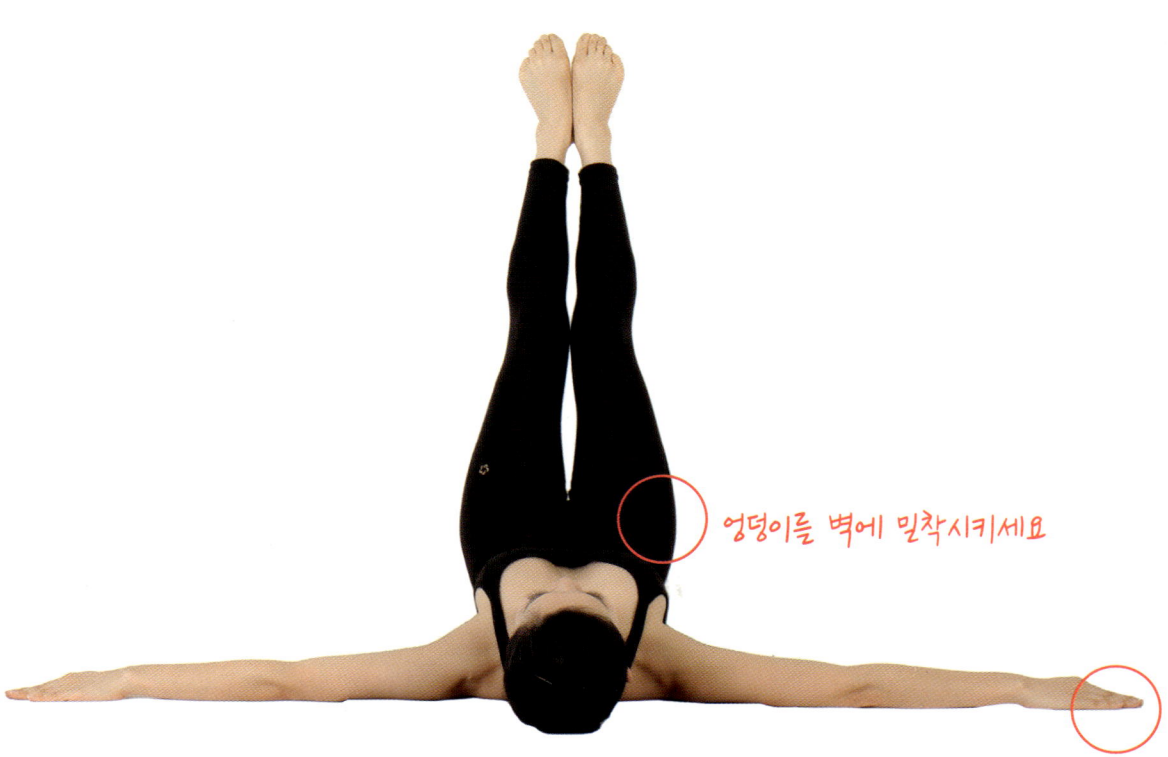

엉덩이를 벽에 밀착시키세요

팔은 수평으로 하세요

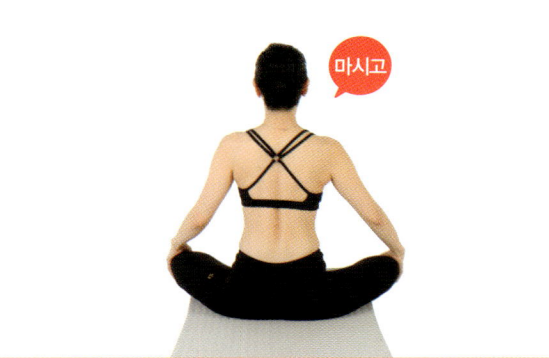

Step 01 벽을 보고 앉습니다.

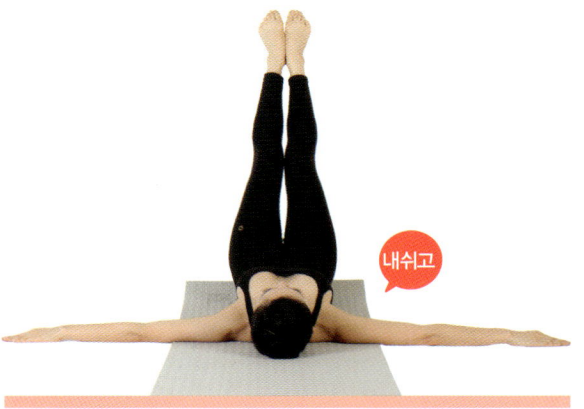

Step 02 엉덩이 밑 부분을 벽에 붙이고 누워 상체가 벽과 수직이 되게 합니다.

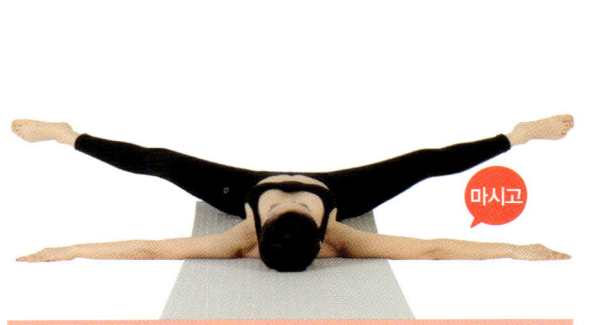

Step 03 다리를 양 옆으로 늘려줍니다.

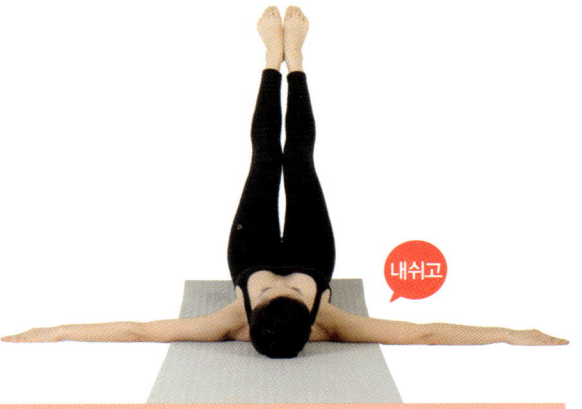

Step 04 이 자세로 길고 깊게 다섯 번 호흡하세요.

메디컬 요가

06 우울증에 좋은 요가
전사 3(Warrior3)

- 난이도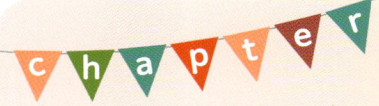
- 효능 및 효과 - 내부에서부터 신체를 강화하여 마음을 진정시키고 집중력을 높여 우울증해소에 도움을 줍니다.
- 주의사항 - 상체와 하체가 직각이 되도록 무릎을 쭉 펴줍니다.

팔을 쭉 뻗어주세요

복부를 수축시키세요

90°를 유지하세요

중심을 잡아주세요

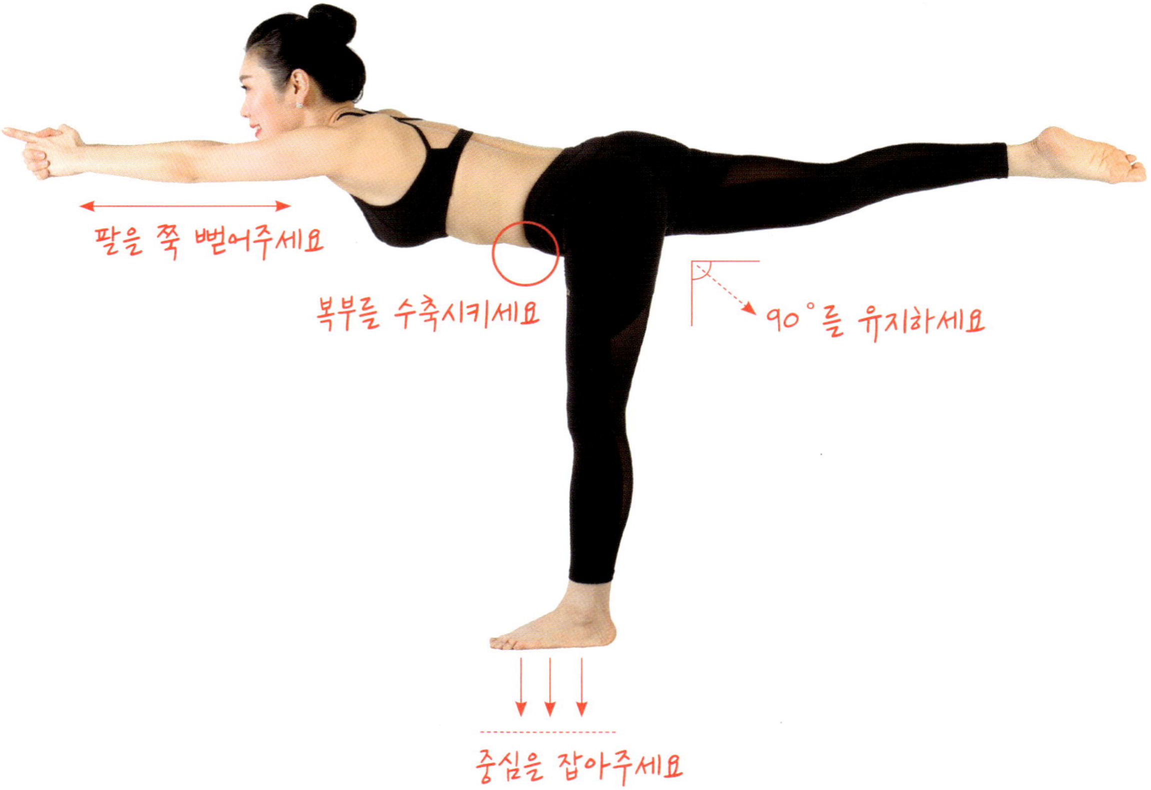

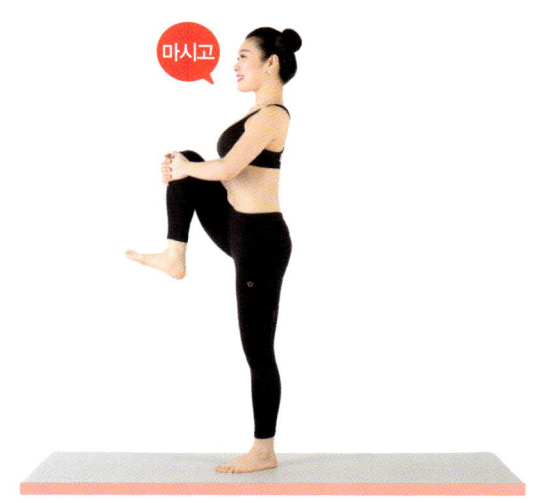

Step 01 오른쪽 정강이를 가슴에 안고 무릎을 안아줍니다.

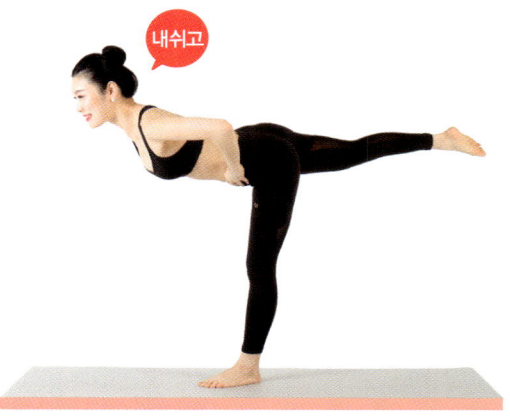

Step 02 무릎을 뒤로 곧게 펴서 바닥과 평행이 되도록 합니다.

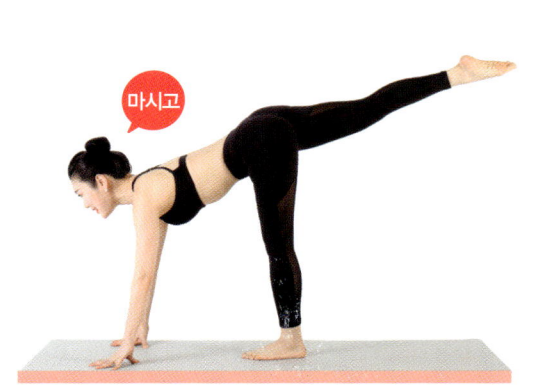

Step 03 손가락을 바닥에 대고 자세를 안정합니다.

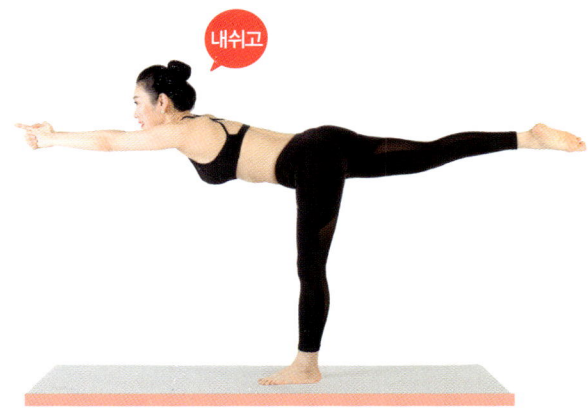

Step 04 팔을 앞으로 쭉 뻗어 몸이 일직선이 되도록 합니다.

메디컬 요가

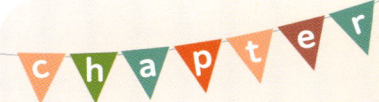

7 당뇨에 좋은 요가
(모관운동)

- **난이도**
- **효능 및 효과** - 모세혈관을 진동시켜 피로회복과 신진대사를 활발하게 도와줍니다.
- **주의사항** - 손발을 털어서 진동이 느껴지도록 멈추어줍니다.

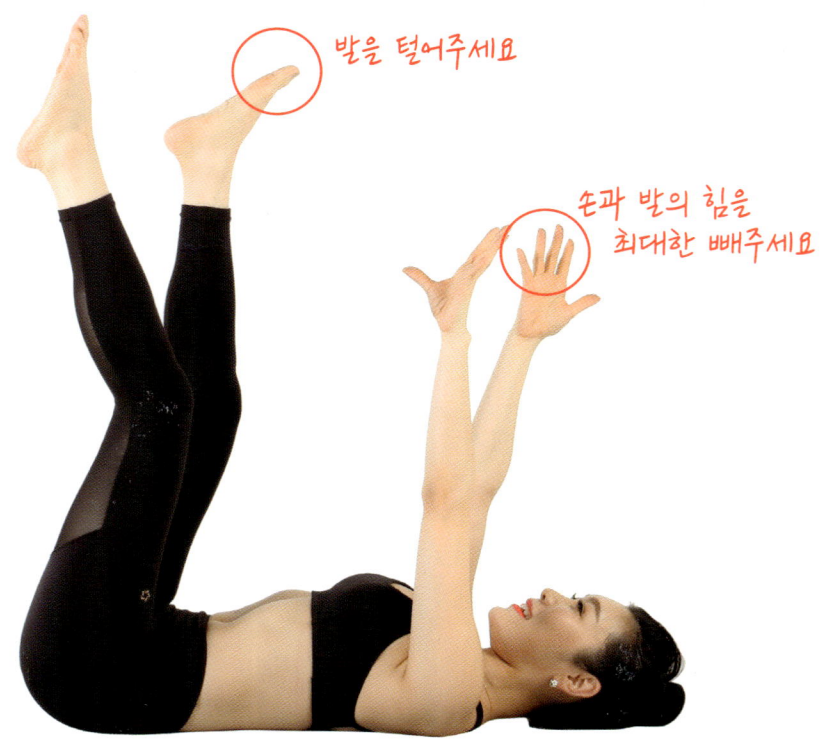

발을 털어주세요

손과 발의 힘은 최대한 빼주세요

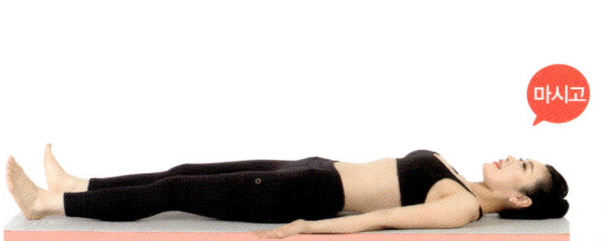

Step 01 바닥에 등을 대고 바르게 눕습니다.

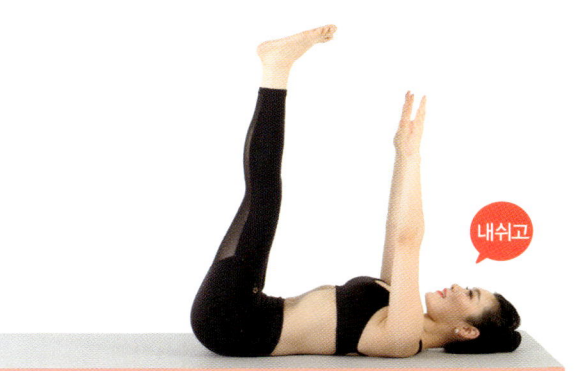

Step 02 무릎을 세우고 팔과 다리를 수직으로 들어올립니다.

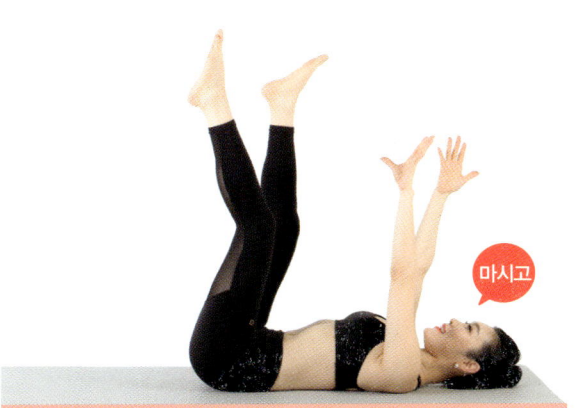

Step 03 손과 발에 힘을 풀고 가볍게 진동시켜주세요.

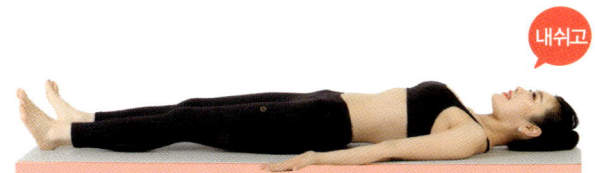

Step 04 2~3분 정도 지속하다 마지막에 진동을 멈추고 10초정도 팔다리를 든 상태를 유지합니다. 이때 손끝 발 끝에 찌릿한 느낌을 느껴봅니다.

메디컬 요가

chapter 8 피로회복에 좋은 요가
사이드 플랭크 (side plank)

- 난이도
- 효능 및 효과 - 신체 체계를 깨우고, 신선한 기분과 기운을 지속적으로 가져다 줄 것이다.
- 주의사항 - 허리가 아래로 쳐지지 않도록 합니다.

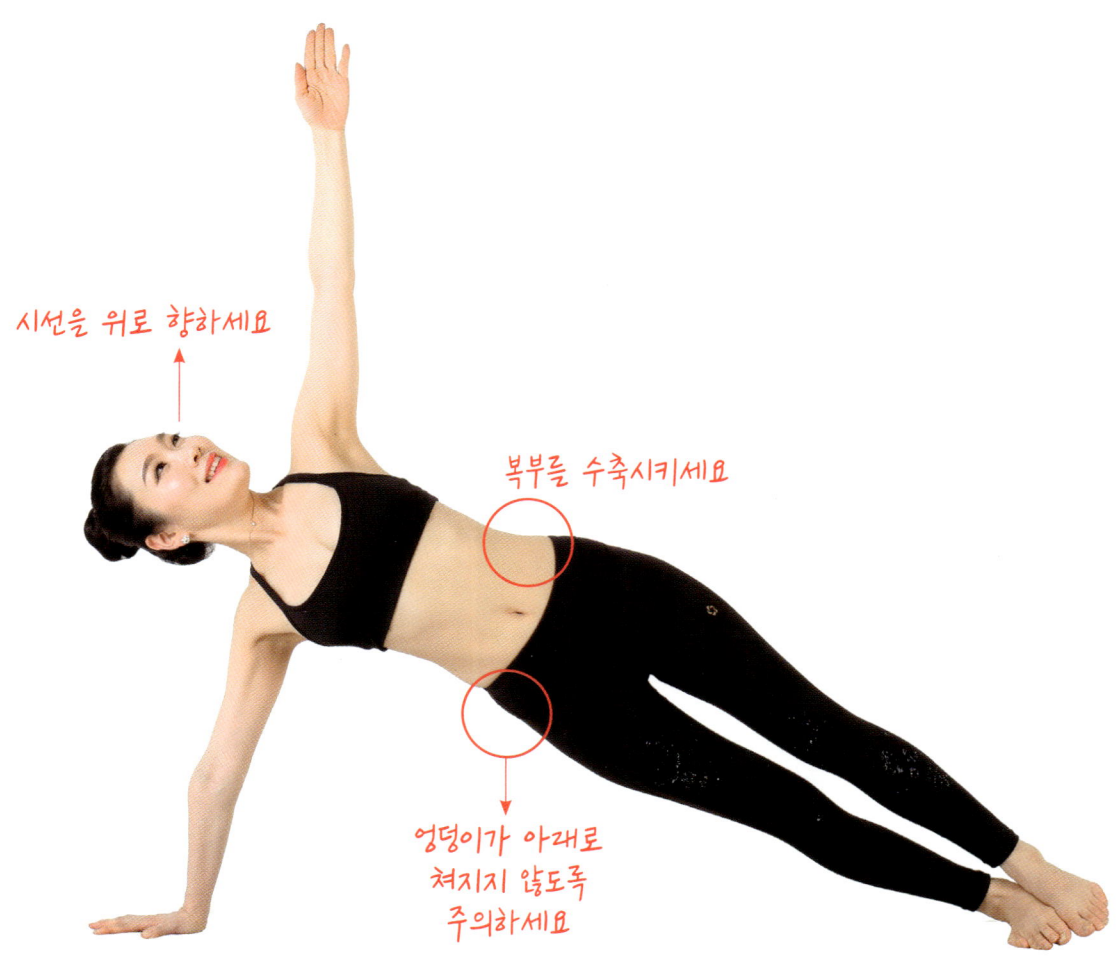

시선을 위로 향하세요

복부를 수축시키세요

엉덩이가 아래로 쳐지지 않도록 주의하세요

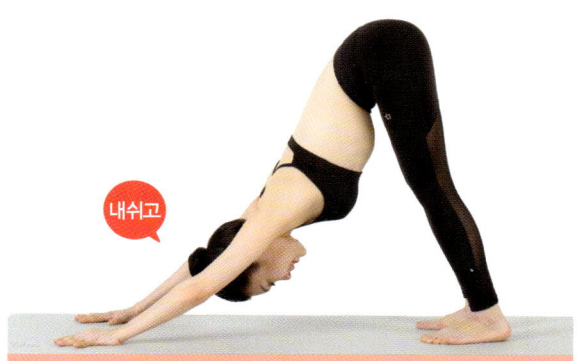

Step 01 다운독 자세를 취합니다.

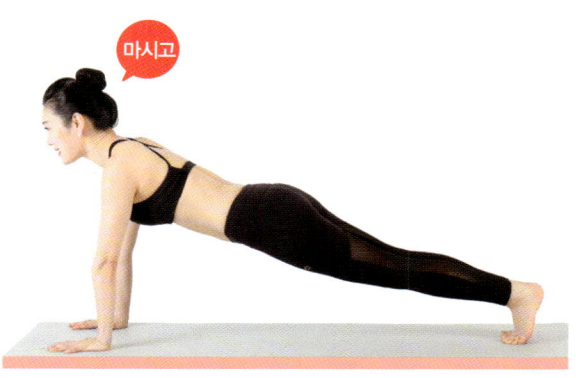

Step 02 상체를 앞으로 밀어 엎드리는 자세를 합니다.

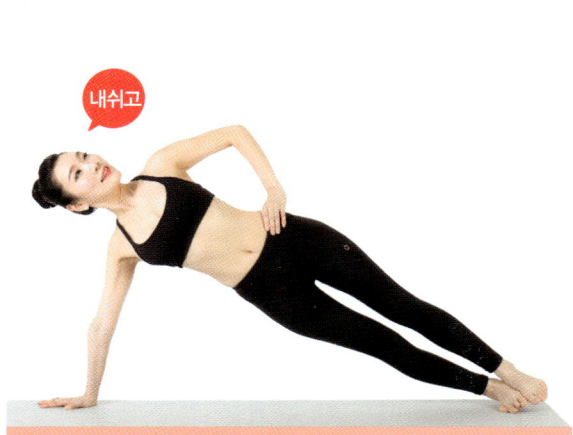

Step 03 엉덩이를 올리고, 오른손으로는 바닥을 짚고, 오른발의 바깥 면을 이용해 몸을 돌리면서 상체를 왼쪽을 향해 젖힙니다.

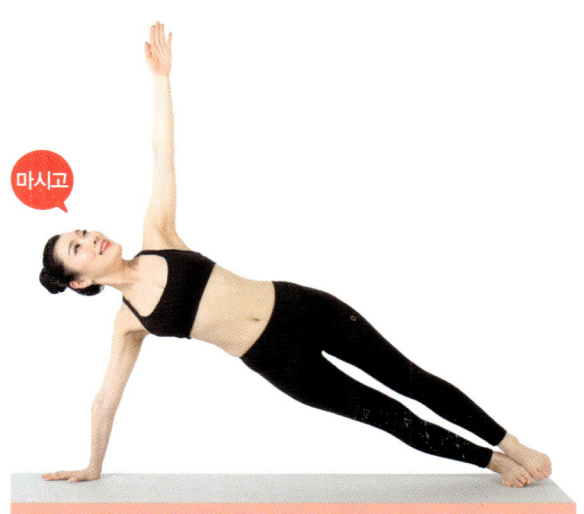

Step 04 왼팔은 바깥으로 뻗고 손가락을 바라봅니다. 자세를 유지하며 길고 깊게 세 번 호흡합니다.

메디컬 요가

chapter 9 숙취해소에 좋은 요가
앉아서 척추 비틀기 (seated spine twist)

- **난이도** 🧘🧘
- **효능 및 효과** - 몸을 깨끗하게 정화해서 알코올 내성이 낮아져 숙취해소에 탁월한 효과가 있습니다.
- **주의사항** - 척추가 일직선이 되도록 등을 펴줍니다.

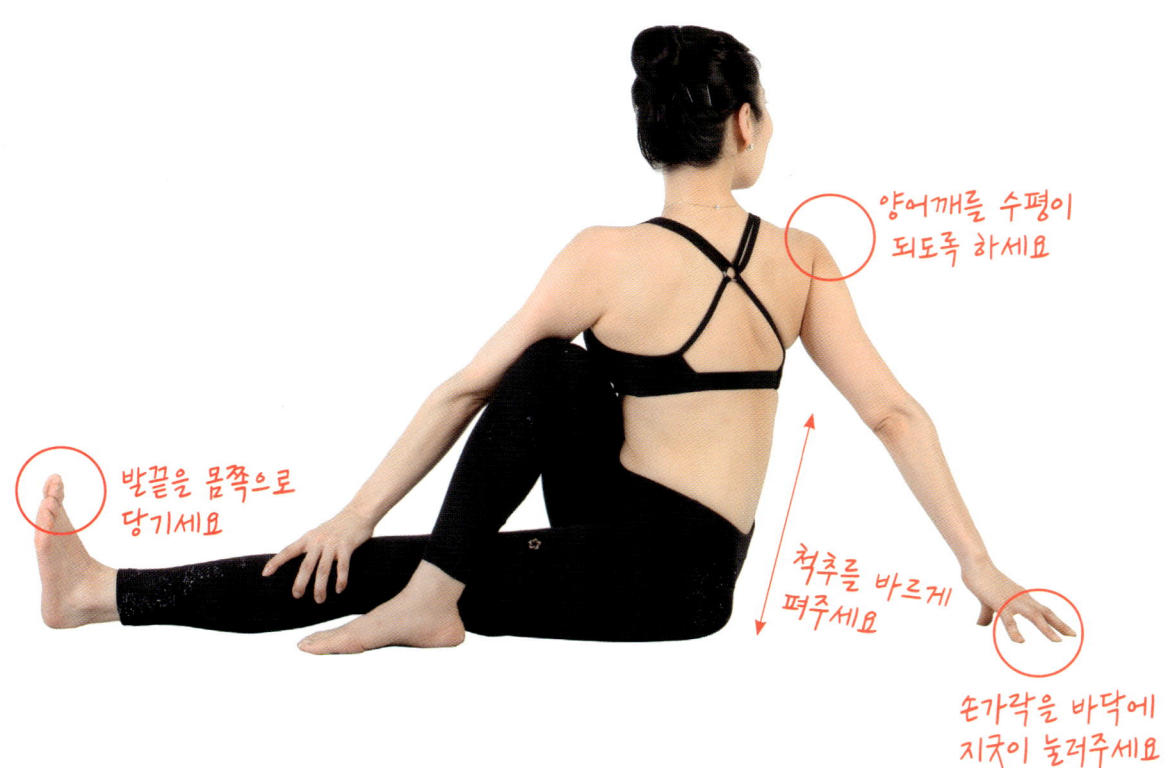

- 양어깨를 수평이 되도록 하세요
- 발끝을 몸쪽으로 당기세요
- 척추를 바르게 펴주세요
- 손가락을 바닥에 지긋이 눌러주세요

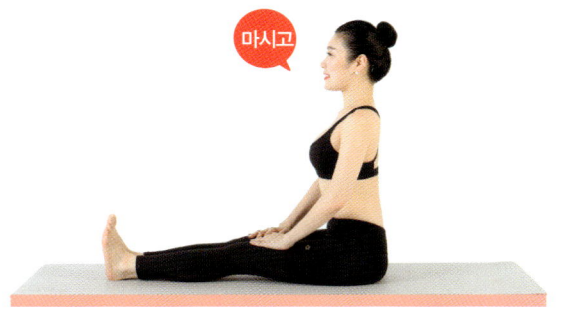

Step 01 다리를 펴고 바르게 앉습니다.

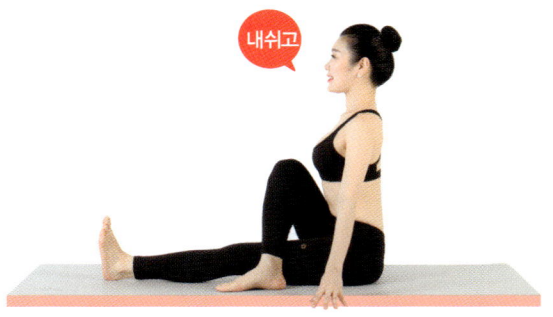

Step 02 오른쪽 무릎을 가슴에 안고 오른발을 왼쪽 골반 옆 바닥에 둡니다.

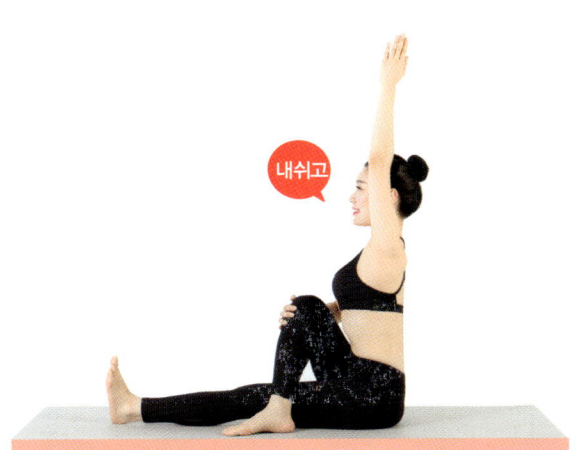

Step 03 숨을 들이쉬고 왼팔을 곧게 올립니다.

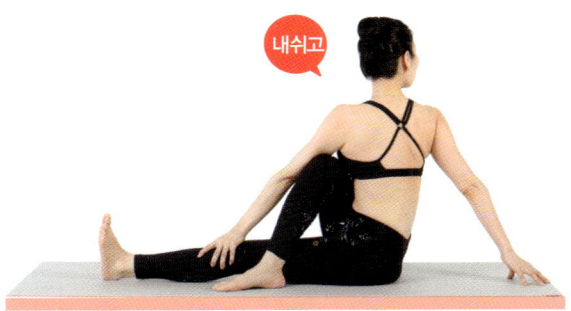

Step 04 내쉬면서 왼팔을 오른다리 위에 줍니다. 오른손가락 끝으로는 엉덩이 뒤 바닥을 짚습니다.

메디컬 요가

10 생리통에 좋은 요가
아기 자세 비틀기(baby's pose twist)

- 난이도
- 효능 및 효과 - 몸을 진정시키고 욱신거리는 압통을 완화하여, 불안과 극도의 감정수준을 조절합니다.
- 주의사항 - 얼굴이 바닥을 닿도록 합니다.

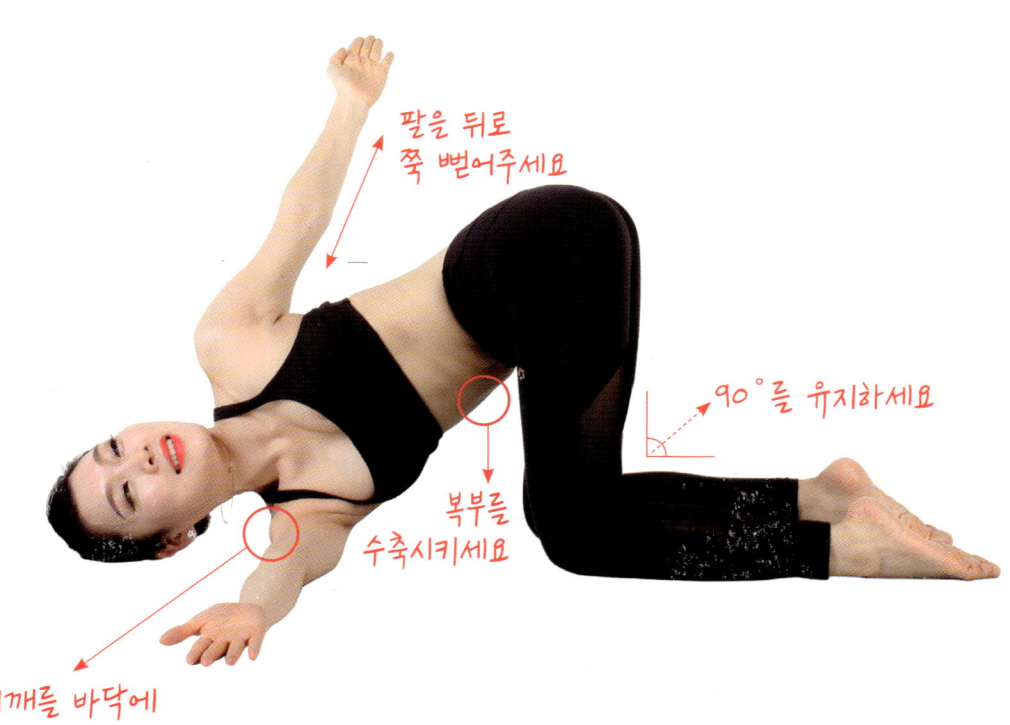

팔을 뒤로 쭉 뻗어주세요

90°를 유지하세요

복부를 수축시키세요

어깨를 바닥에 눌러주세요

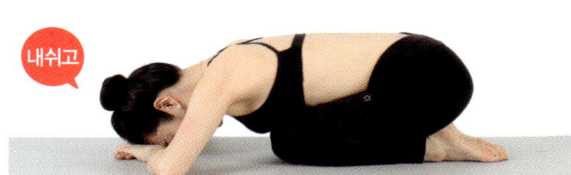

Step 01 아기 자세로 엎드립니다.

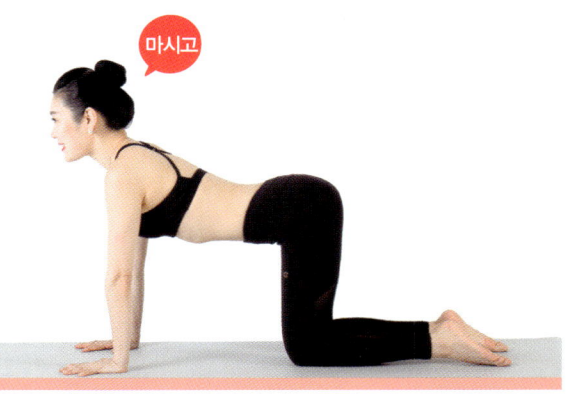

Step 02 골반의 힘을 빼고 무릎을 꿇고(고양이 준비자세) 앉아 이마를 바닥에 편히 둡니다.

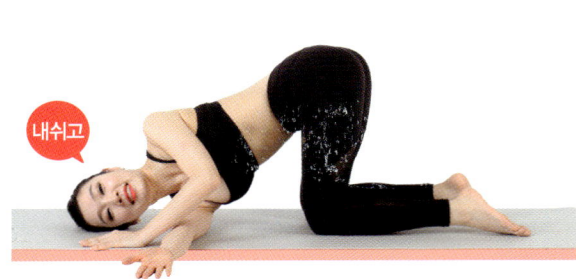

Step 03 팔을 앞으로 뻗은 다음 왼손을 오른손아래에 가로로 놓아 줍니다.

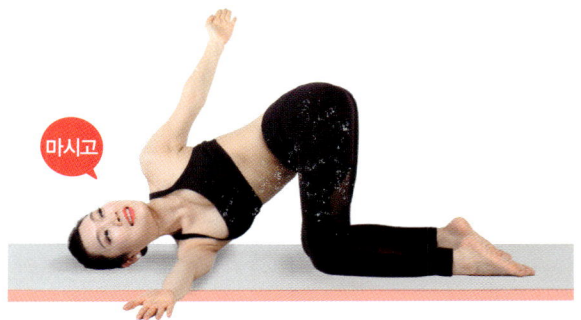

Step 04 왼쪽 어깨와 얼굴이 바닥에 닿게 하고, 오른팔은 뒤로 쭉 뻗어주세요.

메디컬 요가

11 두통에 좋은 요가
토끼자세(rabbit pose)

- 난이도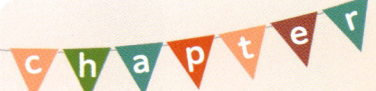
- 효능 및 효과 - 어깨와 목뒤의 긴장을 풀어주고 정수리혈을 자극해 두통을 완하해줍니다.
- 주의사항 - 목이 약할 경우 손바닥을 바닥에 짚고 실시합니다.

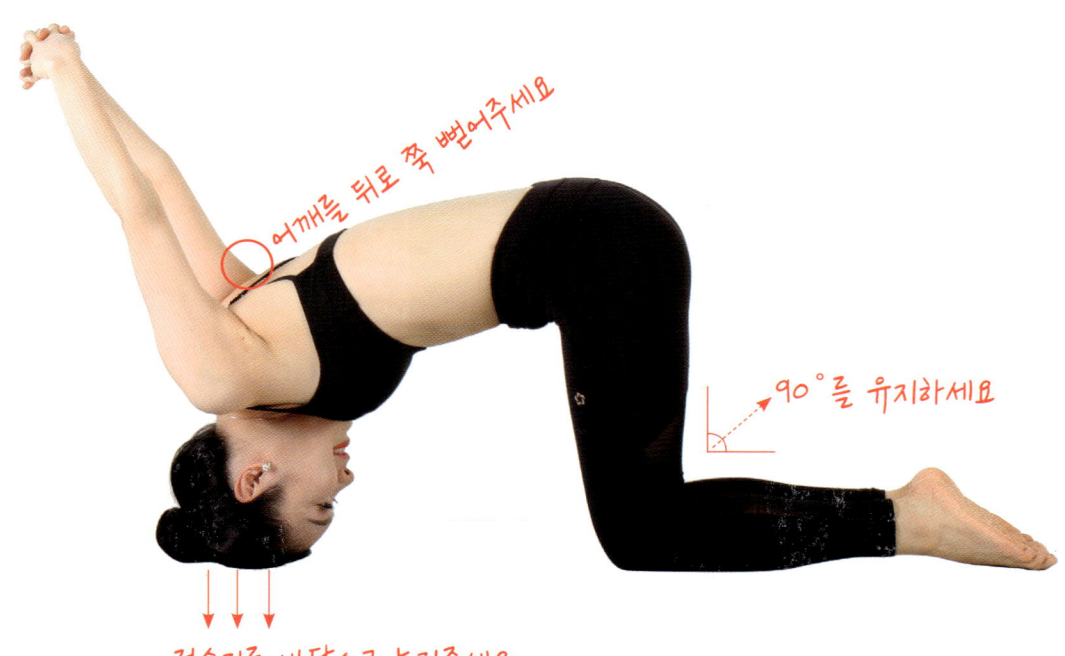

어깨를 뒤로 쭉 뻗어주세요

90°를 유지하세요

정수리를 바닥으로 눌러주세요

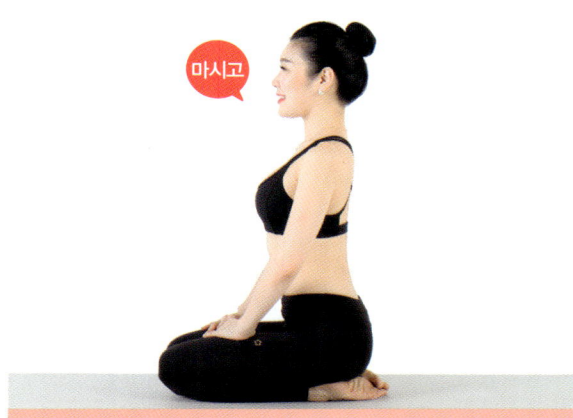

Step 01 무릎을 꿇고 앉습니다.

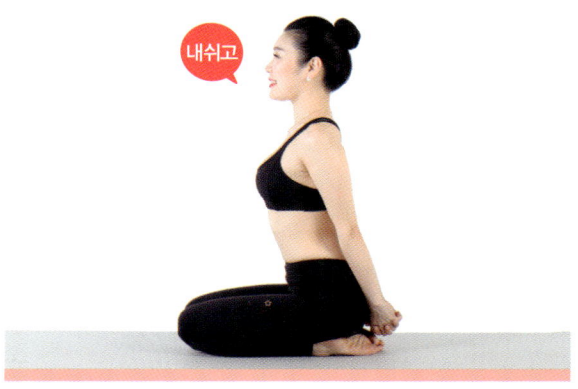

Step 02 등 뒤에 양손 깍지 껴줍니다.

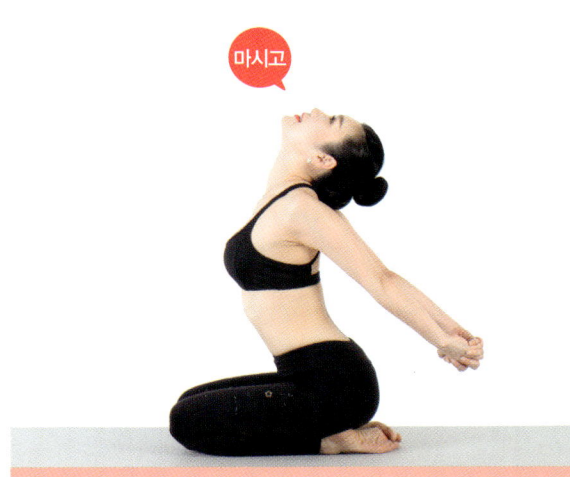

Step 03 숨을 들이쉬며 양팔을 들어줍니다.

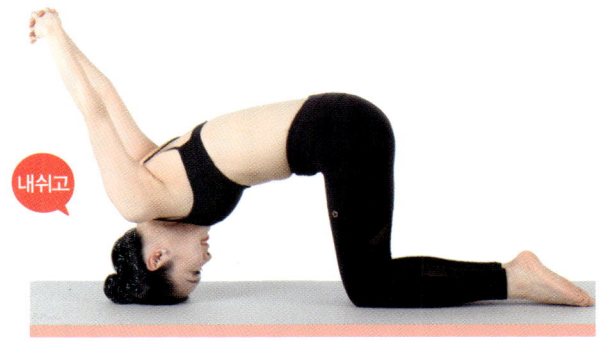

Step 04 내쉬면서 정수리가 바닥에 닿도록 합니다. 들이쉬면서 미추 요추 흉추 경추의 순서대로 자세를 풀어줍니다.

메디컬 요가

chapter 12 식욕억제에 좋은 요가
앉아서 종아리 앉기(seated shin hug)
나침반 (compass)

- 난이도
- 효능 및 효과 - 마음이 집중되는 것을 막고 호흡에 집중하여 의식과 신체가 조화를 이루도록 합니다.
- 주의사항   - 당겨주는 다리는 수평이 되도록 하고 척추는 바르게 펴줍니다.

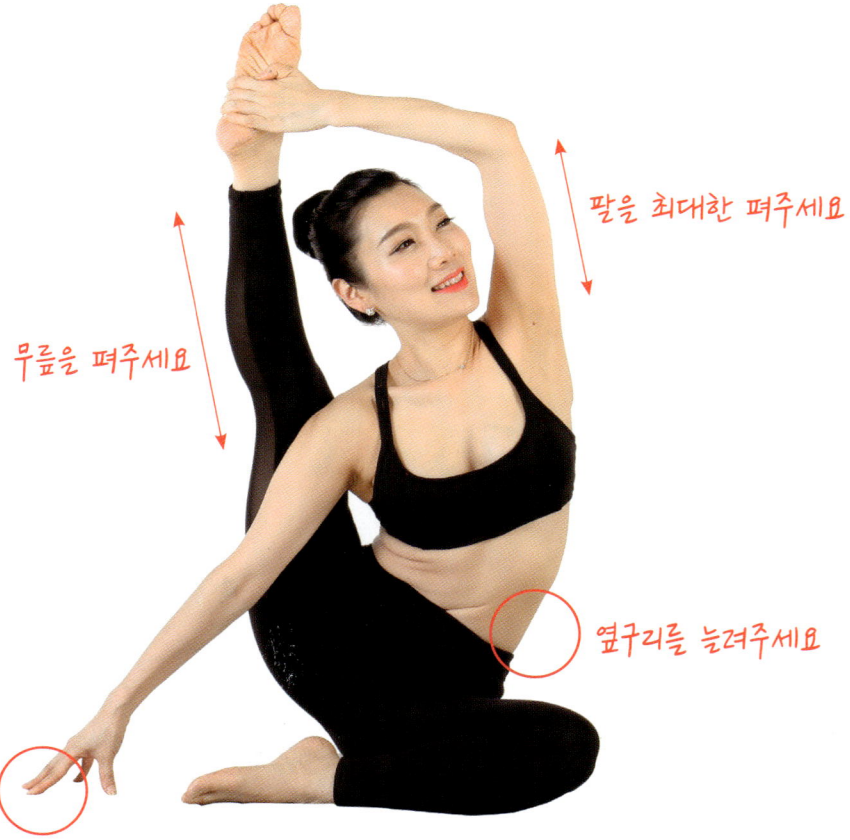

팔을 최대한 펴주세요

무릎을 펴주세요

옆구리를 늘려주세요

손끝으로 바닥을 짚으세요

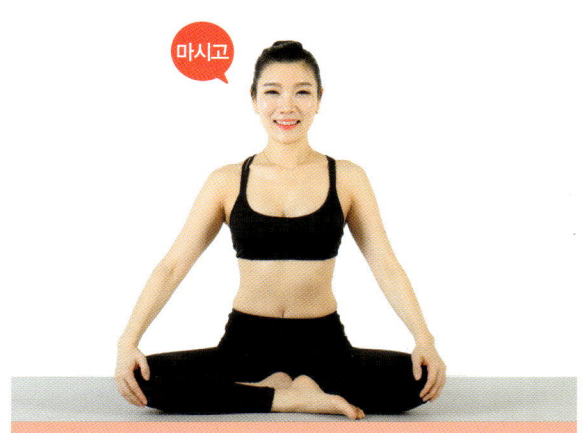

Step 01 바르게 앉습니다.

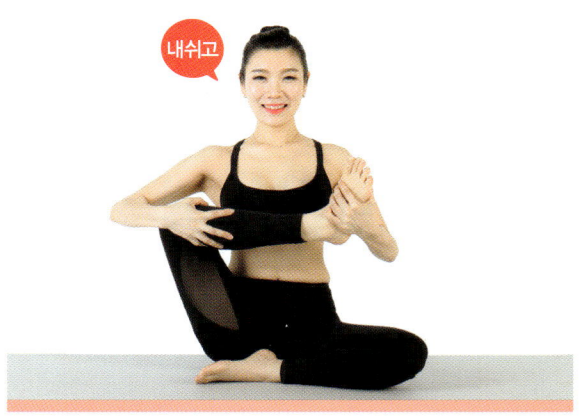

Step 02 앉아서 오른쪽 무릎을 안습니다.

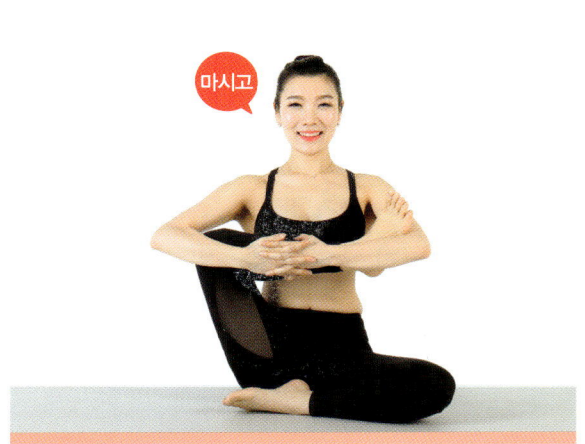

Step 03 손은 맞잡아 오른팔로 오른쪽 허벅지를 감싸앉습니다.

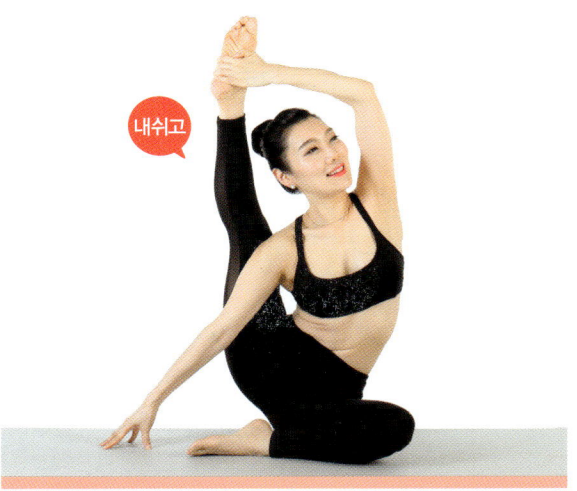

Step 04 상체를 늘여 곧게 앉고 어깨의 힘을 풀어줍니다. 왼손으로 오른발을 잡고 무릎을 쭉 펴줍니다.

메디컬 요가

chapter 13 고혈압에 좋은 요가
한쪽다리 앞으로 굽히기(single leg forward bend)

- 난이도 🧘🧘
- 효능 및 효과 - 거꾸로 자세를 취하여 혈압을 저하시킵니다.
- 주의사항 - 무릎을 최대한 펴고 후면대퇴부가 자극이 되도록 합니다.

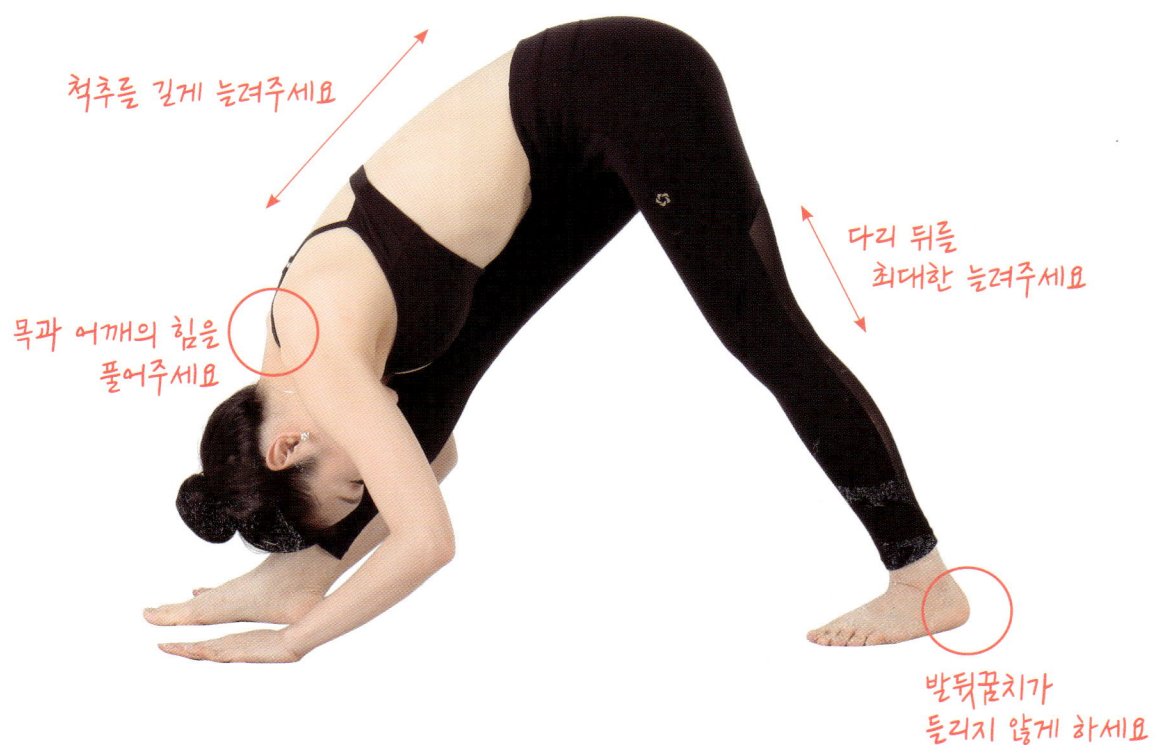

척추를 길게 늘려주세요

목과 어깨의 힘은 풀어주세요

다리 뒤를 최대한 늘려주세요

발뒤꿈치가 들리지 않게 하세요

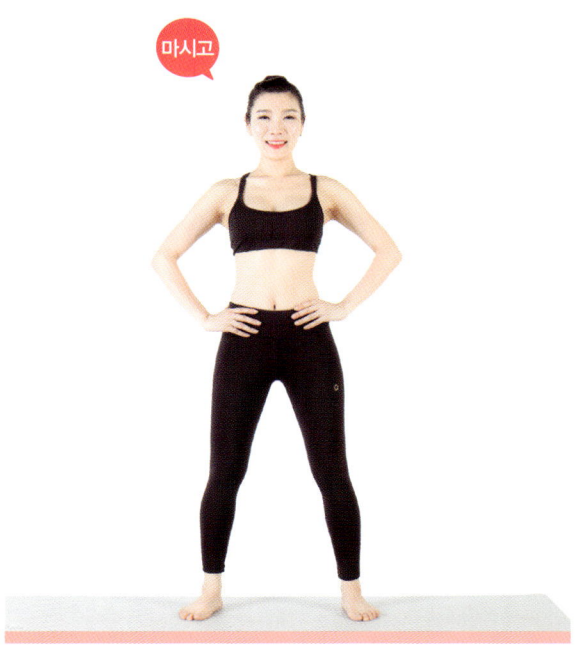

Step 01 다리를 어깨넓이만큼 벌려 바르게 섭니다.

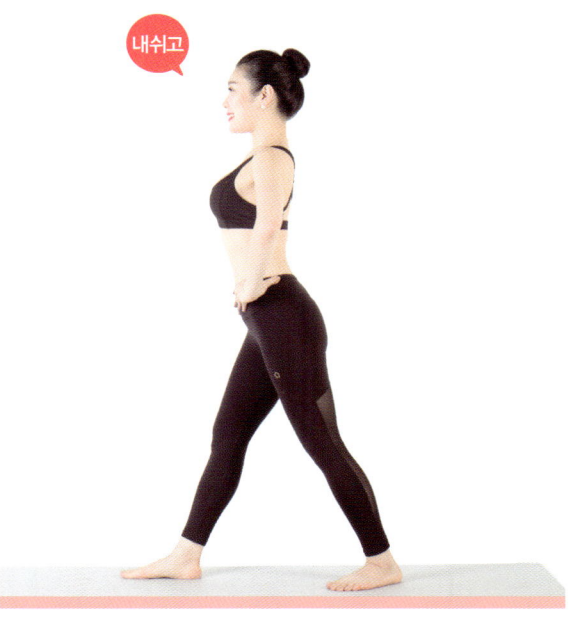

Step 02 숨을 내쉬면서 상체를 오른쪽으로 돌립니다.

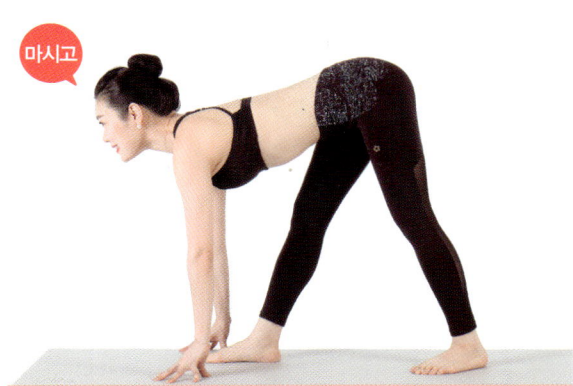

Step 03 마시며 상체를 앞으로 숙입니다. 이때 다리 뒤를 쭉 늘려주세요.

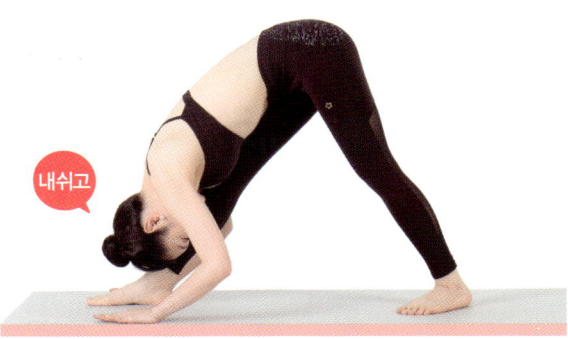

Step 04 머리와 목의 힘을 풀어 아래로 떨어뜨리고 양 손 바닥은 바닥을 눌러줍니다.

메디컬 요가

chapter 14 불면증에 좋은 요가
반물고기 자세 (fish pose)

- **난이도**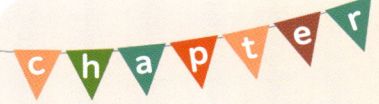
- **효능 및 효과** - 호흡기 계통을 정화하고 폐활량을 늘려줍니다.
  - 숙면효과를 높여주고 불면증에 효과적입니다.
- **주의사항** - 양 팔꿈치가 반드시 몸통에 닿게 하고 발끝을 모아주어 골반이 편안하게 이완되도록 합니다.

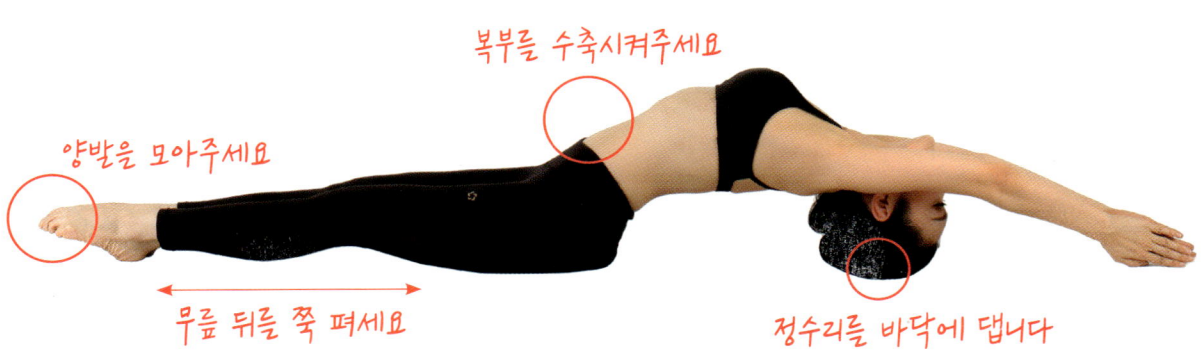

양발을 모아주세요
복부를 수축시켜주세요
무릎 뒤를 쭉 펴세요
정수리를 바닥에 댑니다

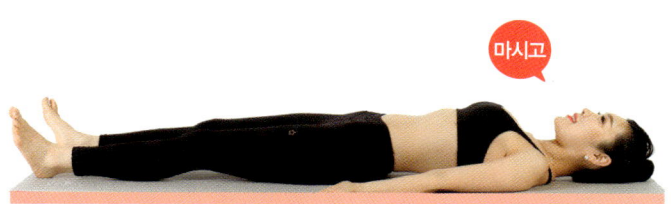

Step 01 천장을 보고 눕습니다.

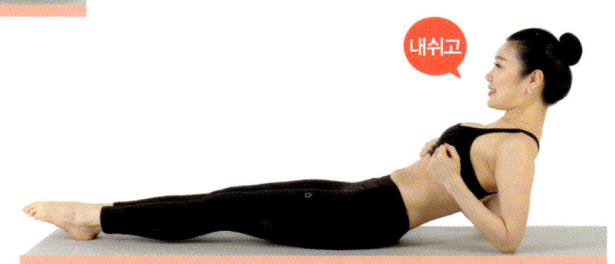

Step 02 엄지손가락을 새끼손가락으로 붙인뒤 가볍게 주먹을 쥐고 팔꿈치를 구부려 겨드랑이 옆에 붙입니다.

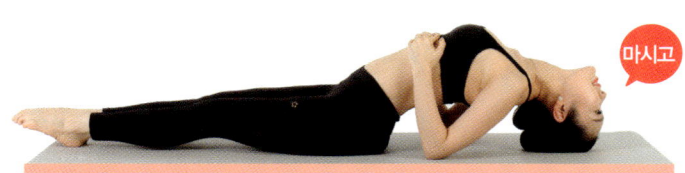

Step 03 상체를 최대한 젖혀서 정수리가 바닥에 닿도록 합니다.이때 엉덩이는 반드시 바닥에 붙여줍니다.

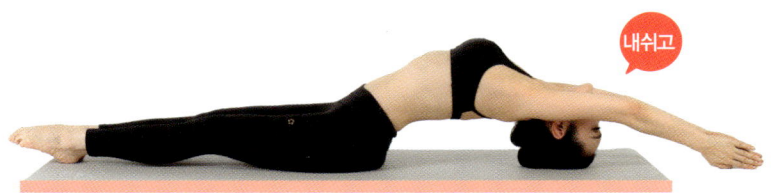

Step 04 양손을 합장하여 위로 쭉 뻗어줍니다.

part 1 >> 요가

1. 하타요가   Healing Yoga   10
2. 밸런스요가   Balance Yoga   40
3. 메디컬요가   Medical Yoga   70
4. 실버체조요가   **Silver Yoga**   104
5. 홈도구요가   Home Tool Yoga   130
6. 타이요가   Tai Yoga   144

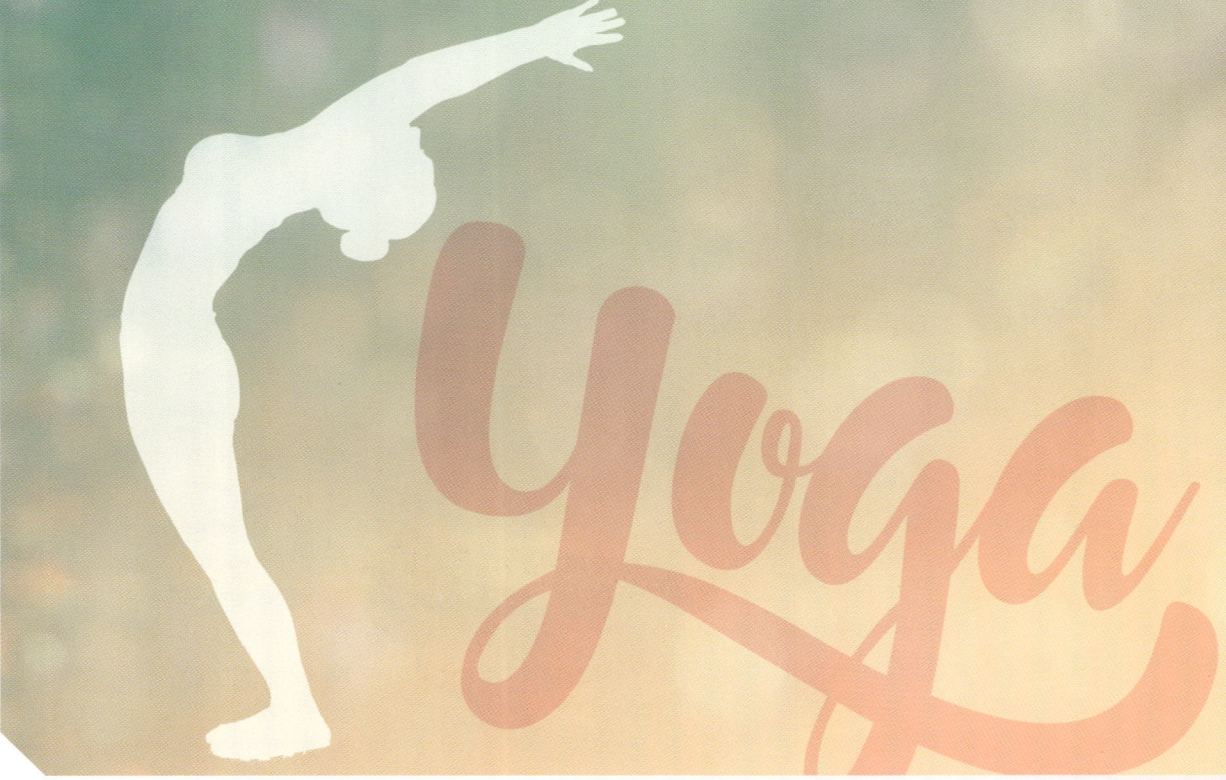

건강하고 오래 사는 법 **실버체조요가**

고령화 시대를 맞이하여 노년층의 건강을 위해 건강증진과 질병예방을 할 수 있는 요가,

실버요가를 통해 몸의 전체적인 균형을 좋게하여 신체의 힘을 길러줍니다.

멋지게 오래 사는 법 실버요가로 더욱더 활기찬 노년을 보낼 수 있습니다.

100세 시대 당신에게는 축복입니다.

실버체조요가

1. 팔 무릎 올려 제자리 걷기 106
2. 사이드 스텝 108
3. 스쿼트 (덤벨) 110
4. 트위스트 스텝 112
5. 크런치 114
6. 사이드밴드 116
7. 사방돌리기 118
8. 암컬 & 토/힐 레이즈(덤벨) 120
9. 싱글 레그 데드리프트 122
10. 스탠딩 V-UP 124
11. 로잉 126

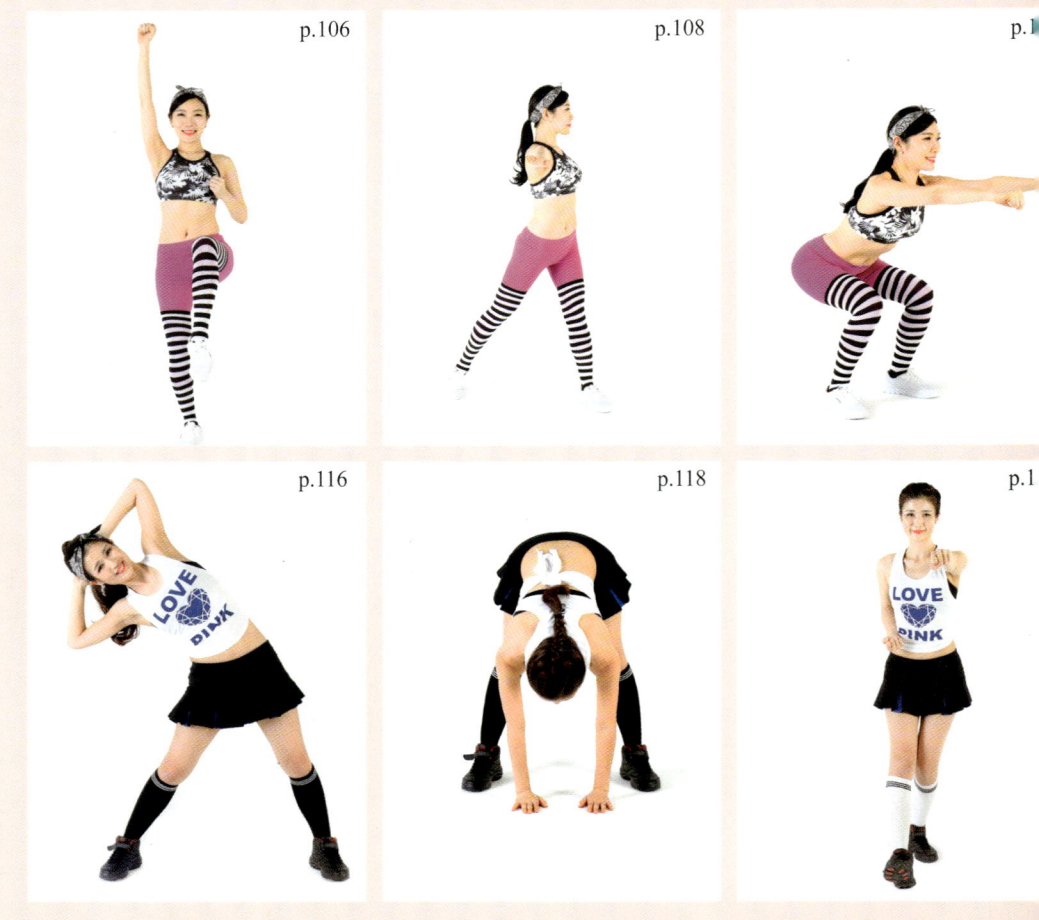

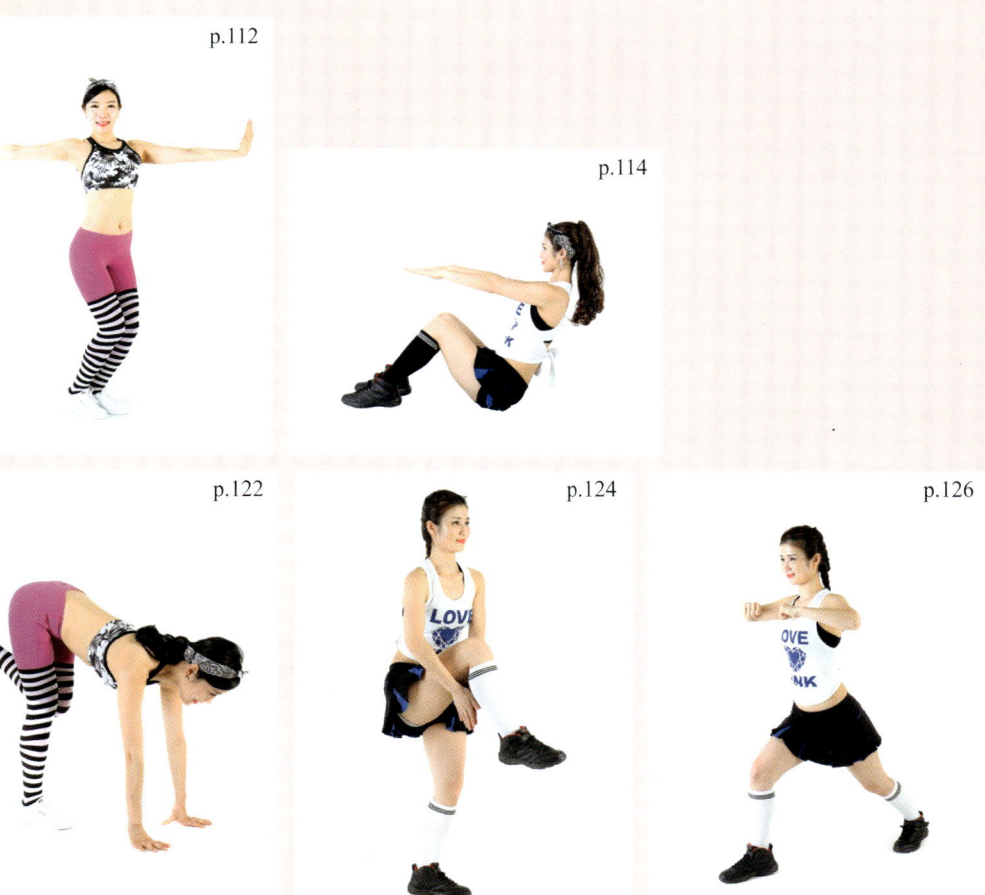

part 1. 요가 105

실버체조요가

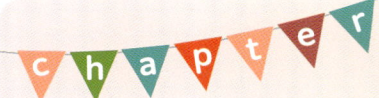 01 팔 무릎 올려 제자리 걷기

- **난이도**
- **효능 및 효과** - 심폐지구력 강화에 도움을 줍니다.
- **주의사항** - 무릎을 최대한 올리고 팔은 하늘을 향해 곧게 펴줍니다.

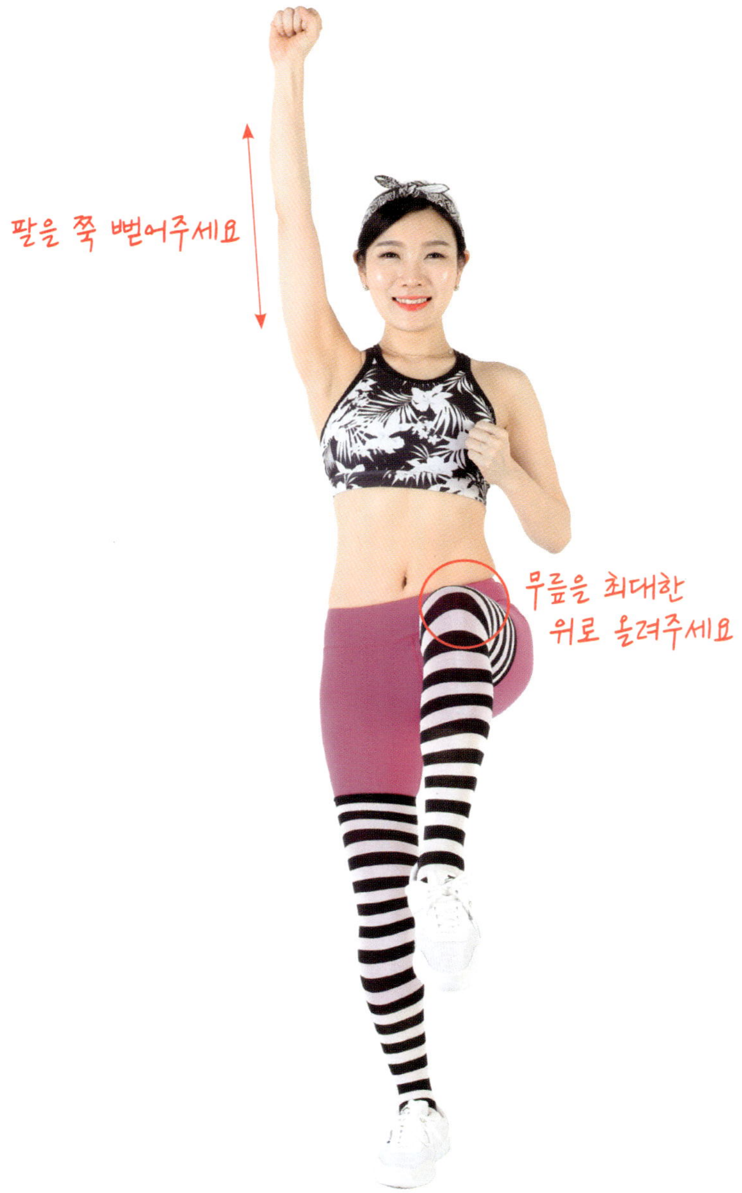

팔을 쭉 뻗어주세요

무릎을 최대한 위로 올려주세요

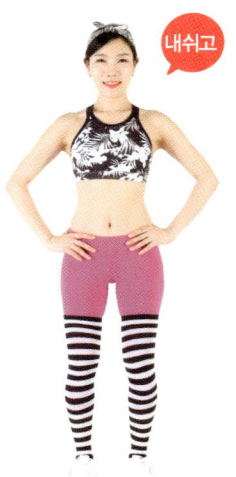

Step 01 바르게 섭니다.

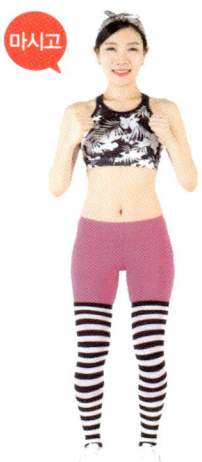

Step 02 양손은 주먹을 쥐고 가슴 옆에 붙여 줍니다.

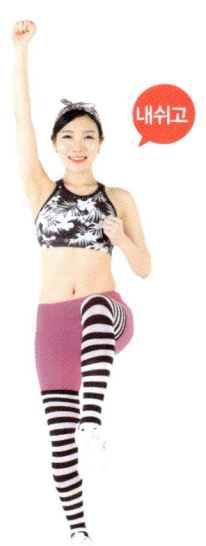

Step 03 오른팔과 왼무릎을 높이 들어줍니다. 이때 무릎은 직각이 되도록 하고 팔은 쭉 펴줍니다.

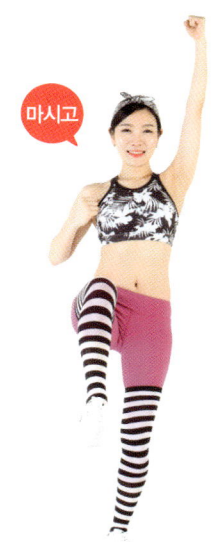

Step 04 왼팔과 오른쪽 무릎을 들어 반대쪽도 합니다. 반복하며 10개 3세트 실시합니다.

실버체조요가

02 사이드 스텝(side step)

- **난이도**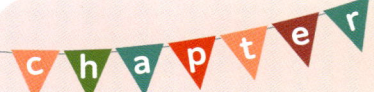
- **효능 및 효과** - 허리와 대퇴부를 발달시켜줍니다.
- **주의사항** - 양팔은 수평이 되도록 하고 직각으로 돌려줍니다.
  다리 간격은 넓게 벌려줍니다.

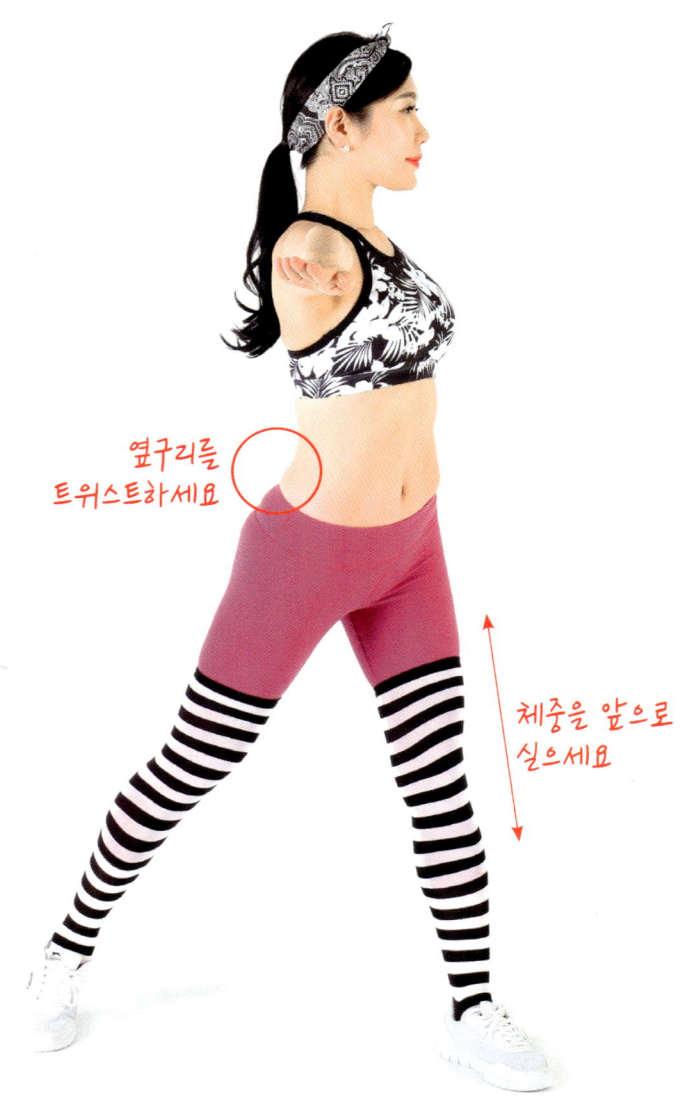

옆구리를 트위스트하세요

체중을 앞으로 실으세요

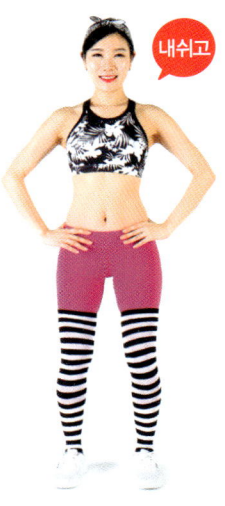

Step 01 바르게 섭니다.

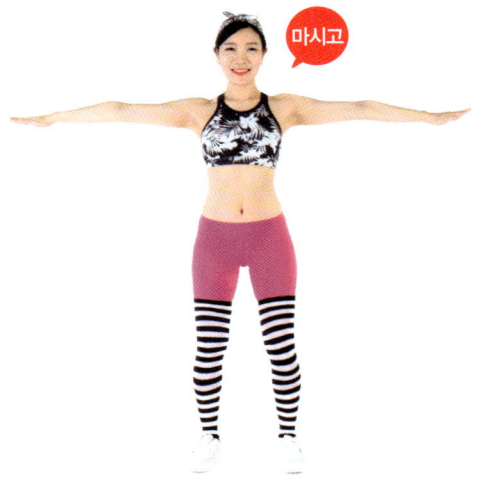

Step 02 양팔은 수평이 되도록 펴줍니다.

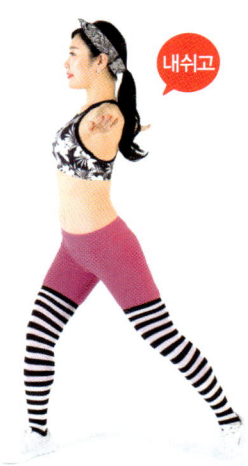

Step 03 오른다리는 바깥으로 벌리고 상체는 왼쪽으로 트위스트 합니다.

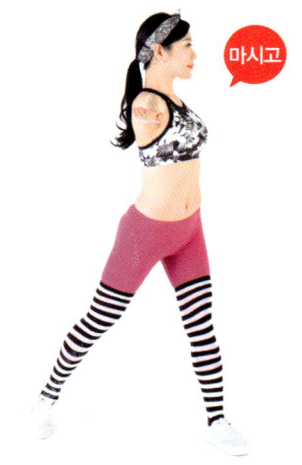

Step 04 왼쪽다리는 바깥으로 벌리고 상체는 오른쪽으로 트위스트 합니다. 좌우로 반복하며 10개 3세트 실시합니다.

실버체조요가

03 스쿼트 (덤벨)

- **난이도**
- **효능 및 효과** - 다리와 어깨를 발달합니다.
- **주의사항** - 중심이 무너지지 않게 무릎이 과도하게 앞으로 나오지 않게 주의합니다.
  - 허리가 구부러지지 않도록 합니다.

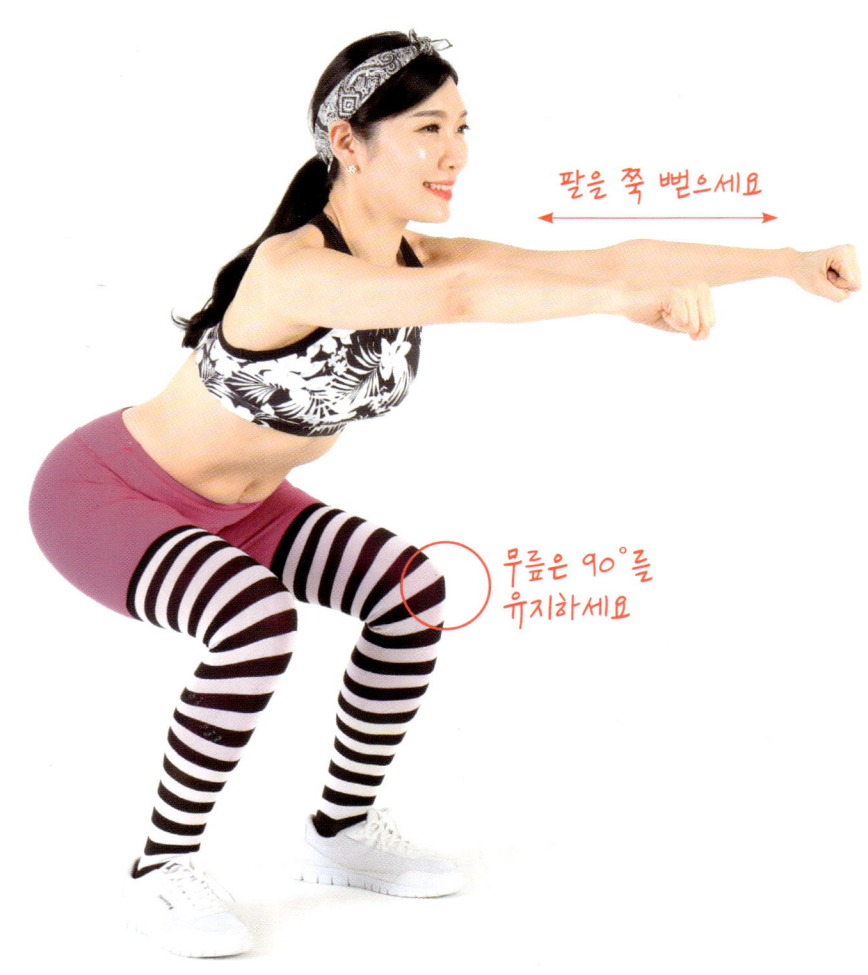

팔을 쭉 뻗으세요

무릎은 90°를 유지하세요

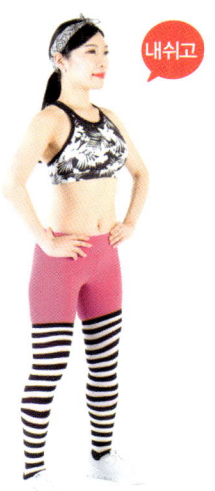

Step 01 양발은 어깨넓이로 벌려섭니다.

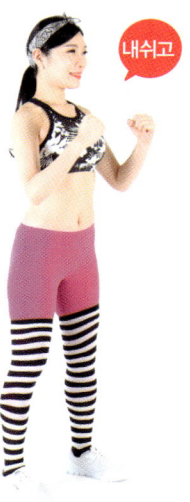

Step 02 양손은 가볍게 주먹을 쥐어줍니다.

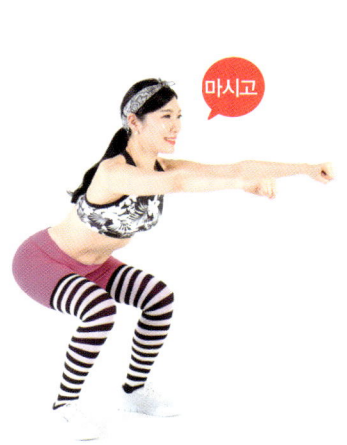

Step 03 숨을 내쉬면서 엉덩이를 직각으로 앉습니다.

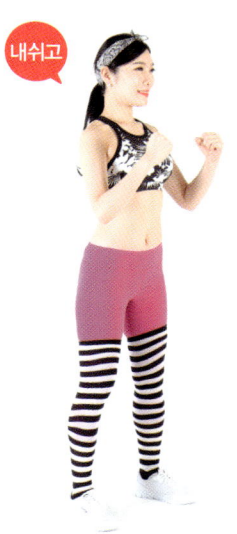

Step 04 올라올 때는 숨을 마쉬고 반복하며 10개 3세트 실시합니다.

실버체조요가

04 트위스트 스텝

- 난이도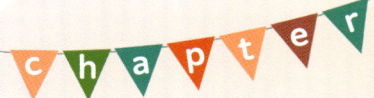
- 효능 및 효과 - 심폐지구력, 평형성 향상
- 주의사항 - 무릎을 가볍게 구부리고 앞 꿈치를 이용해 가볍게 뛰도록 합니다.

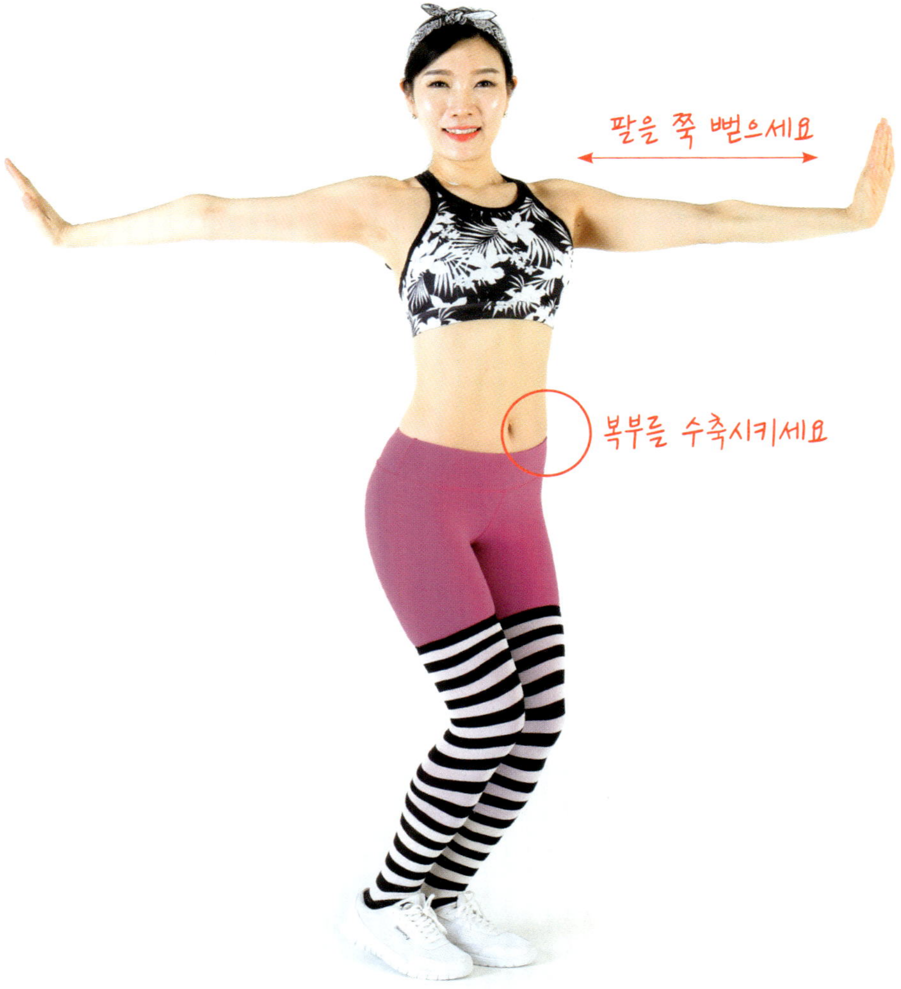

팔을 쭉 뻗으세요

복부를 수축시키세요

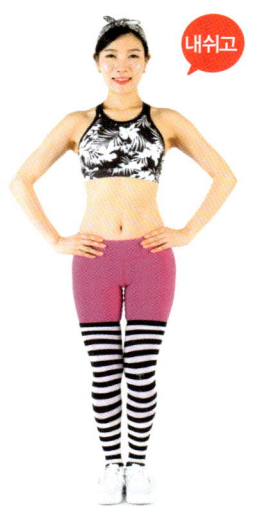

Step 01 양발은 붙이고 바르게 섭니다.

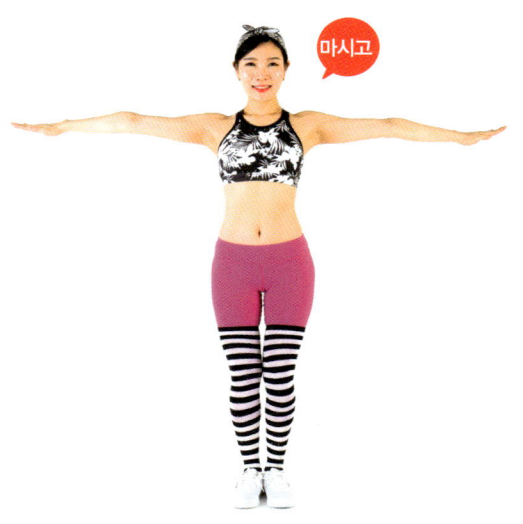

Step 02 양팔은 수평이 되도록 펴줍니다.

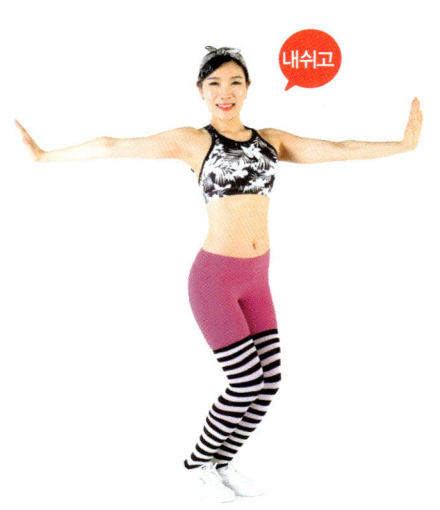

Step 03 무릎을 구부리고 골반을 좌우로 트위스트 합니다.

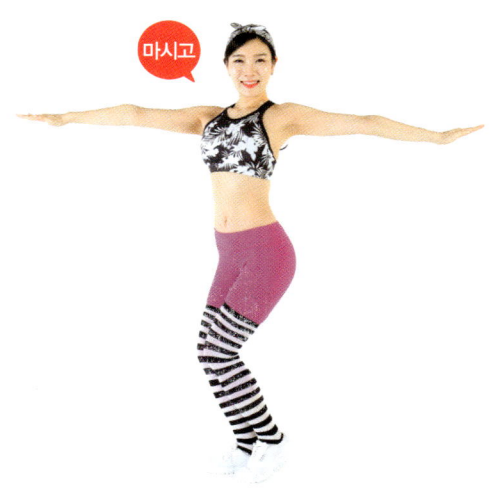

Step 04 가볍게 뛰어줍니다.

실버체조요가

05 크런치

- 난이도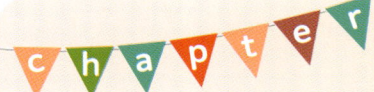
- 효능 및 효과 - 복부발달에 효과적입니다.
- 주의사항 - 몸이 앞에 구부러지지 않게 합니다.

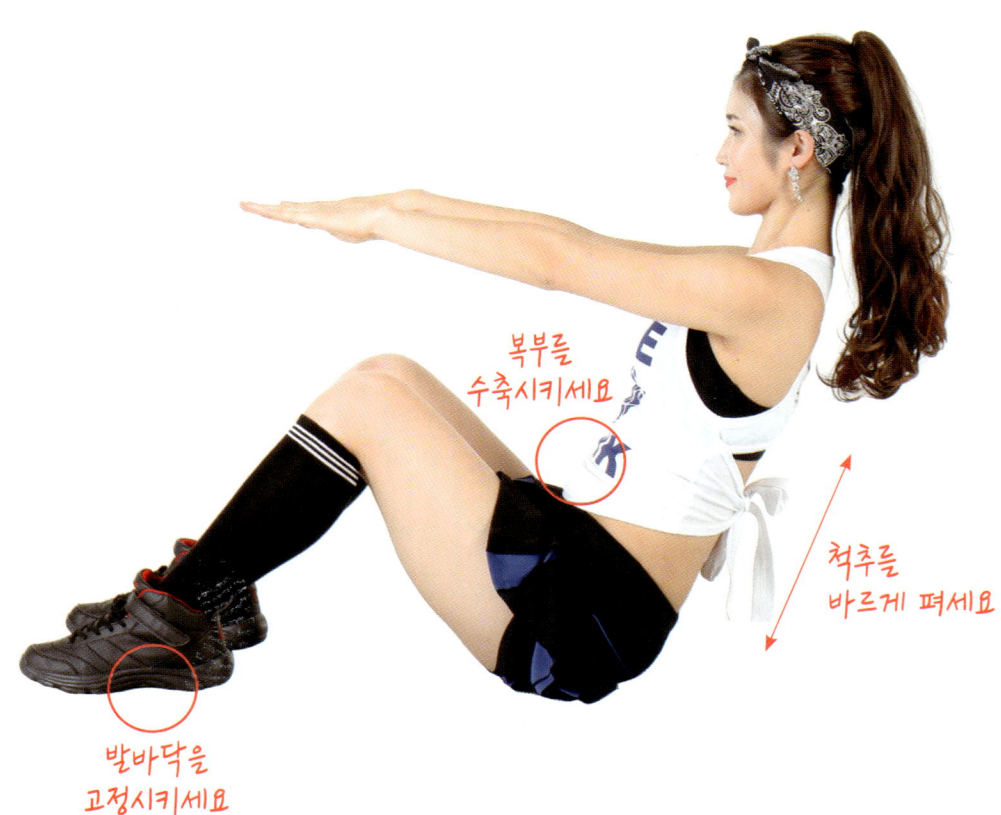

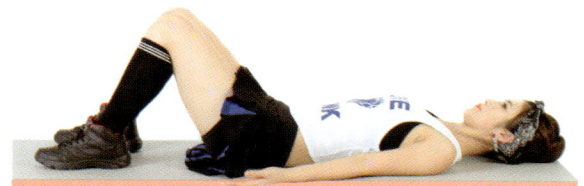

Step 01 무릎을 세우고 눕습니다.

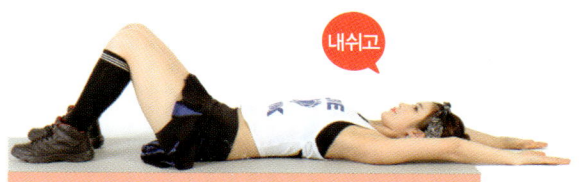

Step 02 양팔은 귀 옆으로 쭉 펴줍니다.

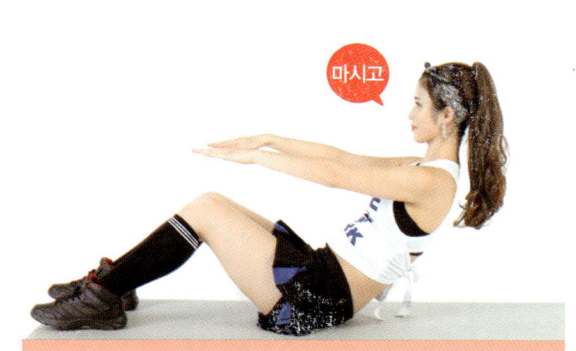

Step 03 숨을 마시면서 올라오고 내쉬면서 내려갑니다.

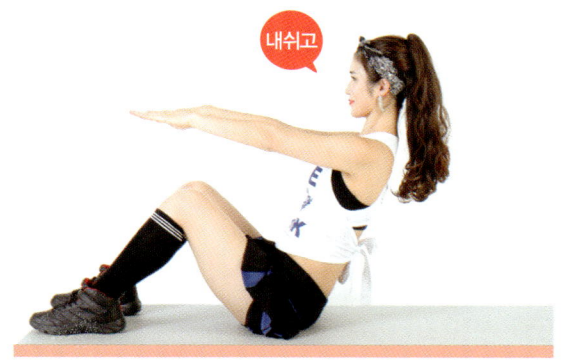

Step 04 목은 힘을 빼고 복부에 힘을 줍니다. 반복하며 10개 3세트 실시합니다.

실버체조요가

06 사이드 밴드

- 난이도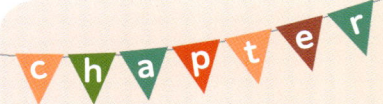
- 효능 및 효과 - 허리와 복부 근육을 발달시켜줍니다.
- 주의사항 - 두 다리는 넓게 벌려 엉덩이가 좌우로 흔들리지 않게 합니다.

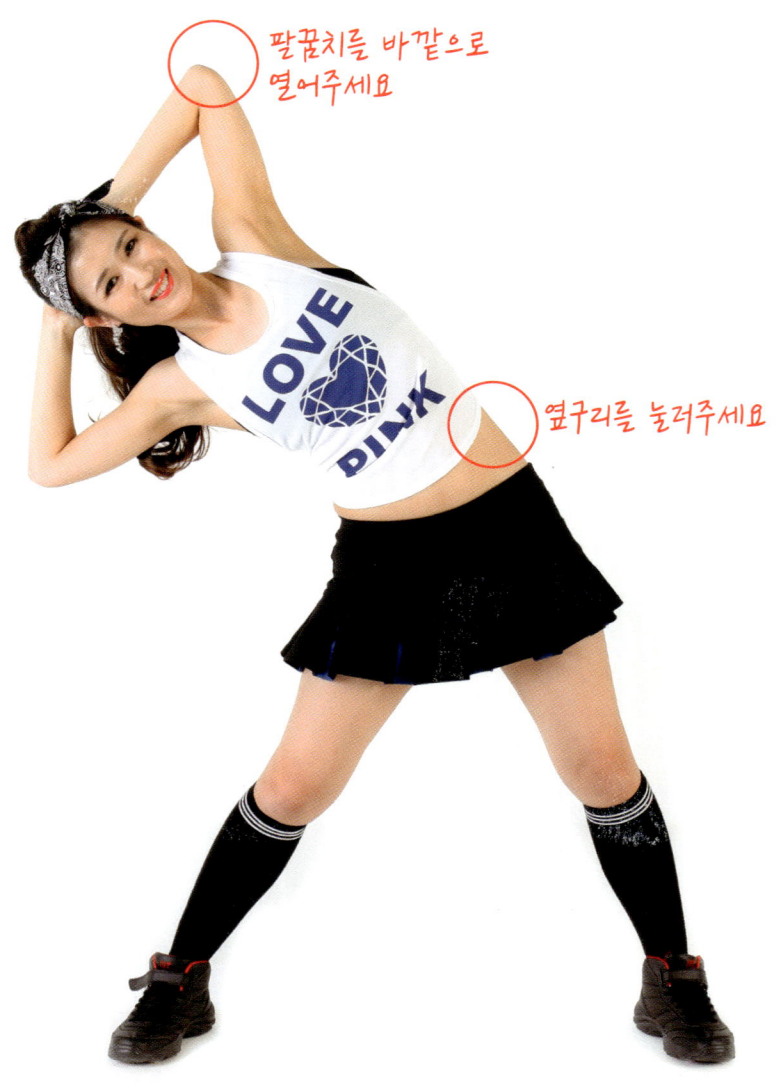

팔꿈치를 바깥으로 열어주세요

옆구리를 눌러주세요

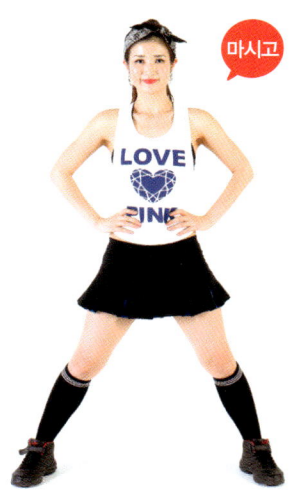

Step 01 바르게 섭니다.

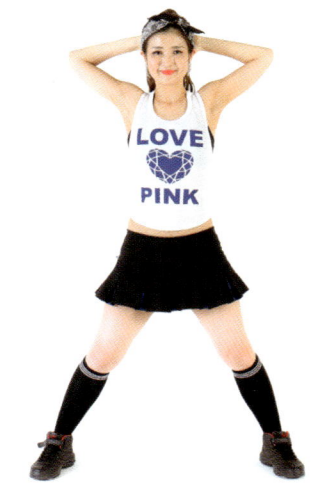

Step 02 다리는 어깨넓이 이상으로 벌려서 서고, 머리 뒤 깍지 끼어줍니다.

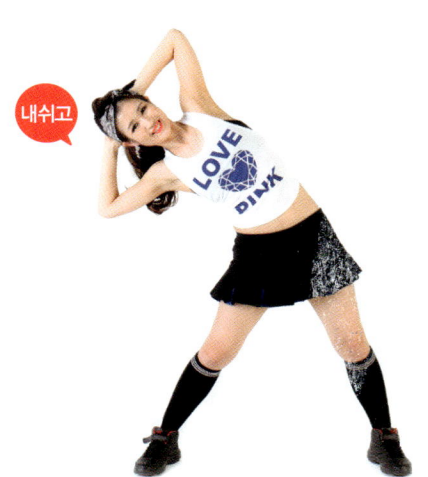

Step 03 엉덩이는 고정시키고 상체는 내쉬면서 오른쪽으로 내려가고 마시면서 올라옵니다.

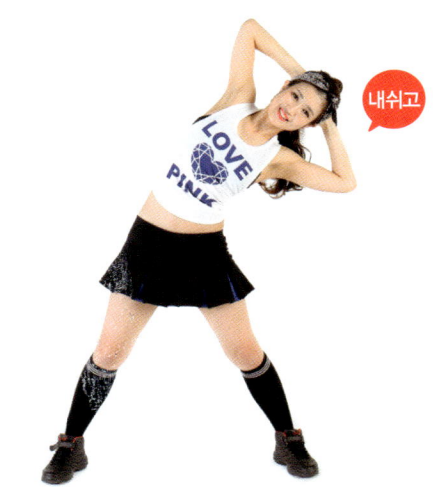

Step 04 반대쪽도 내쉬면서 왼쪽으로 내려가고 마시면서 올라옵니다. 좌,우로 반복하며 10개 3세트 실시합니다.

실버체조요가

07 사방돌리기

- 난이도
- 효능 및 효과 - 몸통전체의 근육을 길러줍니다.
- 주의사항 - 다리를 넓게 벌려 골반이 움직이지 않도록 하고 동작이 빨라지지 않도록 주의합니다.

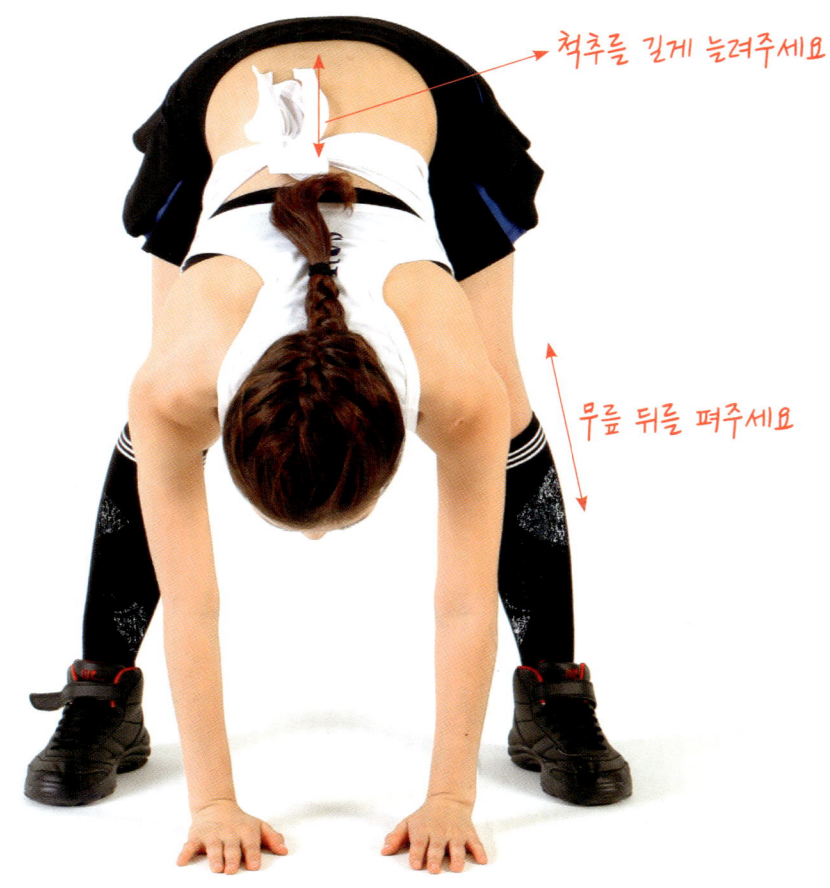

→ 척추를 길게 늘려주세요

↕ 무릎 뒤를 펴주세요

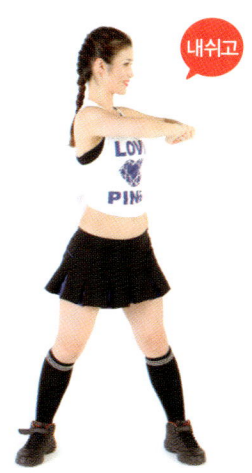

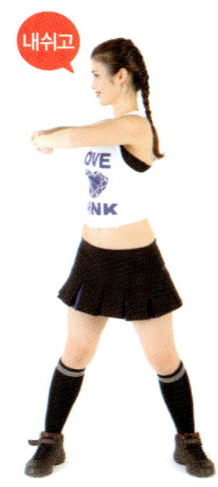

Step 01 다리는 어깨넓이 이상으로 벌리고, 양손은 가볍게 주먹쥐어 팔꿈치가 수평이 되도록 합니다. 먼저 상체를 좌로 트위스트합니다. 이때 옆구리가 조여지도록 자극을 줍니다.

Step 02 1번과 같은 동작을 우로도 반복합니다.

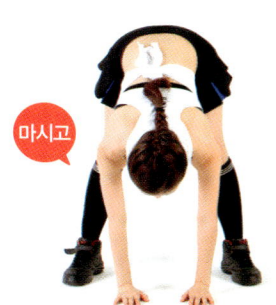

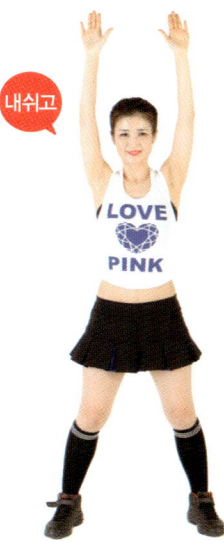

Step 03 무릎은 쭉 펴고 상체는 아래로 내리고 위로 들어줍니다.

Step 04 상체를 일으켜 양팔을 높이 들어줍니다. 반복하여 천천히 실시합니다. 10개 3세트 합니다.

실버체조요가

Chapter 08 암컬 & 토/힐 레이즈(덤벨)

- 난이도 🧘 🧘
- 효능 및 효과 - 종아리와 팔의 근육을 발달시켜줍니다.
- 주의사항 - 앞 꿈치 를 들어 올릴 때 엉덩이가 뒤로 빠지지 않도록 합니다.

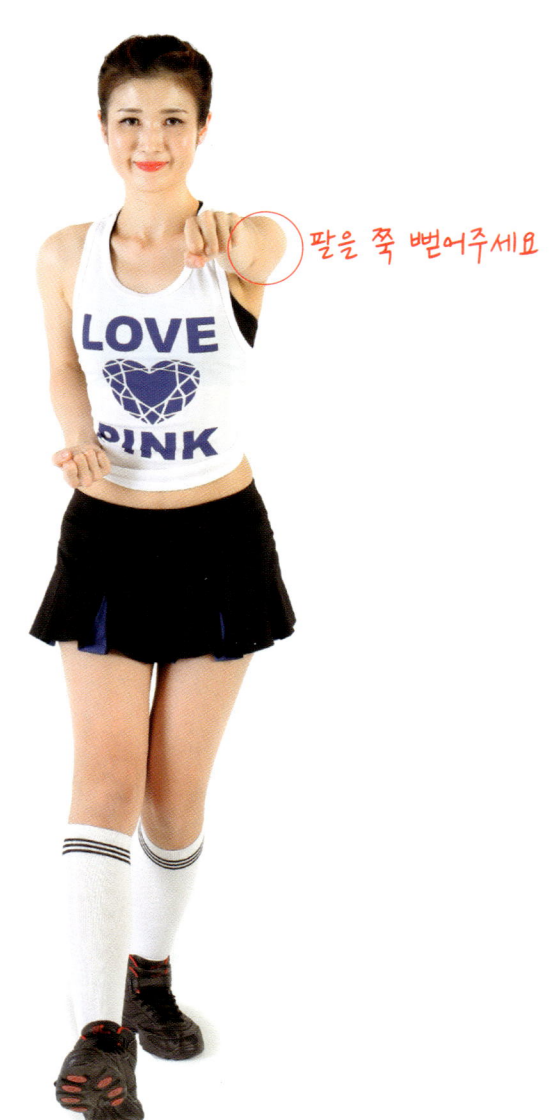

팔을 쭉 뻗어주세요

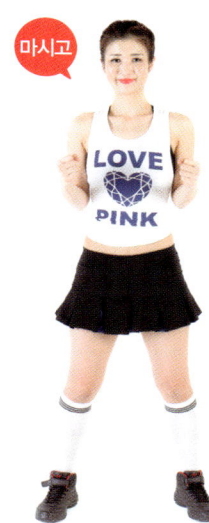

^{Step} **01** 다리는 어깨넓이로 벌리고 섭니다.
양손은 가볍게 주먹을 쥐어줍니다.

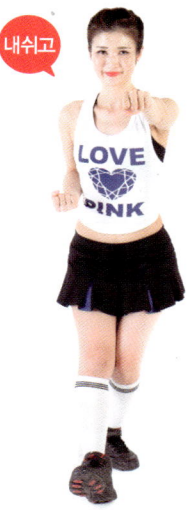

^{Step} **02** 팔은 옆구리에 붙이고 앞꿈치를
들어주면서 구부립니다.

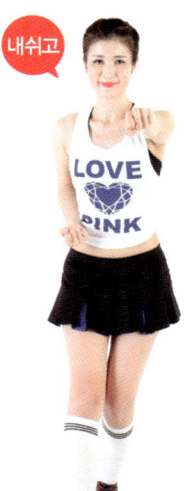

^{Step} **03** 뒷꿈치를 들어주면서 팔을
구부려줍니다.

^{Step} **04** 반복하며 10개 3세트 실시합니다.

실버체조요가

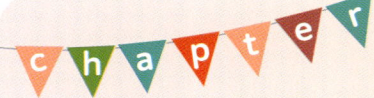

09 싱글 레그 데드리프트

- 난이도
- 효능 및 효과 - 허리, 허벅지, 엉덩이등 후면대퇴부의 근육을 발달시킵니다.
- 주의사항 - 균형을 잘 잡고 무릎을 구부리면 내려가도록 합니다.

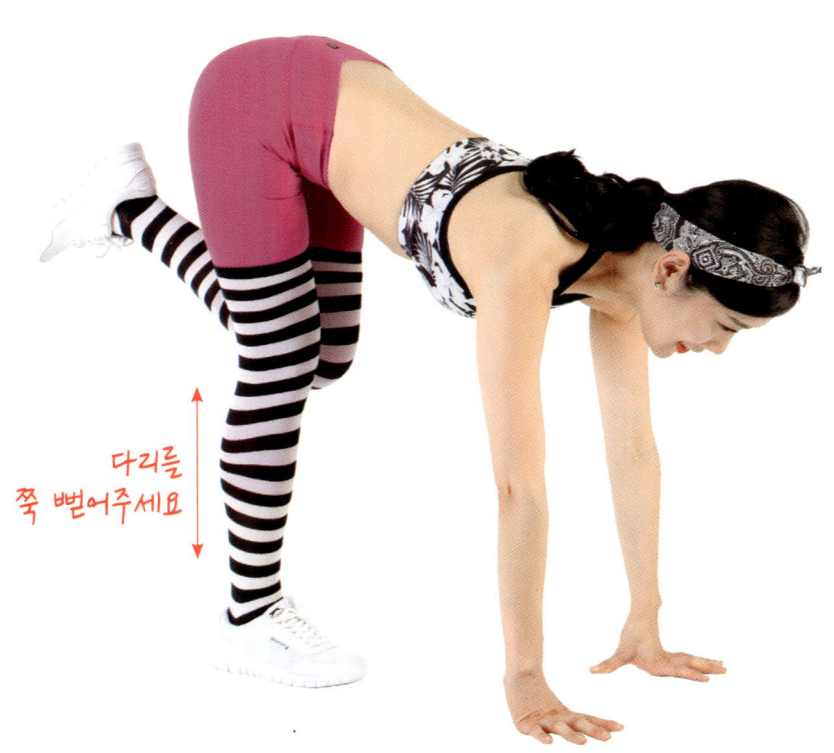

다리를 쭉 뻗어주세요

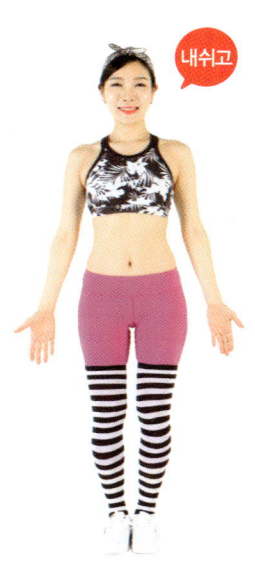

Step 01 양발은 모으고 바르게 섭니다.

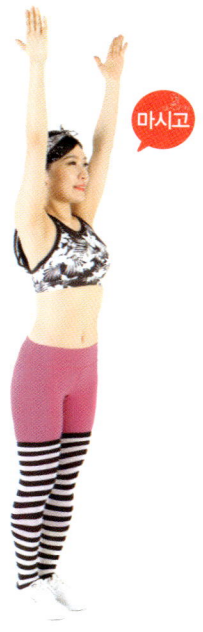

Step 02 양팔은 귀 옆으로 쭉 뻗어줍니다.

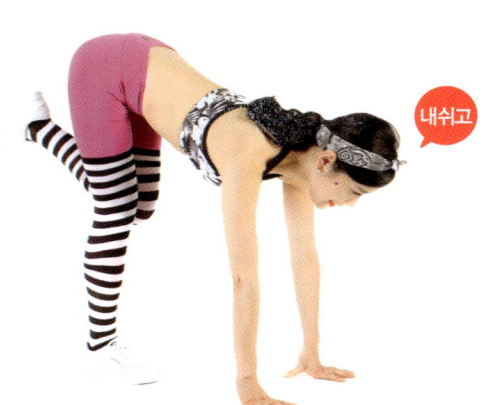

Step 03 오른쪽 발을 들어주고 천천히 상체를 바닥에 짚습니다.

Step 04 왼발을 들어 반대쪽도 반복하며 10개 3세트 실시합니다.

실버체조요가

10 스탠딩 V-UP

- 난이도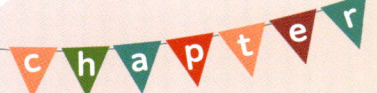
- 효능 및 효과 - 심폐지구력과 복근을 발달시켜줍니다.
- 주의사항 - 무릎은 구부러지지 않도록 높이 들어줍니다.

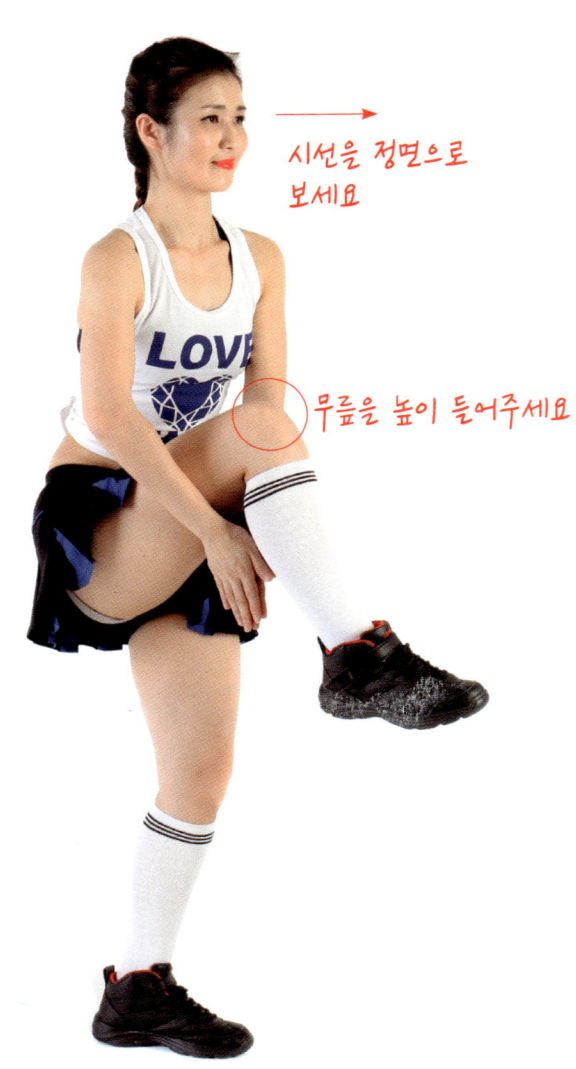

시선은 정면으로 보세요

무릎을 높이 들어주세요

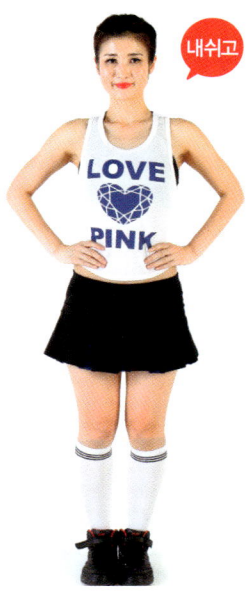

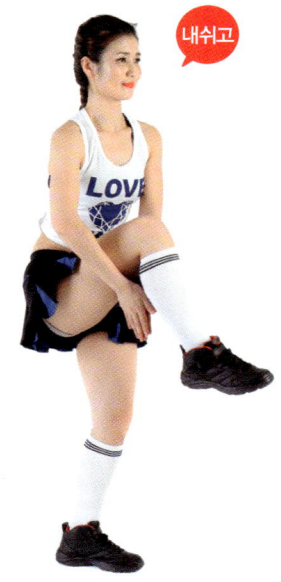

Step 01 양다리는 모으고 바르게 섭니다.

Step 02 숨을 내쉬면서 오른다리를 높이 들어 줍니다. 이때 양손바닥을 무릎아래에 붙여줍니다.

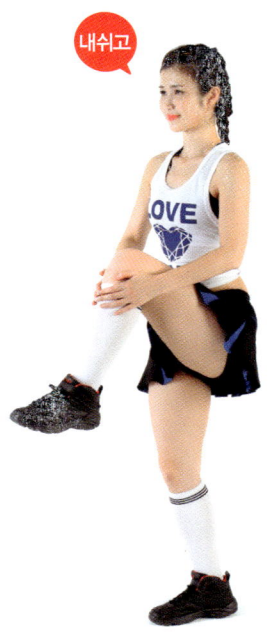

Step 03 반대쪽도 동일하게 실시합니다. 10개 3세트를 반복합니다.

실버체조요가

11 로잉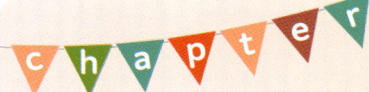

- 난이도 🧘🧘
- 효능 및 효과 - 등과 허리의 근육을 발달시킵니다.
- 주의사항 - 다리는 넓게 벌리며 무릎이 발목보다 앞으로 나가지 않도록 주의합니다.

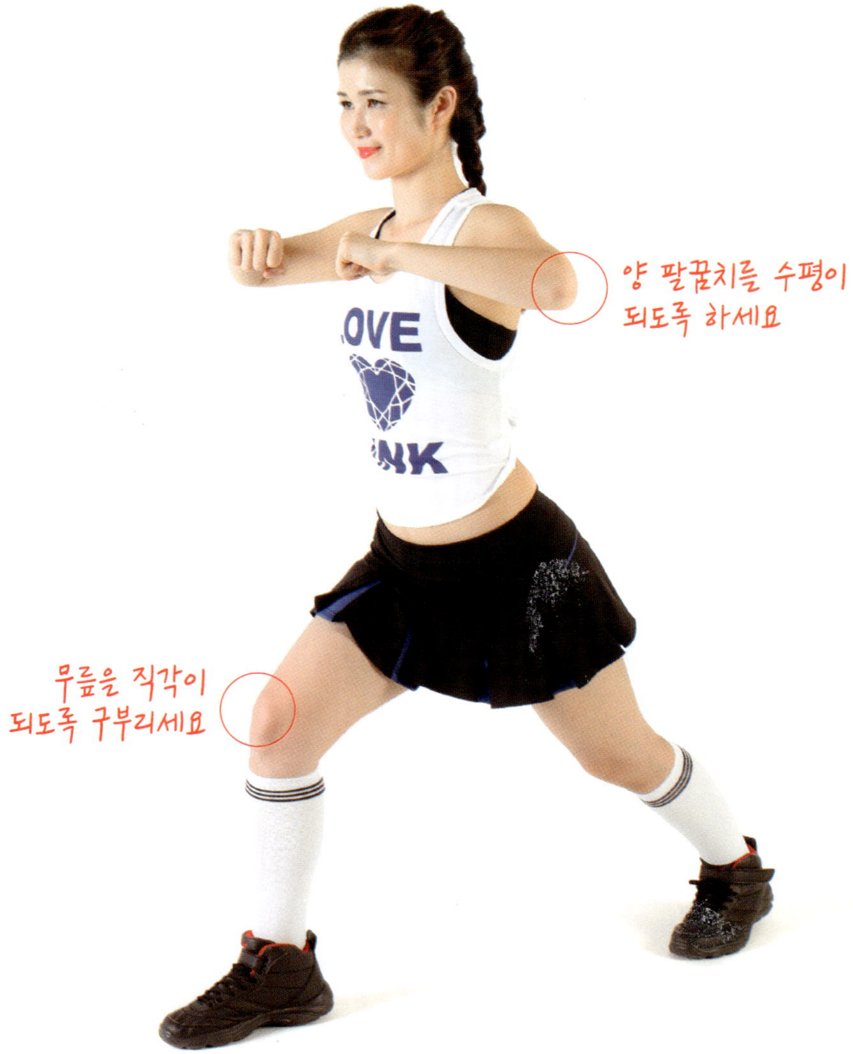

양 팔꿈치를 수평이 되도록 하세요

무릎은 직각이 되도록 구부리세요

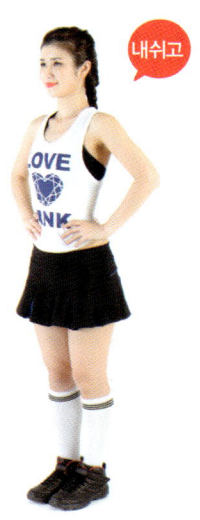

Step 01 양발을 모으고 바르게 섭니다.

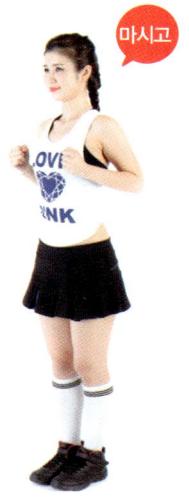

Step 02 양손은 주먹을 가볍게 쥐고 가슴 옆에 붙입니다.

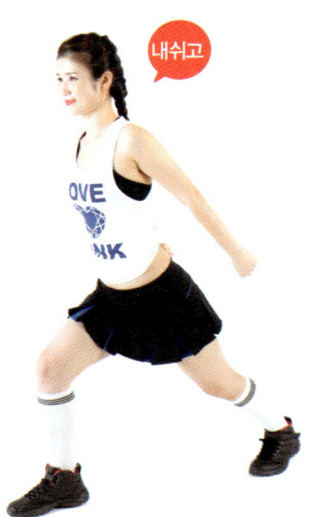

Step 03 오른다리를 바깥으로 구부리며 양팔은 아래로 굴려주며 가슴 쪽으로 당겨줍니다.

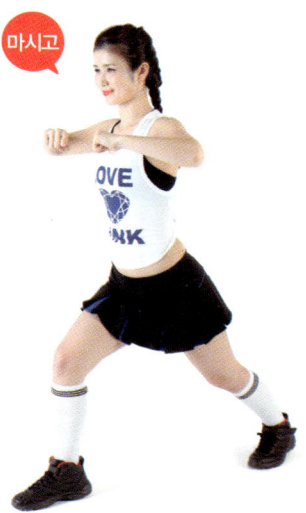

Step 04 왼쪽도 반복하며 10개 3세트 실시합니다.

part 1 >> 요가

1. 하타요가　　Healing Yoga　10
2. 밸런스요가　Balance Yoga　70
3. 메디컬요가　Medical Yoga　70
4. 실버체조요가　Silver Yoga　104
5. **홈도구요가　Home Tool Yoga　130**
6. 타이요가　　Tai Yoga　144

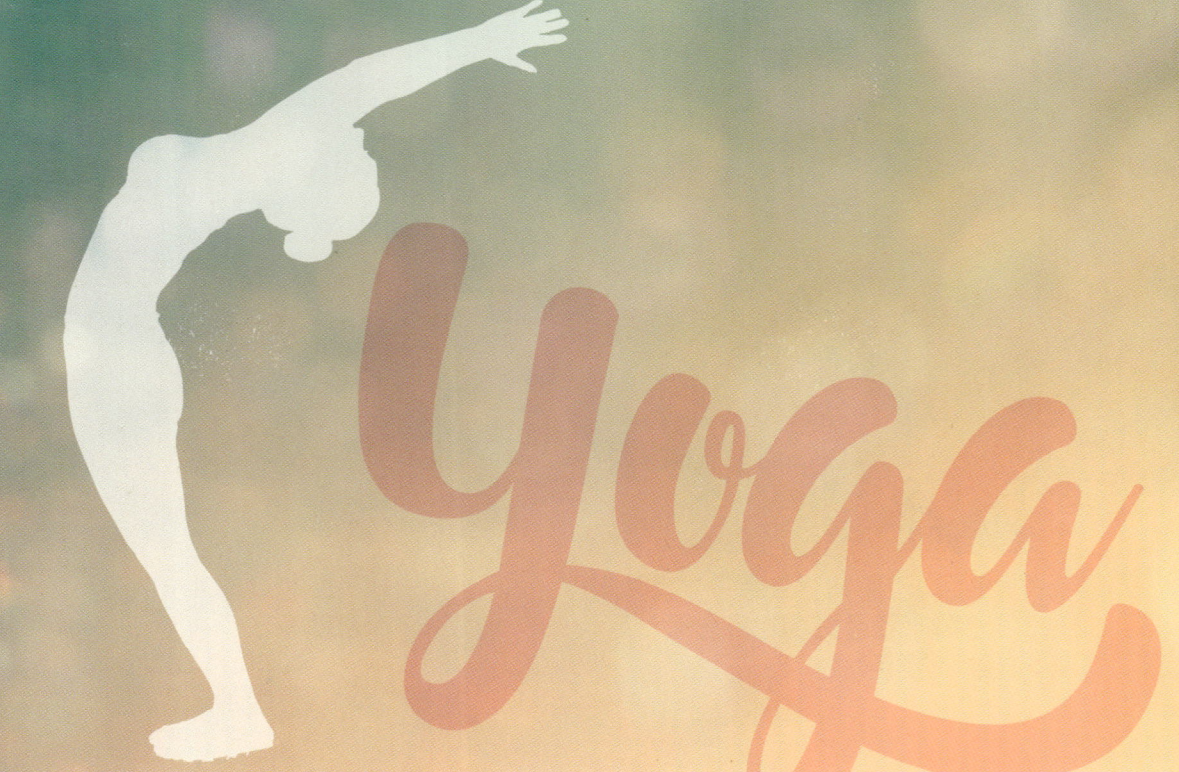

집에서도 쉽게 할 수 있는

홈도구 요가

요가는 도구를 이용하면 조금 더 근력향상에 도움을 줄 수 있습니다.

가정에서도 쉽게 구할 수 있는

생수병, 베게, 수건, 의자 등으로 특별한 운동기구 없이 간단하게 요가를 할 수 있습니다.

홈도구 요가

1. 의자를 이용한 요가 132
2. 베개를 이용한 요가 134
3. 생수병을 이용한 요가 136
4. 수건을 이용한 요가 138
5. 벽을 이용한 요가 140

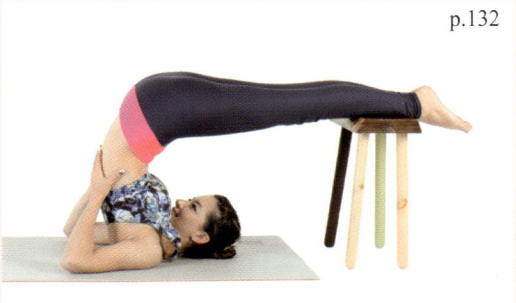

p.132

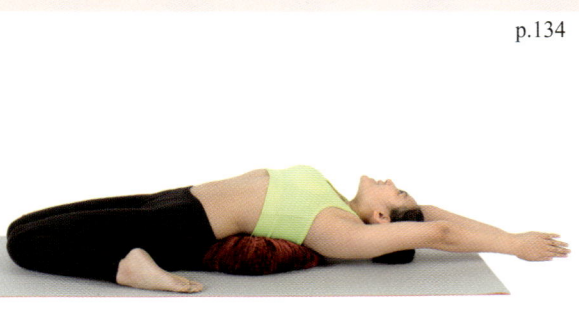

p.134

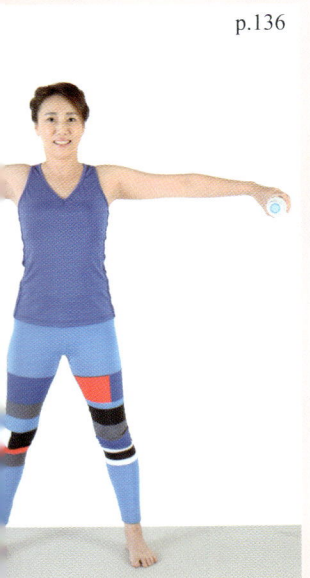

p.136

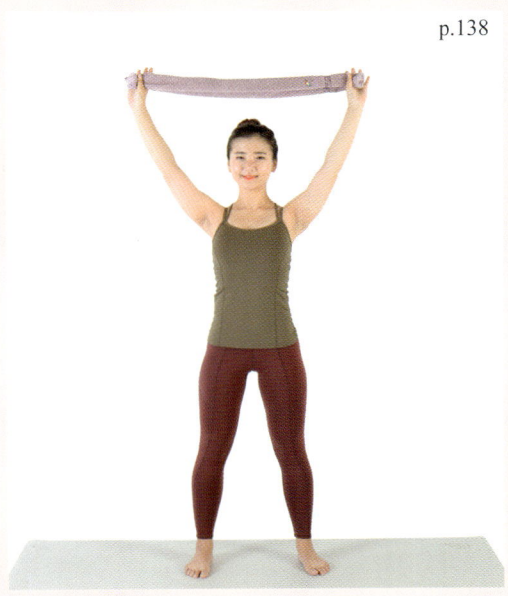

p.138

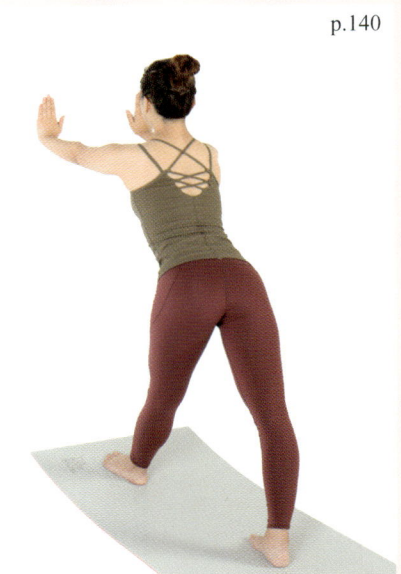

p.140

홈도구 요가

01 의자를 이용한 요가

- **난이도**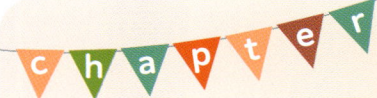
- **효능 및 효과** - 머리를 맑게 해 집중력을 향상시킨다.
  - 척추신경을 이완시켜 척추의 순환을 원활하게 한다.
- **주의사항** - 거리를 체크한 후 자가 머리위에서 멀어지지 않도록 한다.

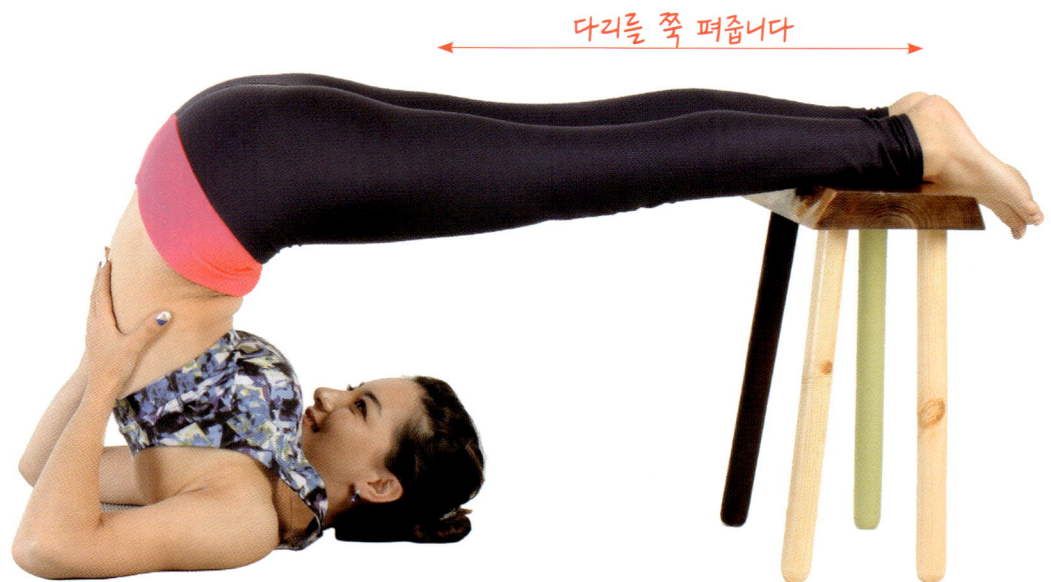

다리를 쭉 펴줍니다

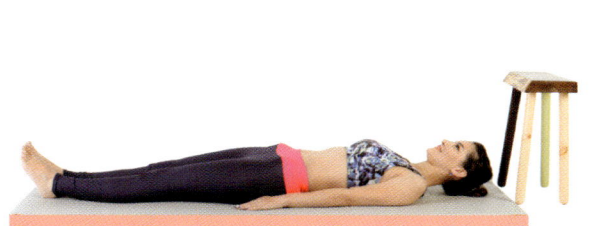

Step 01 의자를 머리위쪽에 두고 바르게 눕습니다.

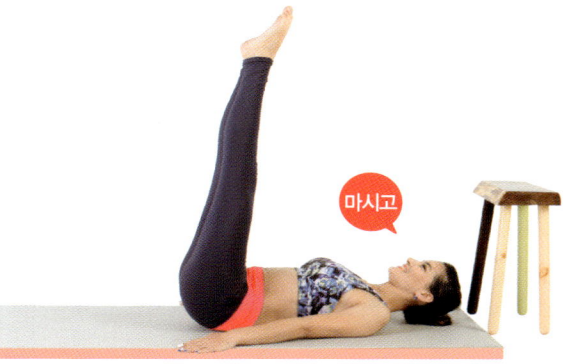

Step 02 다리를 일직선으로 높이 들어줍니다.

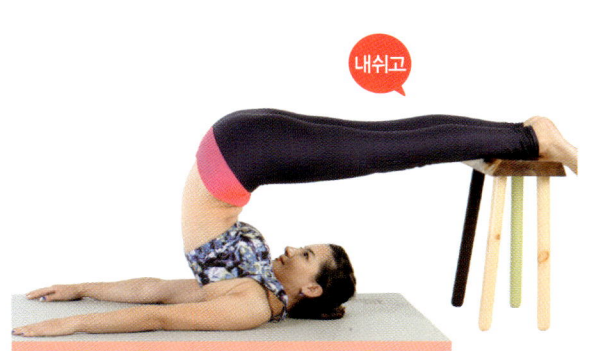

Step 03 천천히 숨을 내쉬고 양 발을 의자위에 얹어 줍니다.

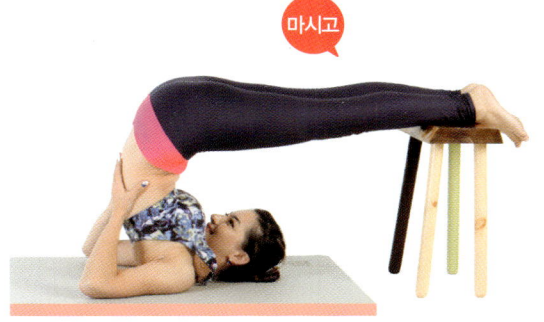

Step 04 양 손은 허리 뒤에 바치고 척추는 일직선이 되도록 바르게 펴 줍니다. 깊은 복식호흡을 합니다.

홈도구 요가

02 베개를 이용한 요가

- **난이도**
- **효능 및 효과** - 신체 각 부위에 모든 관절을 부드럽게 이완하므로써 전신의 기혈순환을 촉진시켜 줍니다.
  - 요통과 생리통이 심한 사람에게 효과적입니다.
- **주의사항** - 특정 부위가 지나치게 아프거나 힘들면 누운상태에서 천천히 일어나세요.

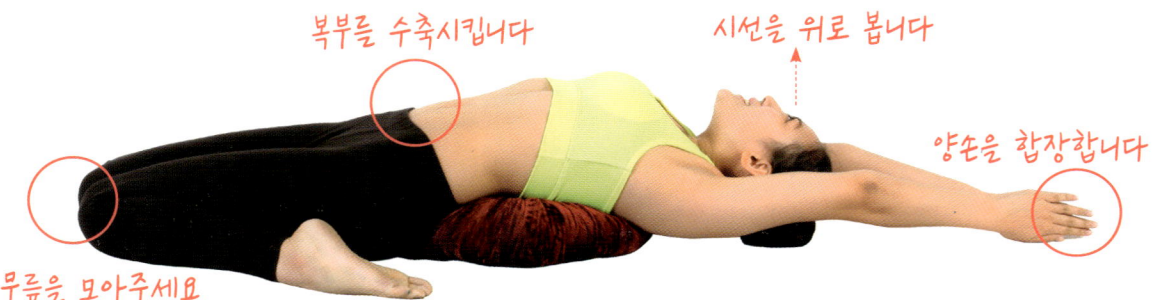

복부를 수축시킵니다
시선을 위로 봅니다
양손을 합장합니다
무릎을 모아주세요

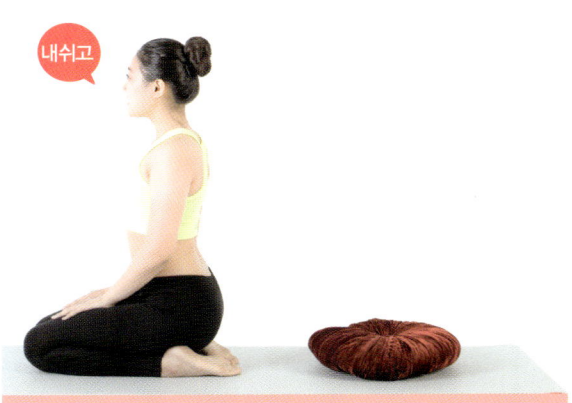

Step 01 베개를 메트 위에 적당한 높이로 바르게 놓습니다.

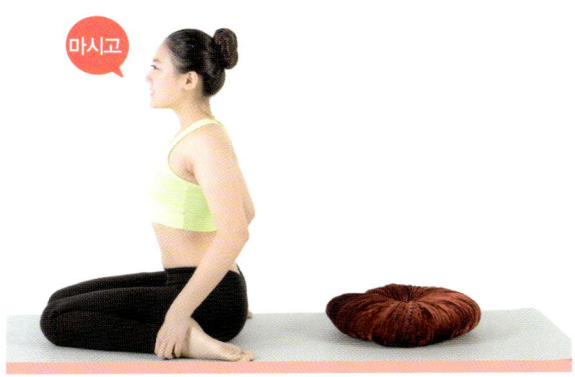

Step 02 놓아둔 베게의 위치보다 10cm 정도 앞으로 다가가 무릎을 꿇고 앉은 다음 두발이 엉덩이 옆에 놓이도록 벌려줍니다.

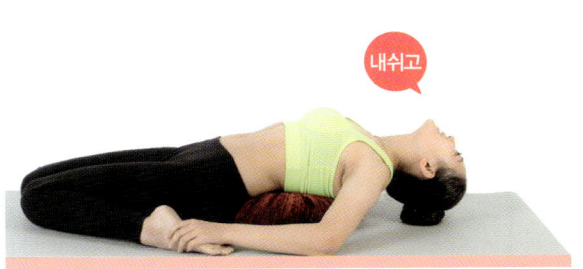

Step 03 베개를 꼬리뼈 바로 윗부분부터 등 까지 놓아 줍니다

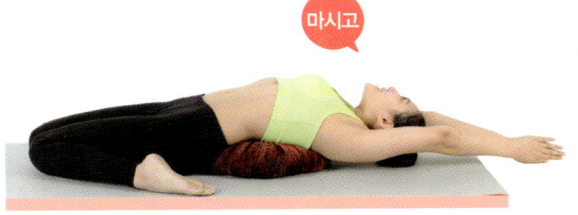

Step 04 두 무릎을 가지런히 붙이고 양팔은 수평으로 편안히 내려놓습니다. 머리에 힘을 빼고 정수리를 바닥에 댑니다.

홈도구 요가

chapter 03 생수병을 이용한 요가

- **난이도**
- **효능 및 효과** - 팔과 어깨의 선을 아름답게 만들어 줍니다.
- **주의사항** - 양팔의 각도가 직각이 되도록 합니다.

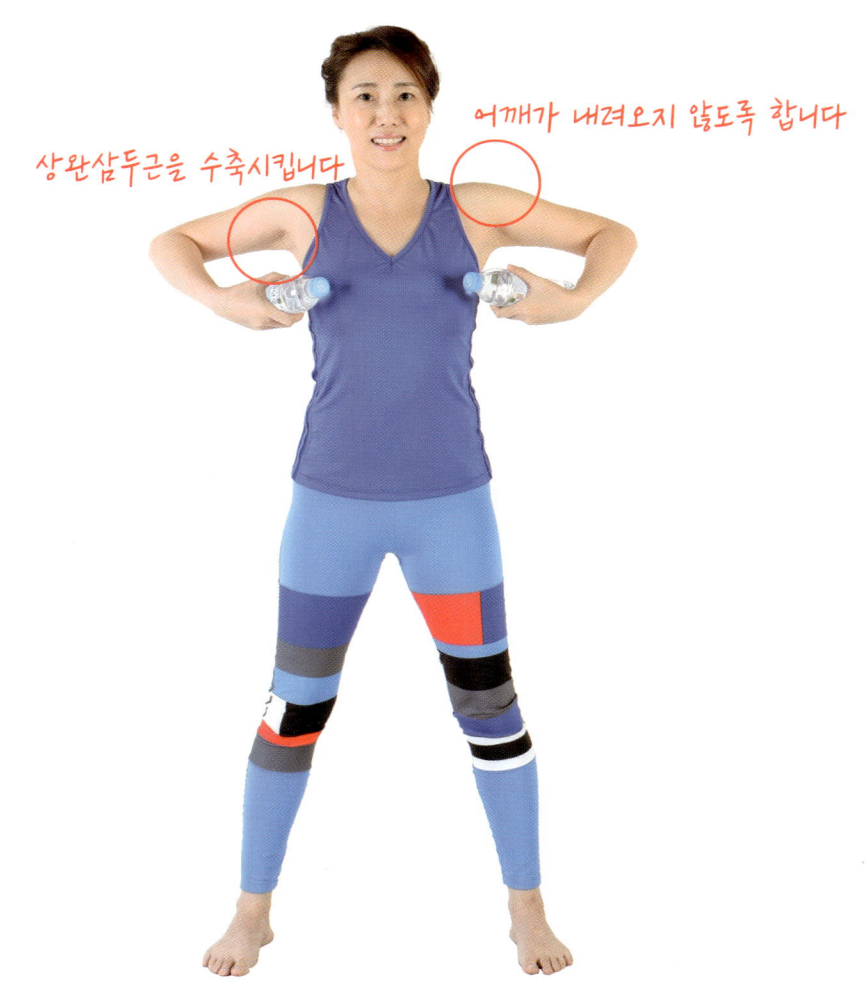

상완삼두근을 수축시킵니다

어깨가 내려오지 않도록 합니다

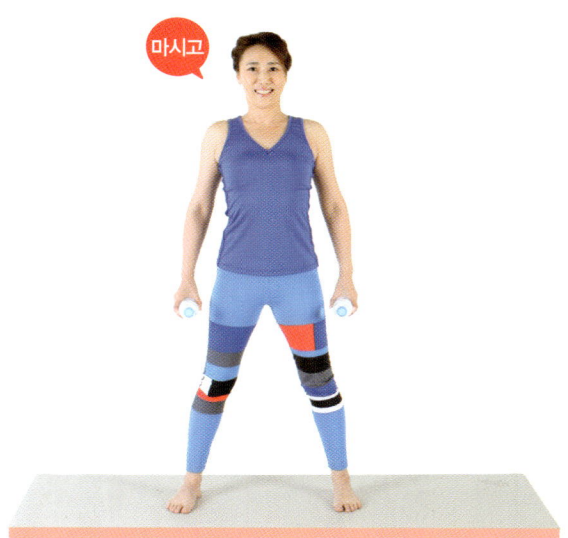

Step 01 양발은 어깨넓이로 벌려서 섭니다.

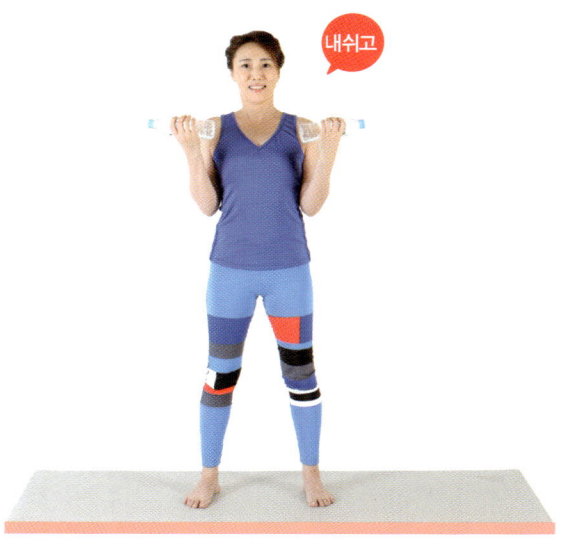

Step 02 겨드랑이에 붙이고 팔꿈치는 어깨쪽으로 당겨줍니다.

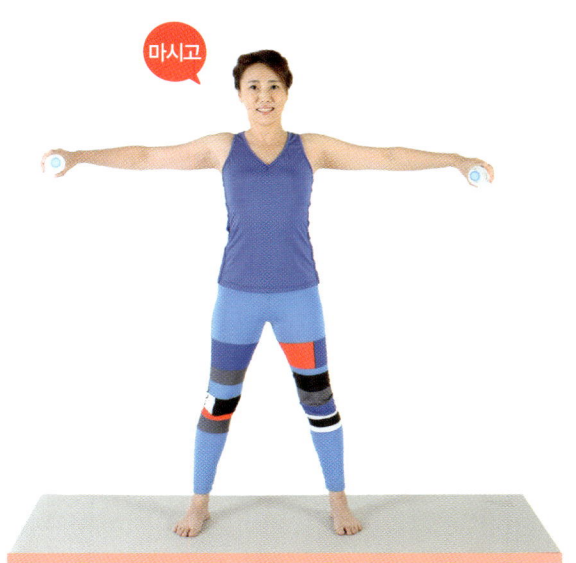

Step 03 양팔은 수평이 되도록 뻗어줍니다.

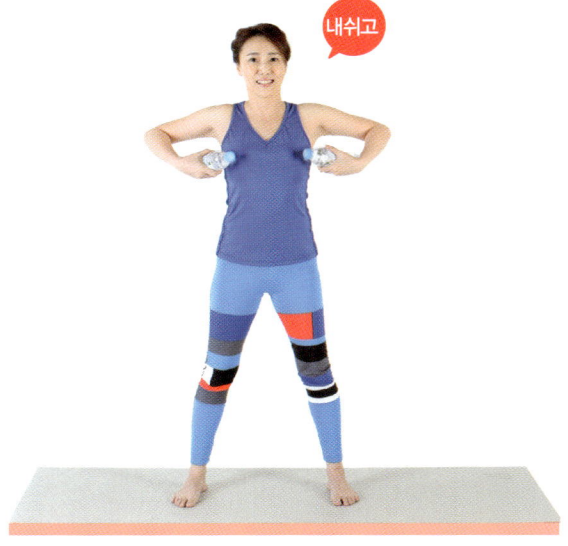

Step 04 생수병을 겨드랑이쪽으로 당겨줍니다. 이때 어깨가 내려오지 않도록 주의합니다.

홈도구 요가

Chapter 04 수건을 이용한 요가

- 난이도
- 효능 및 효과 - 굽은 어깨를 바르게 교정해주고 등 뒤 군살을 제거해 줍니다.
- 주의사항   - 양 팔꿈치가 겨드랑이 옆까지 붙여 줍니다.

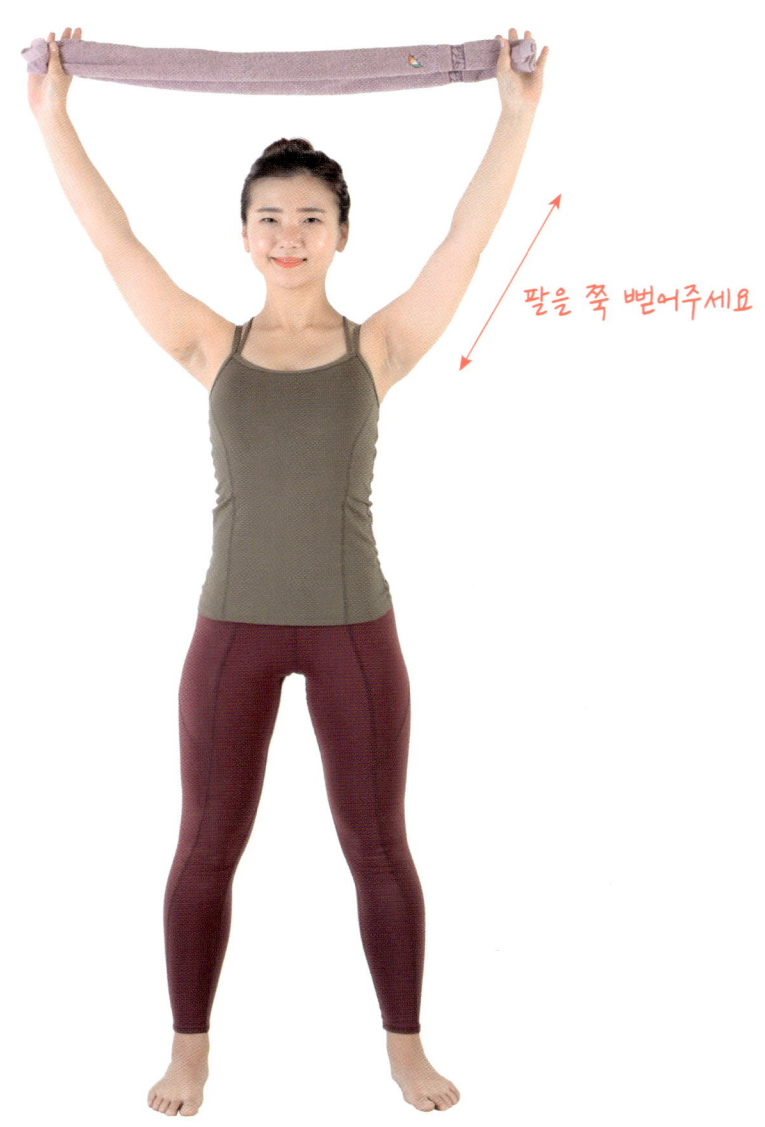

팔을 쭉 뻗어주세요

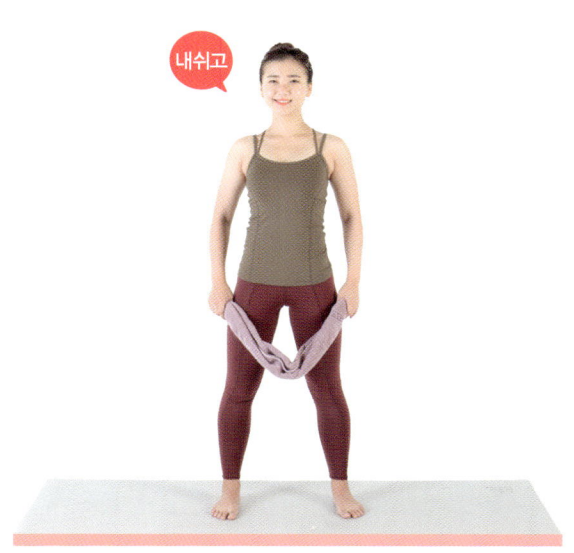

Step 01 척추를 바르게 세우고 다리는 어깨 넓이로 벌리고 섭니다.

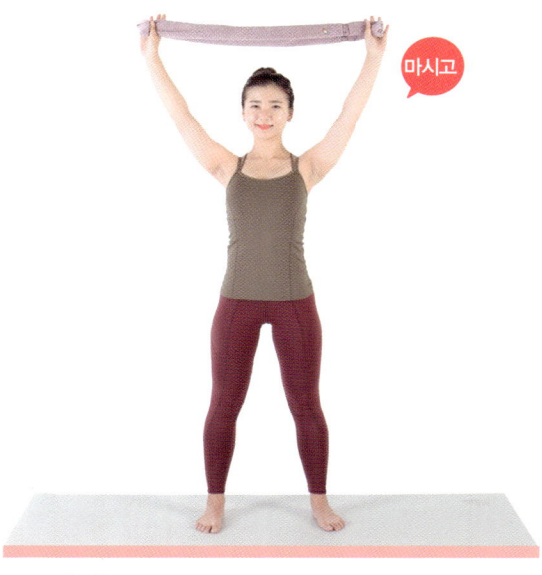

Step 02 양손으로 수건을 잡고 숨을 마시면서 위로 쭉 펴줍니다.

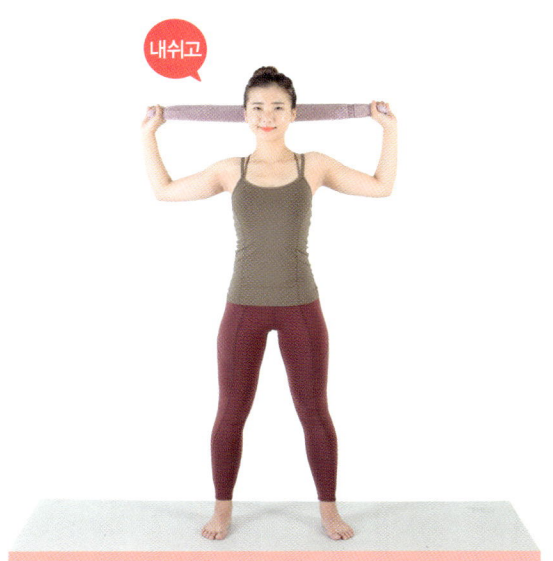

Step 03 숨을 내쉬면서 머리 뒤로 팔꿈치가 겨드랑이 옆까지 닿도록 내려줍니다.

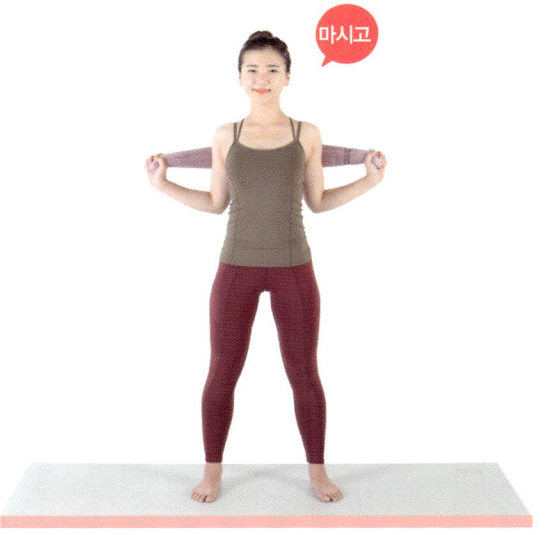

Step 04 이때 승모근이 올라가지 않도록 주의합니다.

홈도구 요가

chapter 05 벽을 이용한 요가

- 난이도
- 효능 및 효과 - 하체의 부종을 없애주고 후면대퇴부를 자극해 줍니다.
- 주의사항 - 내려놓은 뒷꿈치는 바닥에 밀착시켜줍니다.

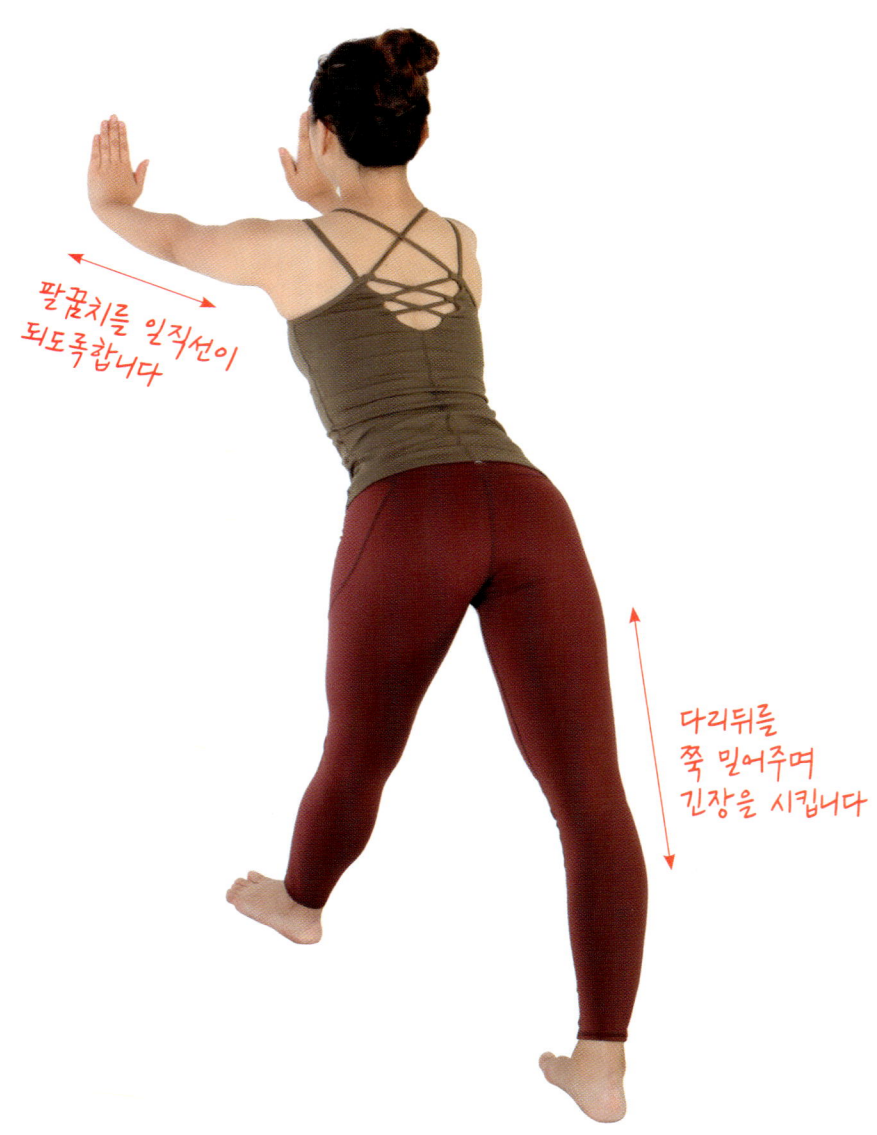

팔꿈치를 일직선이 되도록 합니다

다리뒤를 쭉 밀어주며 긴장을 시킵니다

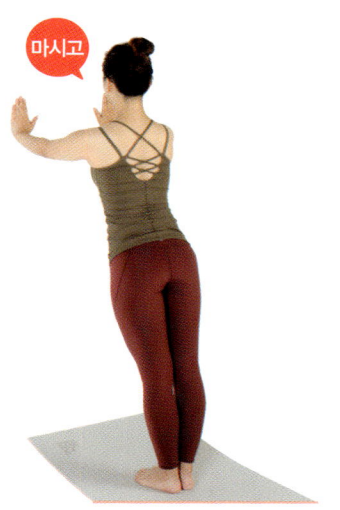

Step 01 양손은 벽에 대고 양발은 모으고 바르게 섭니다.

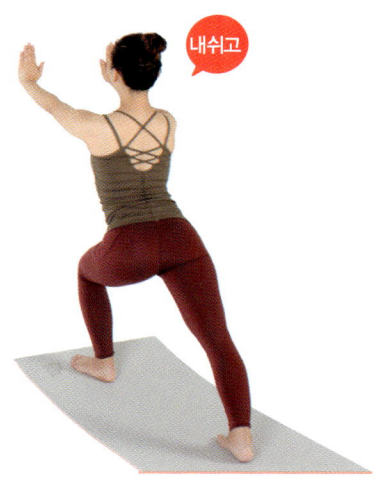

Step 02 오른다리를 60cm정도 떨어진 위치에 뒤로 뻗어줍니다. 숨을 내쉬면서 오른쪽 발 뒤 꿈치를 바닥에 최대한 밀착시켜줍니다 이때 왼쪽무릎은 발목보다 앞으로 나오지 않도록 주의합니다.

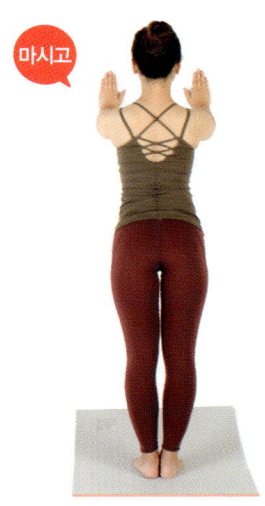

Step 03 마시는 숨에 제자리로 돌아옵니다.

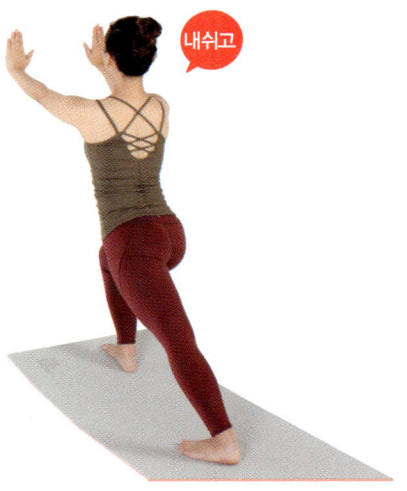

Step 04 숨을 내쉬면서 왼발도 같은 방법으로 실시합니다.

part 1 >> 요가

1. 하타요가   Healing Yoga   10
2. 밸런스요가   Balance Yoga   70
3. 메디컬요가   Medical Yoga   70
4. 실버체조요가   Silver Yoga   104
5. 홈도구요가   Home Tool Yoga   130
6. 타이요가   Tai Yoga   144

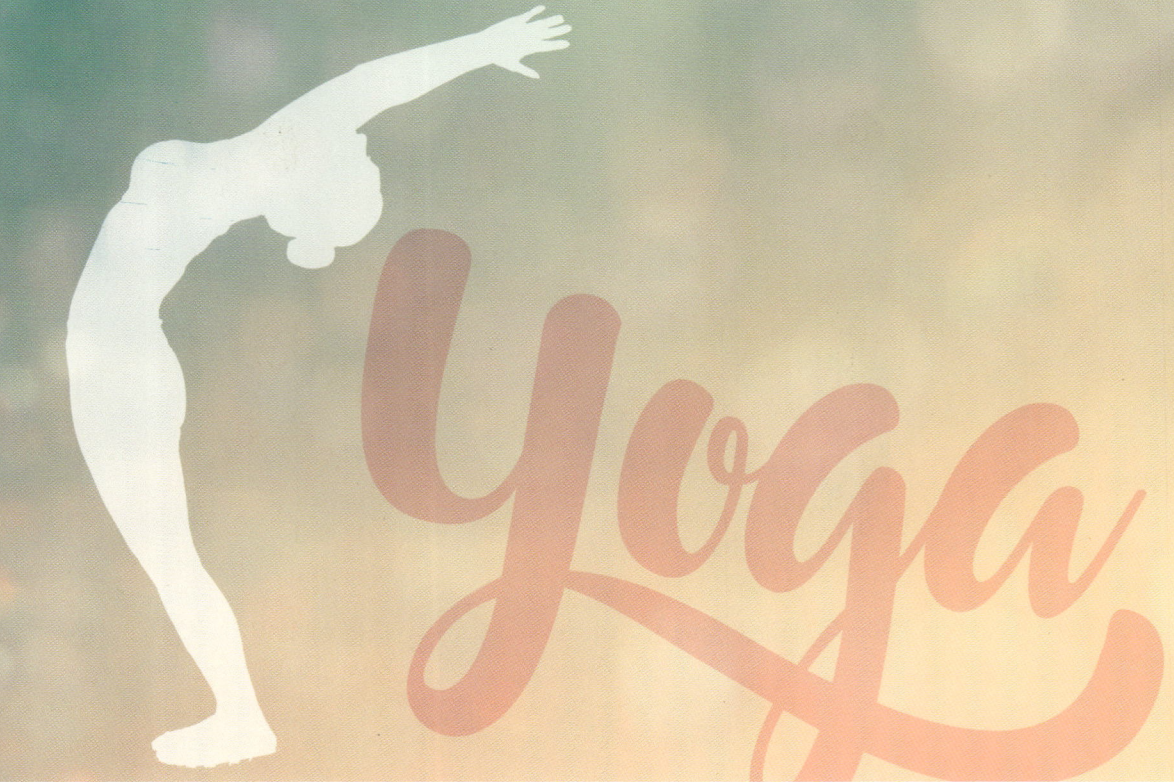

2인이 함께하는 **타이요가**

자연스러운 스킨쉽을 통해 가족, 친구, 연인끼리 할수 있는 타이요가는

과도한 컴퓨터 사용, 바르지 못한 자세, 갖가지 스트레스에 시달리는 현대인에게

타이마사지 같은 요가를 선사합니다.

근육의 경혈의 흐름을 원활하게 해주고 심신의 피로를 풀어

마음이 안정되고 집중력을 향상시켜 줍니다

타이요가

1. 복부의 기혈풀기 146
2. 척추의 피로풀기 148
3. 견갑골 피로풀기 150
4. 팔의 피로풀기 152
5. 다리의 피로풀기 154
6. 어깨의 피로풀기 156
7. 등의 피로풀기 158

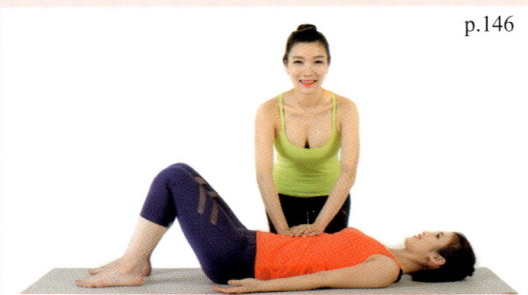
p.146

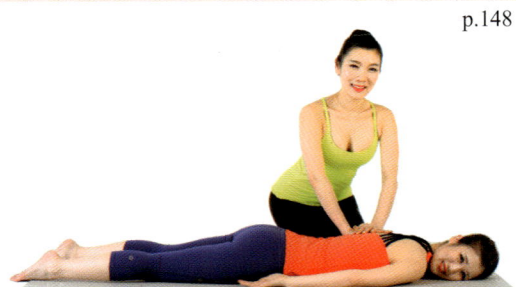
p.148

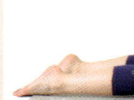

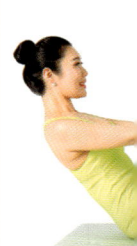

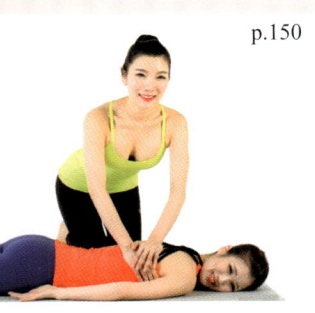
p.150

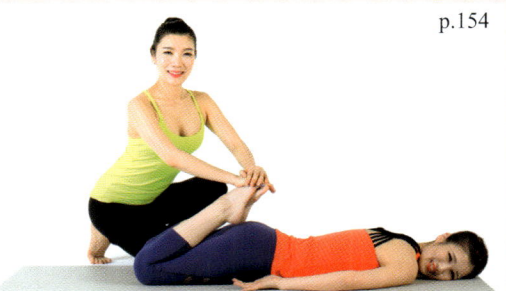
p.154

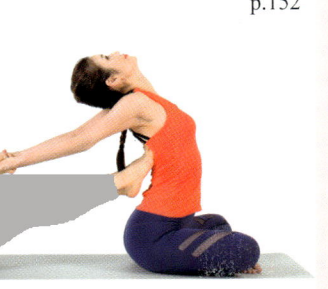
p.152

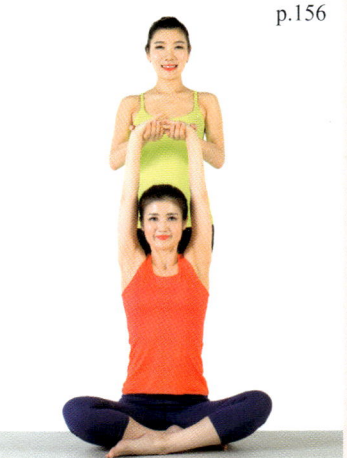
p.156

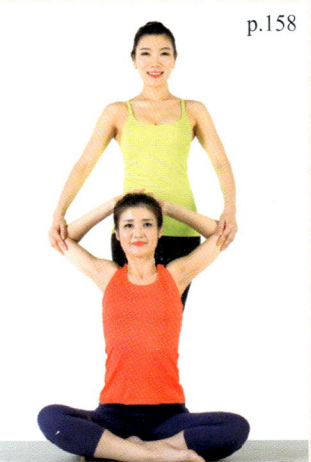
p.158

part 1. 요가 145

타이요가

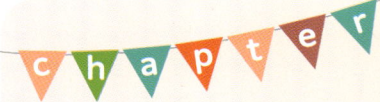
01 복부의 기혈풀기

- 난이도
- 효능 및 효과 - 장의 움직임을 원활하게 하고 소화불량과 변비에 효과적입니다.
- 주의사항   - 손톱끝이 복부에 닿지 않도록 주의 합니다.

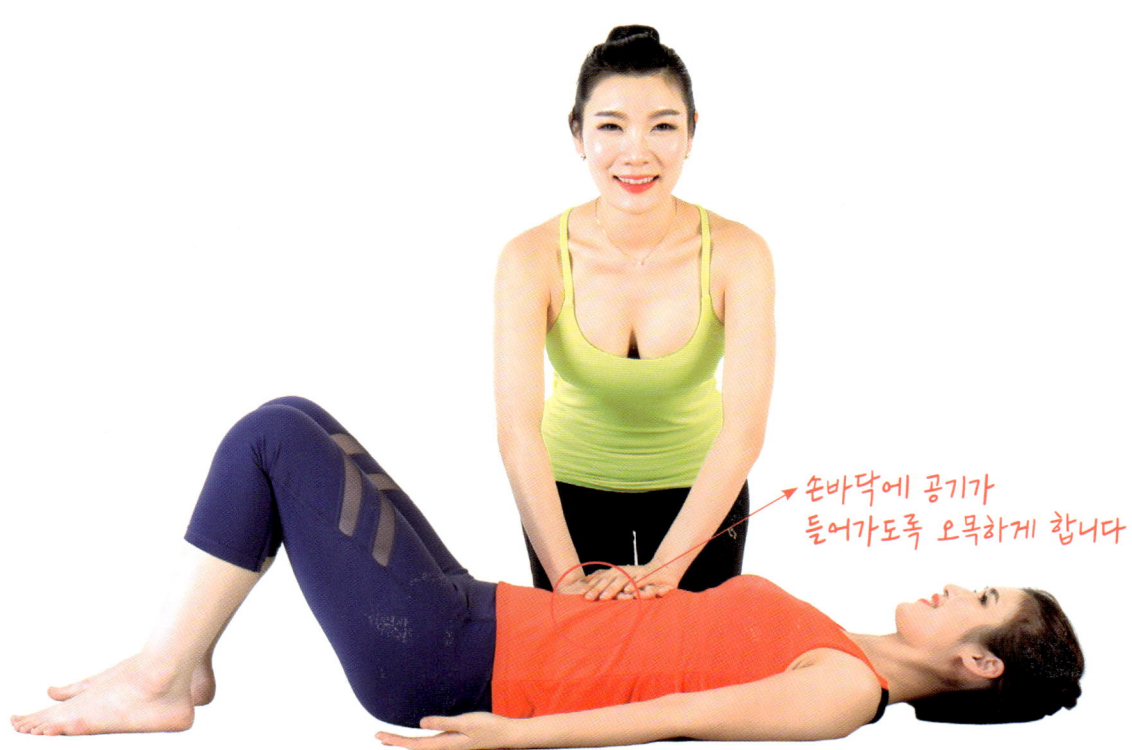

→ 손바닥에 공기가 들어가도록 오목하게 합니다

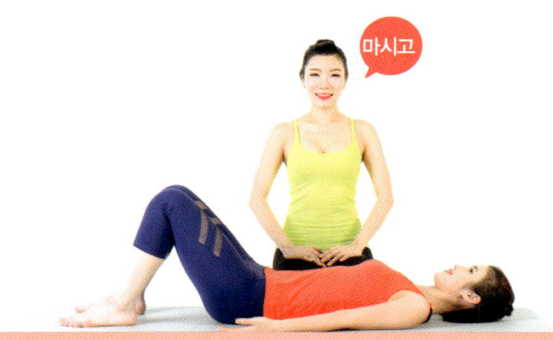

Step 01 지압을 받는 사람은 바르게 누워 무릎을 세워줍니다. 시술자는 옆에 무릎을 구부리고 앉습니다.

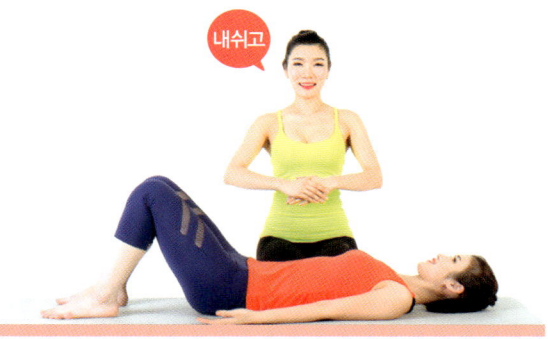

Step 02 시술자는 야구공을 쥔 것 처럼 가볍게 양손을 겹칩니다.

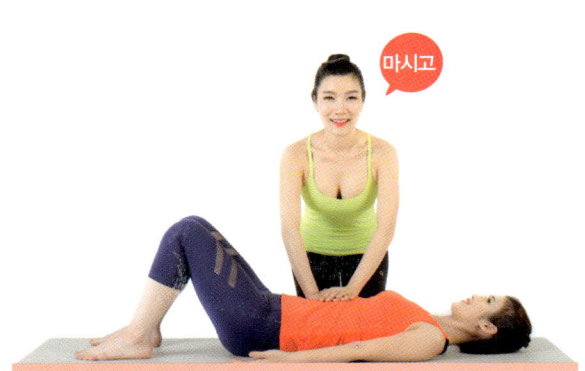

Step 03 지압을 받는 사람은 복식호흡을 크게 해서 숨을 들이마시고 배를 부풀려 줍니다.

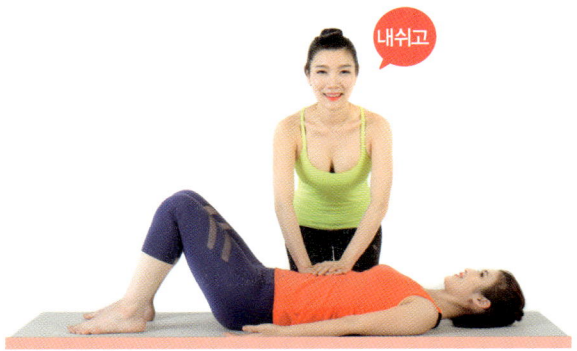

Step 04 이때 시술자도 같이 마시면서 양손을 들어 올리고 내쉬면서 복부를 자극해 줍니다.

타이요가

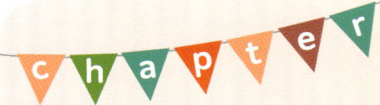 02 척추의 피로풀기

- 난이도
- **효능 및 효과** - 피로를 풀어주고 방광경의 기혈이 원활해집니다.
- **주의사항** - 주먹을 쥐고 엄지손가락과 주먹을 이용하여 지압합니다.

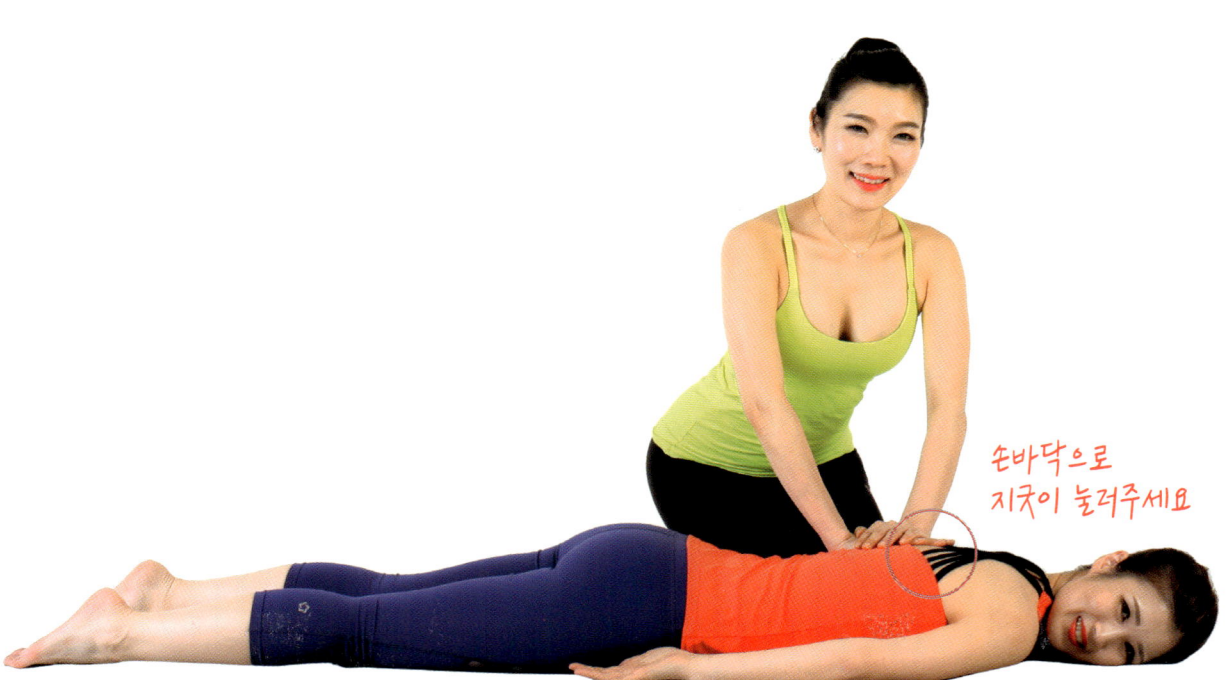

손바닥으로 지긋이 눌러주세요

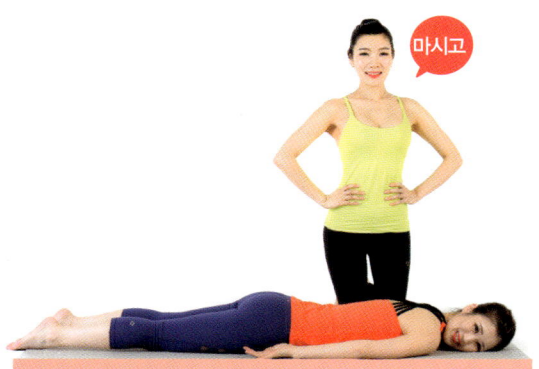

Step 01 지압 받는 사람은 배를 바닥에 대고 눕습니다. 시술자는 머리 쪽에 무릎을 꿇고 엉덩이를 든 자세를 유지합니다.

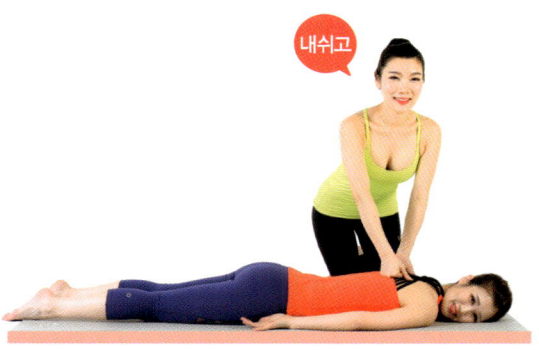

Step 02 시술자는 주먹을 쥐고 엄지손가락과 주먹을 이용하여 지압 받는 사람의 척추 기립근을 어깨에서부터 미추까지 눌러줍니다.

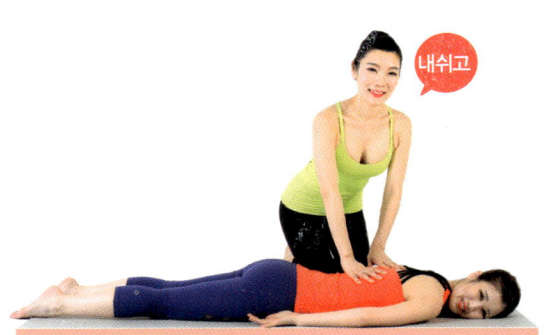

Step 03 시술자는 손바닥을 펼쳐서도 실시합니다.

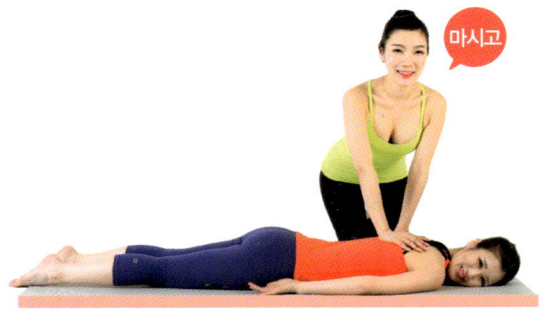

Step 04 이때 지압받는 사람과 같이 복식호흡을 함께합니다.

타이요가

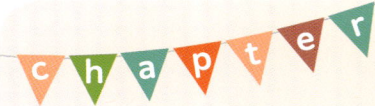

03 견갑골 피로풀기

- 난이도
- 효능 및 효과 - 오십견이나 지나친 스트레스로 뭉친 어깨와 목의 피로를 풀어줍니다.
- 주의사항 - 손목이 약할 경우 주먹을 쥐고 실시합니다.

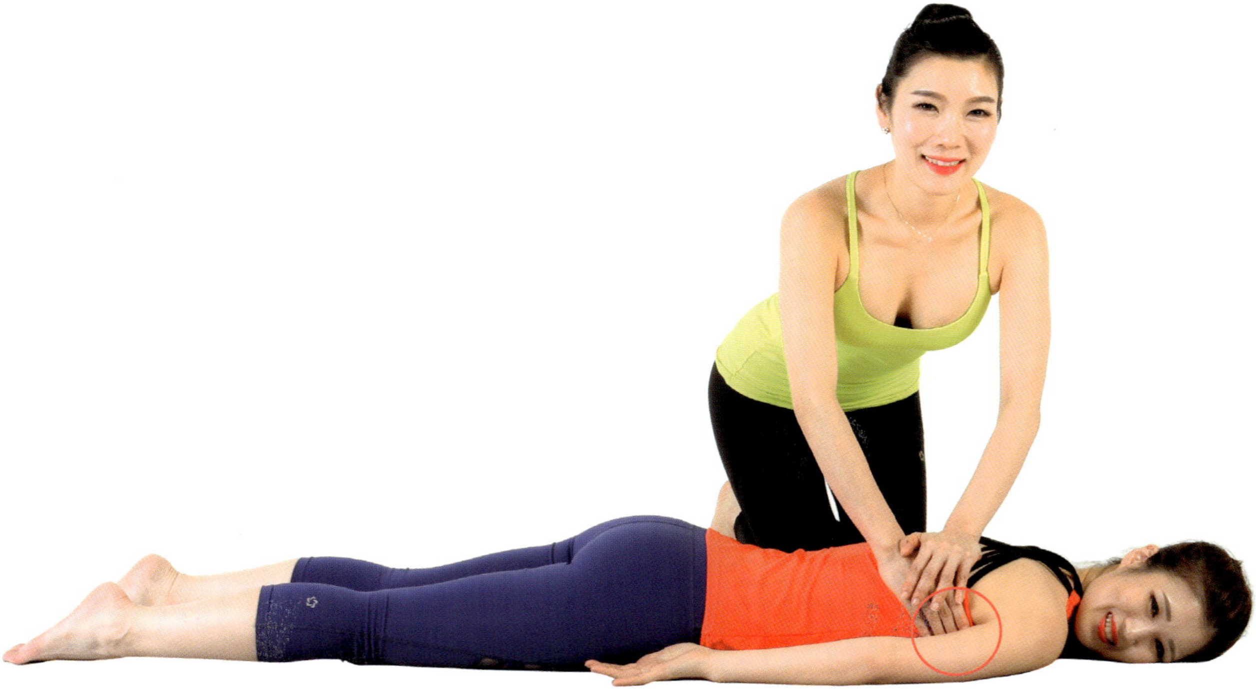

겨드랑이 안쪽은
지긋이 눌러주세요

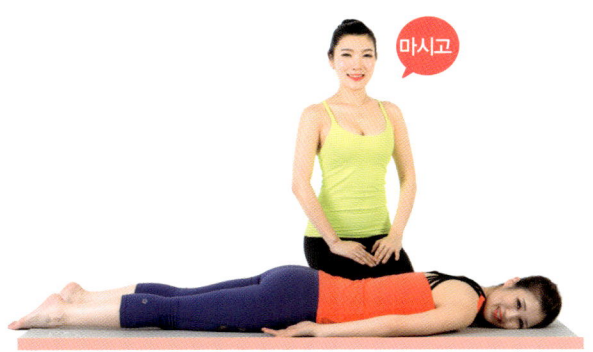

Step 01 시술자는 지압 받는 사람 옆에 무릎을 꿇고 앉습니다.

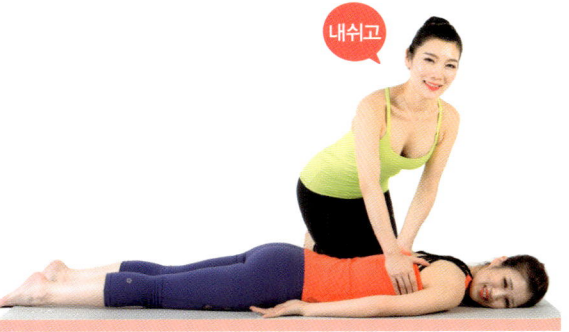

Step 02 이때 시술자는 엉덩이를 드는 자세를 유지합니다.

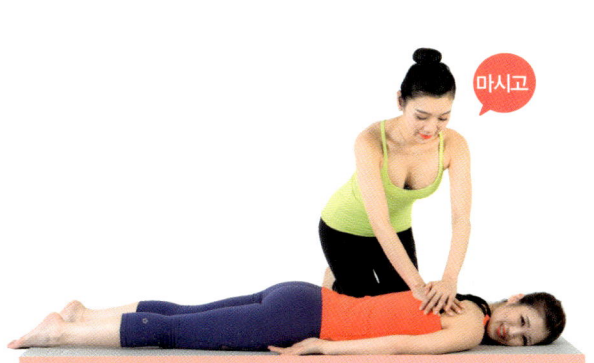

Step 03 오른손을 펴서 겨드랑이 안쪽부터 견갑골 부위를 시계방향으로 돌려주며 눌러줍니다.

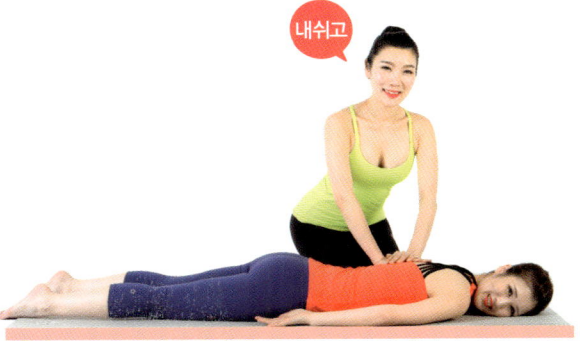

Step 04 반대쪽도 같은 방법으로 실시합니다.

타이요가

04 팔의 피로풀기

- **난이도**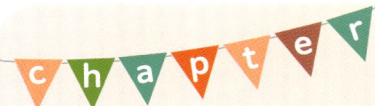
- **효능 및 효과** - 굽은 어깨와 등을 펴주고 경직되고 긴장된 어깨와 팔을 편안하게 해줍니다.
- **주의사항** - 시술자의 발바닥 위치가 지압을 받는 사람의 척추 중앙에 정확하게 놓이도록 한 다음 손으로 당기고 발로 지긋이 밀어 주세요.

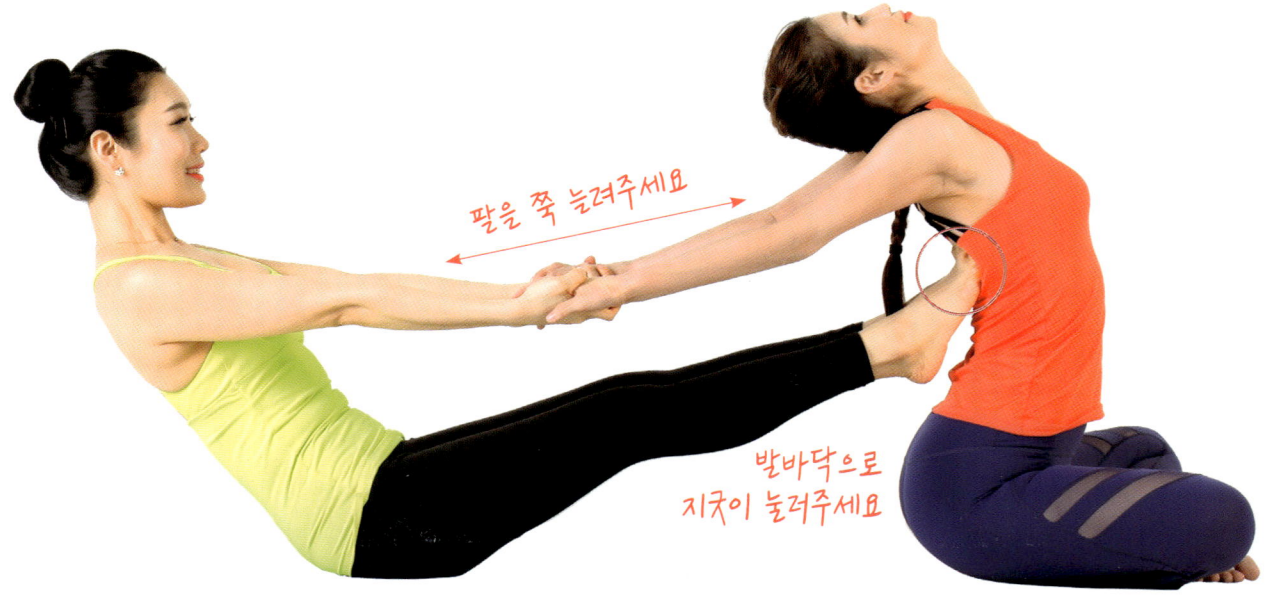

팔을 쭉 늘려주세요

발바닥으로 지긋이 눌러주세요

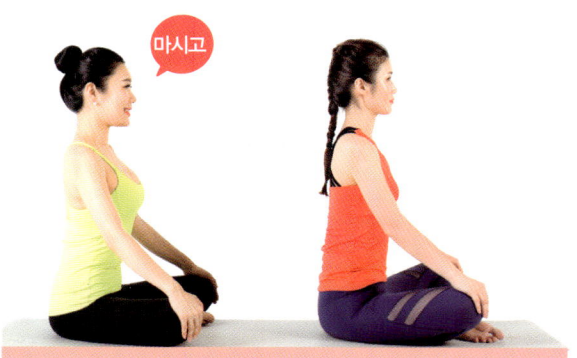

Step 01 지압을 받는 사람은 편안한 자세로 바닥에 앉습니다.

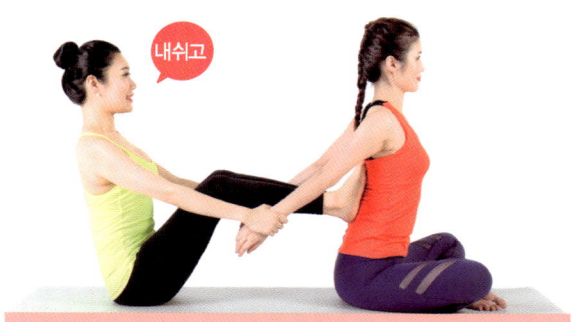

Step 02 시술자는 뒤로 다가와 앉아 발바닥을 상대방의 등가운데 얹어 놓은 다음 지압을 받는 사람의 손목을 잡습니다.

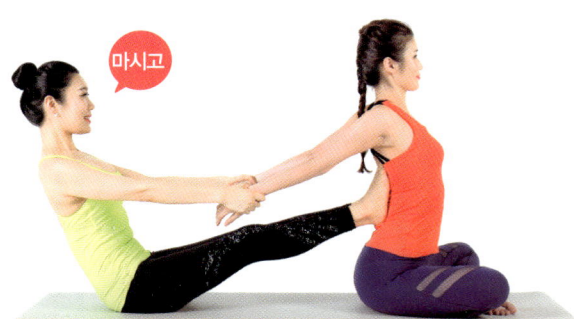

Step 03 시술자는 발바닥으로 지압을 받는 사람의 등을 지긋이 밀어 줍니다

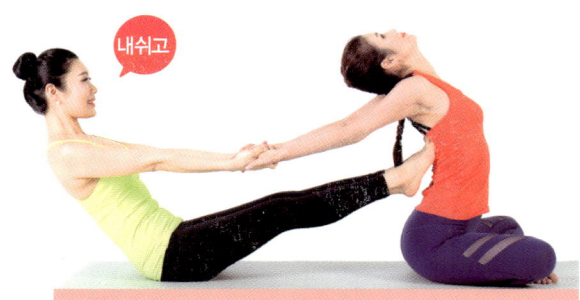

Step 04 시술자는 지압을 받는 사람의 팔을 서서히 당겨줍니다.

타이요가

05 다리의 피로풀기

- 난이도
- 효능 및 효과 - 다리의 부종이나 근육통에 피로를 풀어줍니다.
- 주의사항 - 무릎안쪽을 마사지 할 때는 손의 힘을 빼 줍니다.

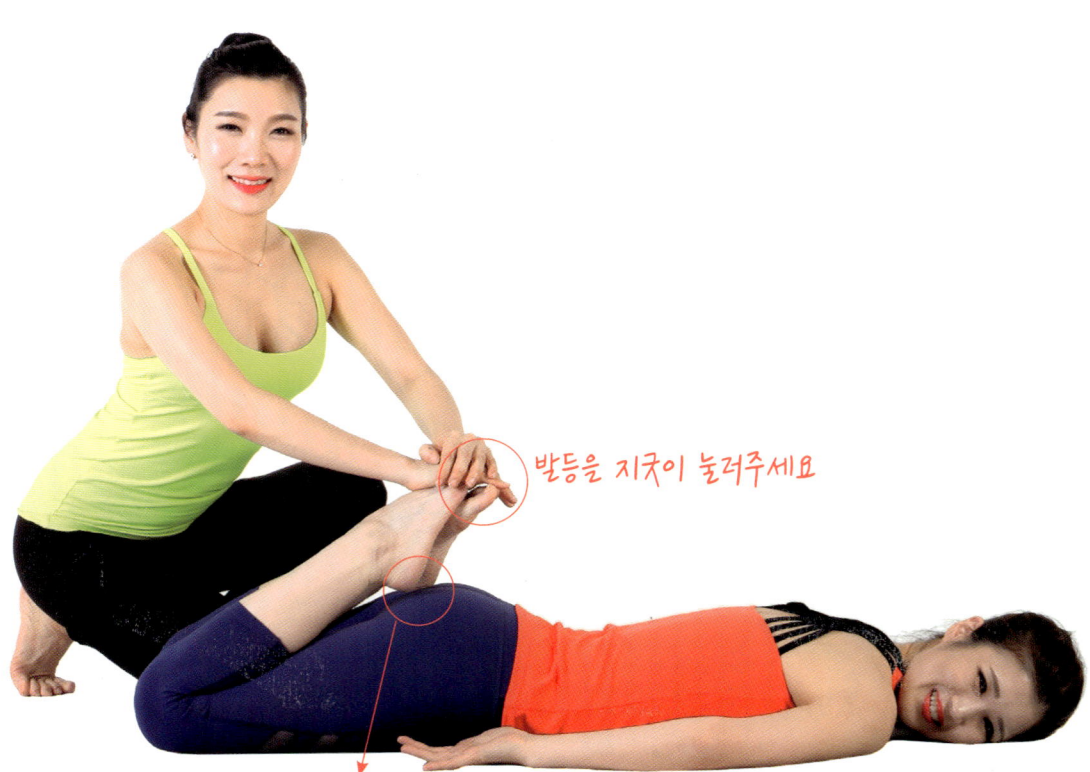

발등을 지긋이 눌러주세요

뒤꿈치를 엉덩이에 붙여주세요

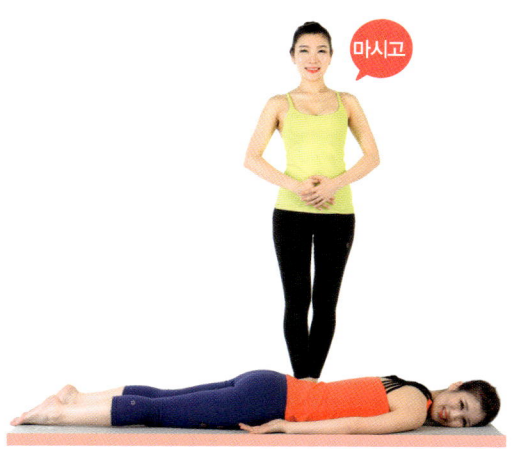

Step 01 지압을 받는 사람은 배를 대고 바닥에 눕습니다.

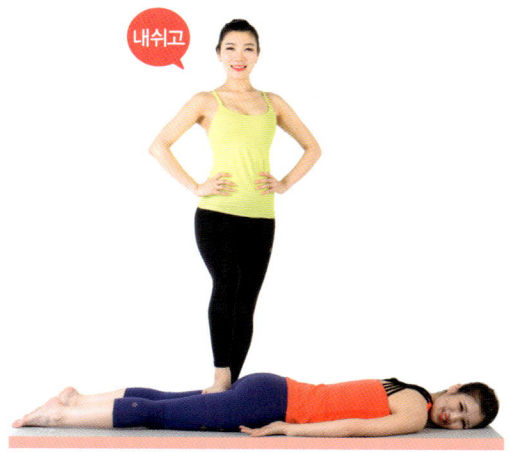

Step 02 시술자는 지압 받는 사람 옆에 섭니다. 지압을 받는 사람의 대퇴근과 시술자의 오른쪽 족궁이 닿게 합니다.

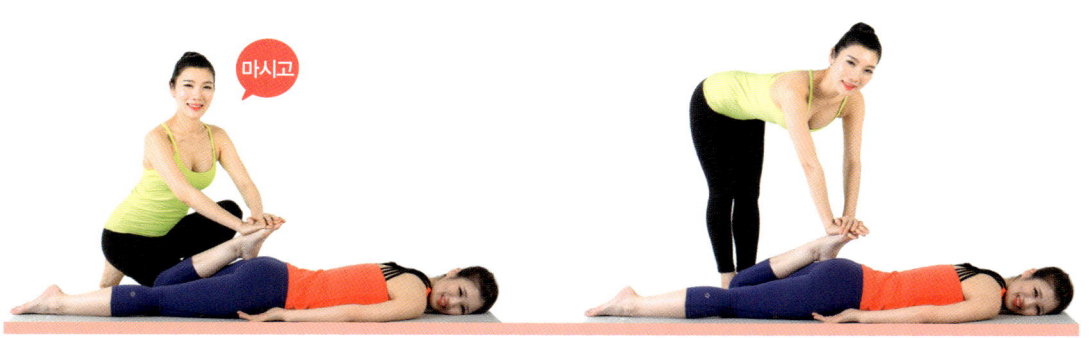

Step 03 지압을 받는 사람의 무릎을 90도로 구부려 손으로 잡습니다. (한쪽다리 구부리고 누른다)

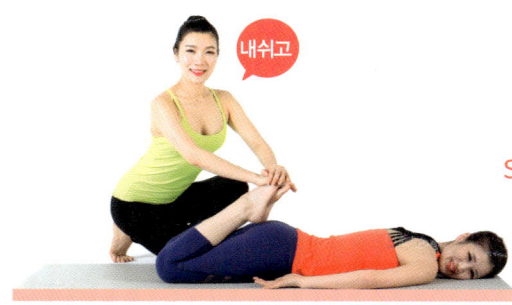

Step 04 시술자는 손바닥을 이용하여 허벅지에서 무릎까지 지긋이 누르다가 발등을 엉덩이까지 눌러줍니다. (두쪽 다리 구부리고 누른다)

타이요가

06 어깨의 피로풀기

- 난이도
- **효능 및 효과** - 어깨의 피로를 풀어주고 정신적 안정과 스트레스를 해소해 줍니다.
- **주의사항** - 시술자는 무릎을 지압 받는 사람의 흉추의 위치 시켜 지압을 받을 때 등이 굽지 않도록 주의 합니다.

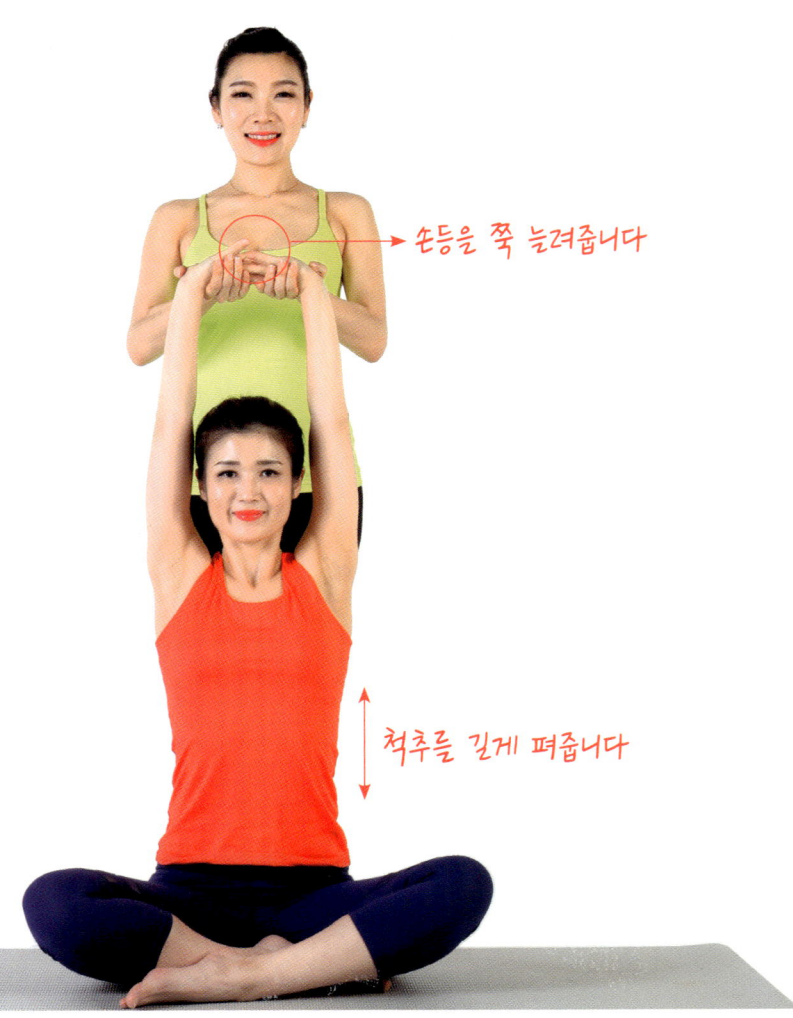

손등을 쭉 늘려줍니다

척추를 길게 펴줍니다

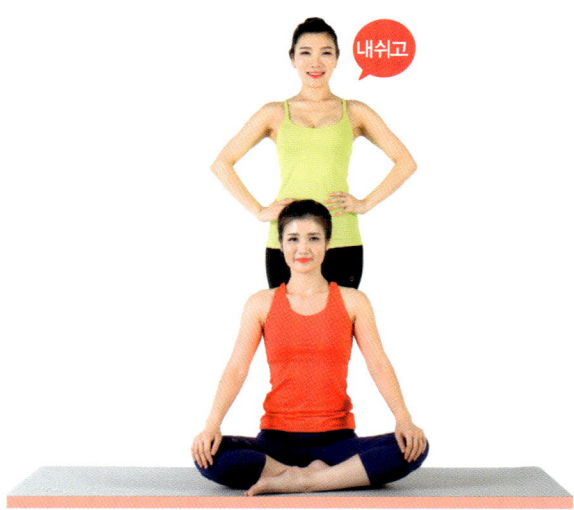

Step 01 지압을 받는 사람은 척추를 바르게 펴고 앉습니다. 시술자는 지압받는 사람의 뒤에 섭니다.

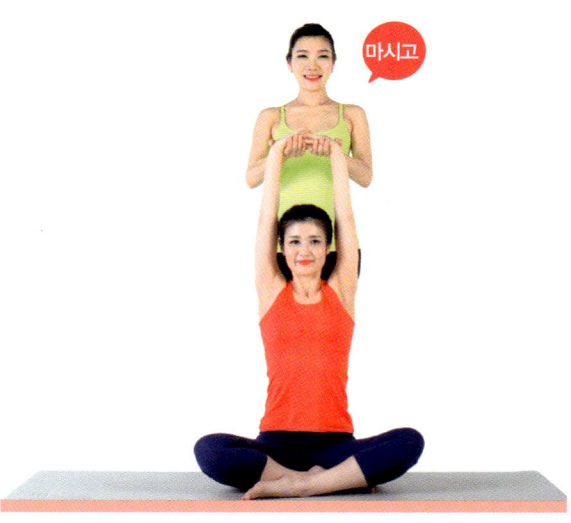

Step 02 시술자도 무릎을 지압받은 사람의 흉추에 위치시켜 주고 깍지 낀 손을 위로 쭉 뻗어 올립니다.

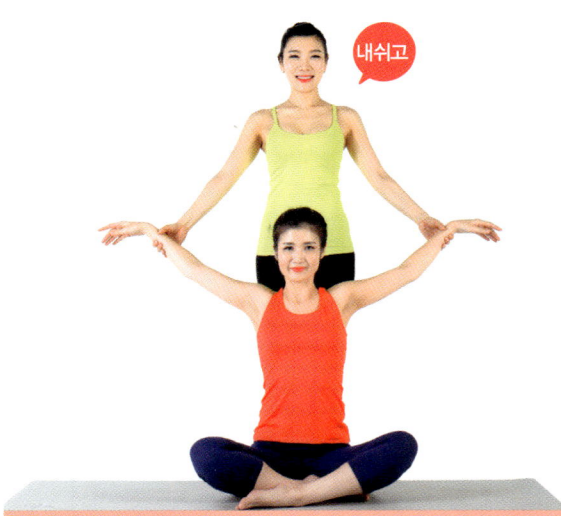

Step 03 시술자는 지압받은 사람의 어깨를 좌우로 가볍게 흔들며 아래로 툭 떨어뜨려줍니다.

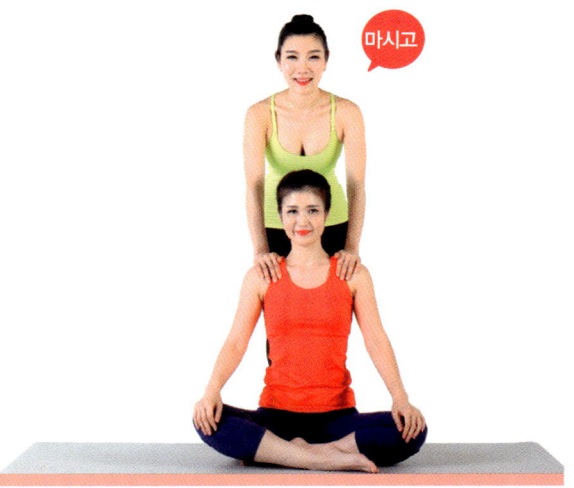

Step 04 시술자는 지압받는 사람의 머리가 일직선상에 위치하도록 합니다. 시술자는 서서히 어깨를 눌러줍니다. 가볍게 어깨를 주물러주면서 남은 피로를 풀어줍니다.

타이요가

Chapter 07 등의 피로풀기

- **난이도**
- **효능 및 효과** - 등과 어깨의 뭉친 부분을 풀어주고 피로를 회복하는데 도움을 줍니다.
- **주의사항** - 시술자는 지압받는 사람의 어깨를 무리하게 당기지 않도록 주의 합니다.

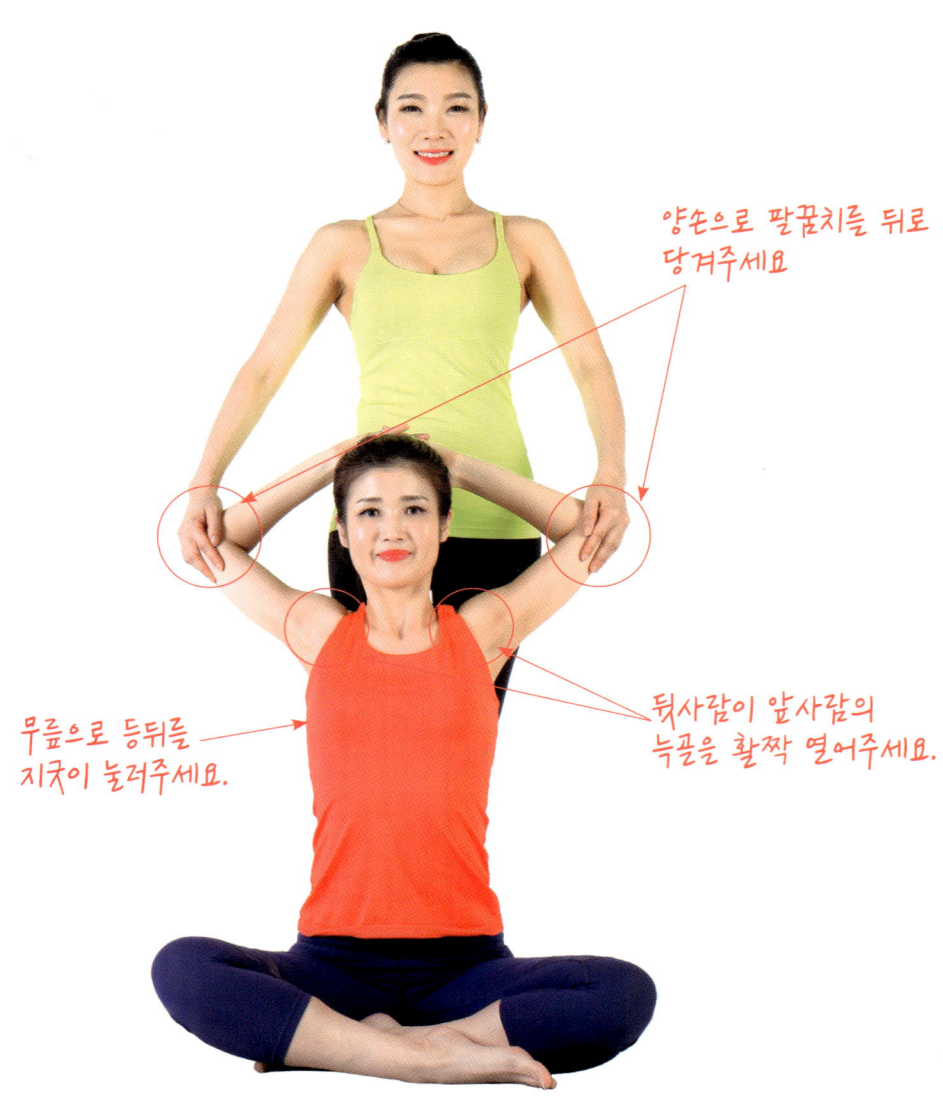

양손으로 팔꿈치를 뒤로 당겨주세요

무릎으로 등뒤를 지긋이 눌러주세요.

뒷사람이 앞사람의 늑골을 활짝 열어주세요.

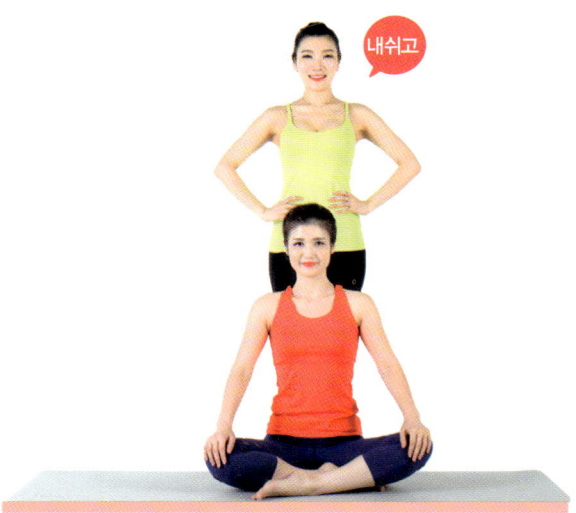

Step 01 지압을 받는 사람은 척추를 바르게 펴고 앉고 시술자는 등 뒤에 서 줍니다.

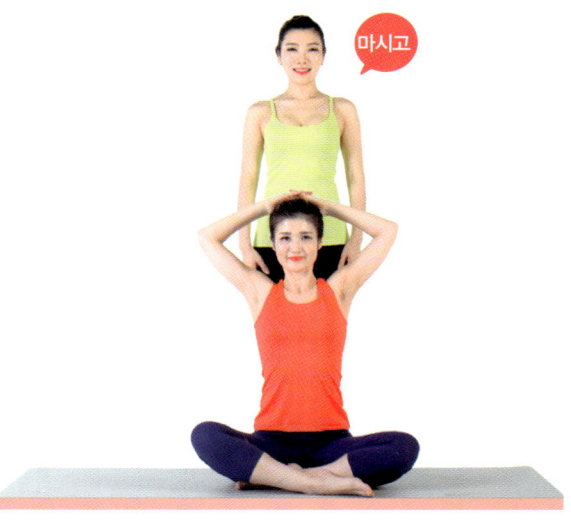

Step 02 지압을 받는 사람은 양손은 깍지 끼고 머리위로 올립니다.

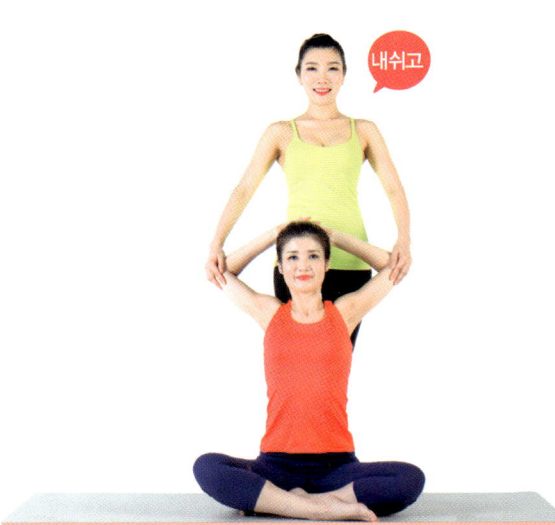

Step 03 시술자는 지압 받는 사람의 팔꿈치를 받쳐 주고, 무릎을 흉추에 위치시켜 지긋이 눌러줍니다.

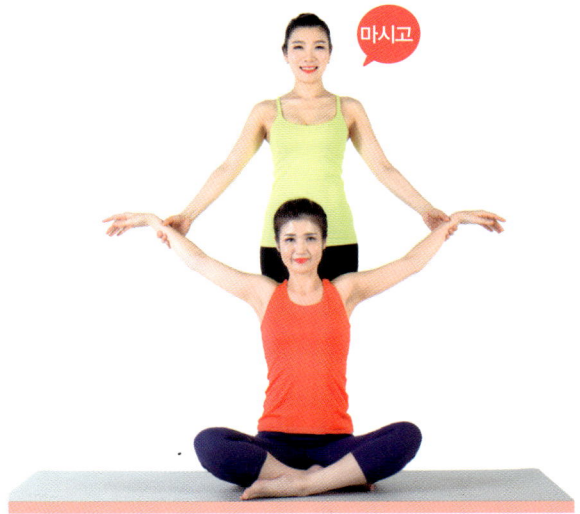

Step 04 시술자는 지압 받는 사람의 팔을 쭉 당겼다가 깍지 낀 손을 풀면서 옆으로 툭 떨어뜨립니다.

part 2 >> 다이어트댄스

1. 에어로빅 　Aerobics　162
2. 줌바댄스 　Zumba Dance　174
3. 벨리댄스 　Belly Dance　186
4. 라인댄스 　Line Dance　204
5. 힙합댄스 　Hip Hop Dance　212

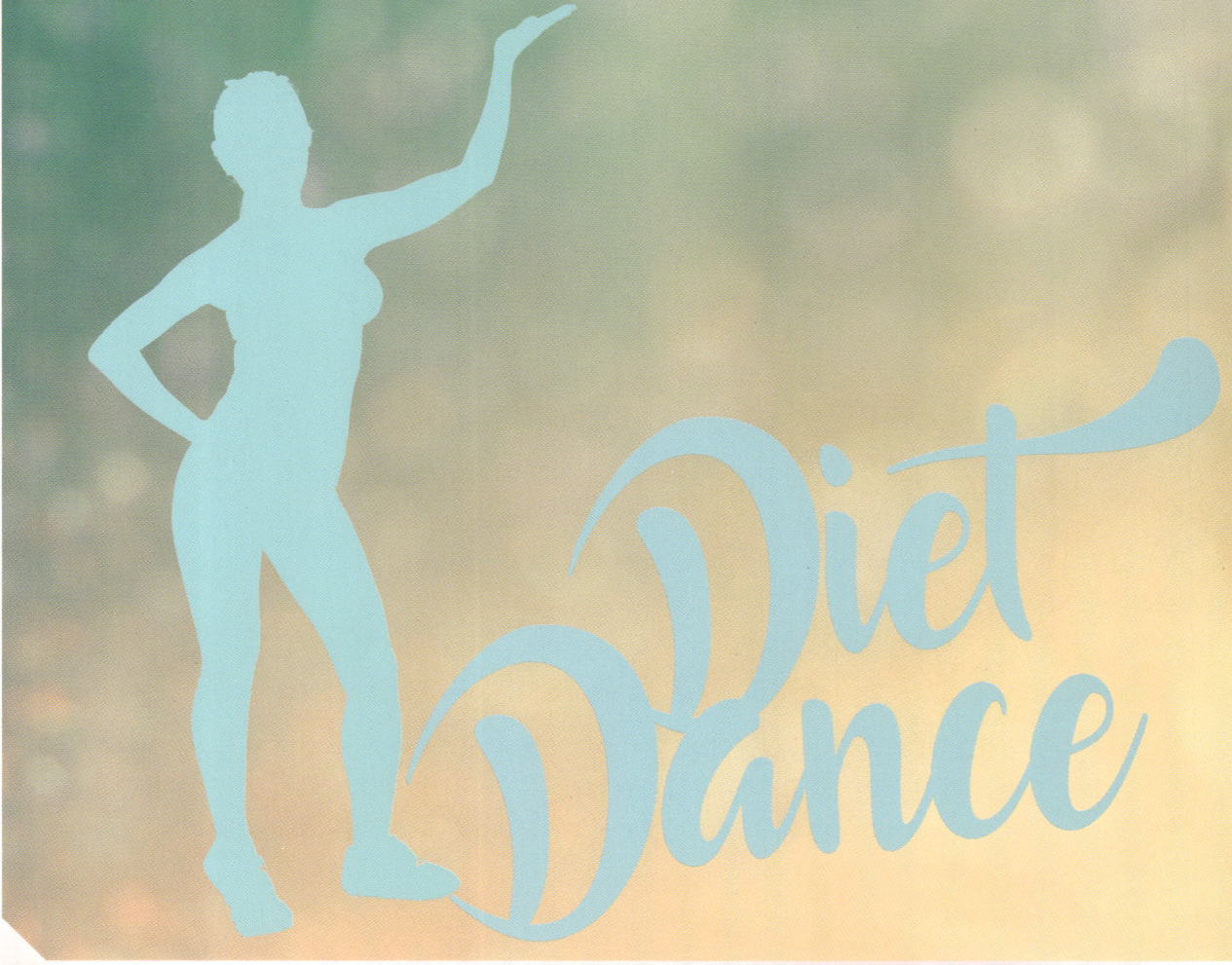

유산소 운동을 신나는 댄스로 에어로빅

1968년 미국의 K.H 쿠퍼박사에 의해 연구되었으며

1972년 미국의 J.소렌슨에 의해 본격적인 안무가 시작되었습니다.

에어로빅 댄스는 즐겁게 운동시켜 신장 혈관계의 내구력을 길러주고

근육의 힘과 신축성을 가지게 함으로써 신체조직에 전반적인 기능을 원활하게 유지시켜

항상 힘찬 열정과 여유있는 에너지를 몸에 지니고 활동할수 있게 하는 운동입니다.

에어로빅 Aerobics

1. 니 리프트 *knee ralift* 164
2. 런지 *lunge* 166
3. 점핑잭 *jumping jack* 168
4. 스킵 *skip* 170

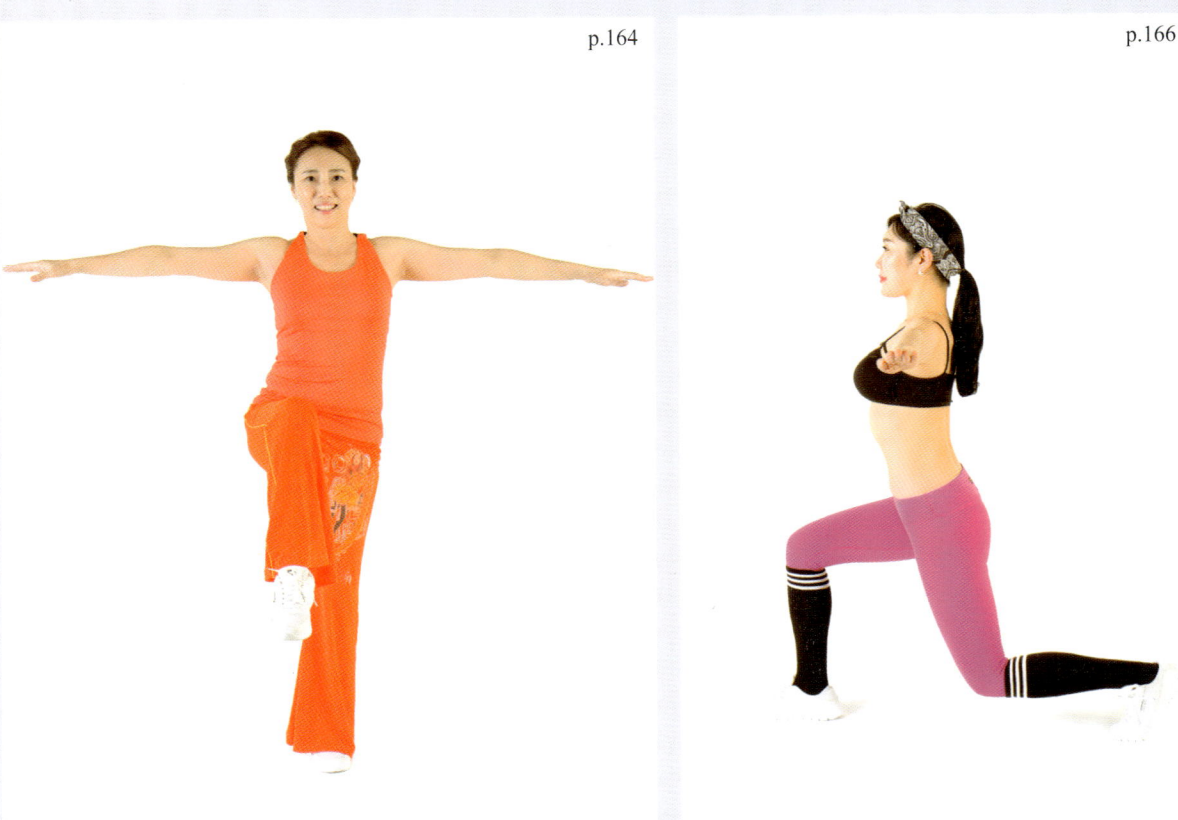

p.164 p.166

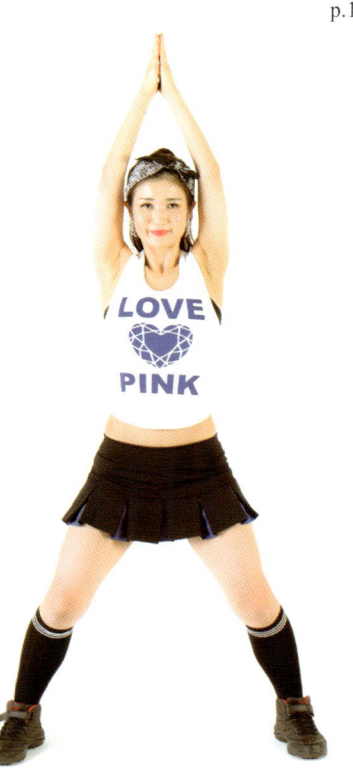

p.168

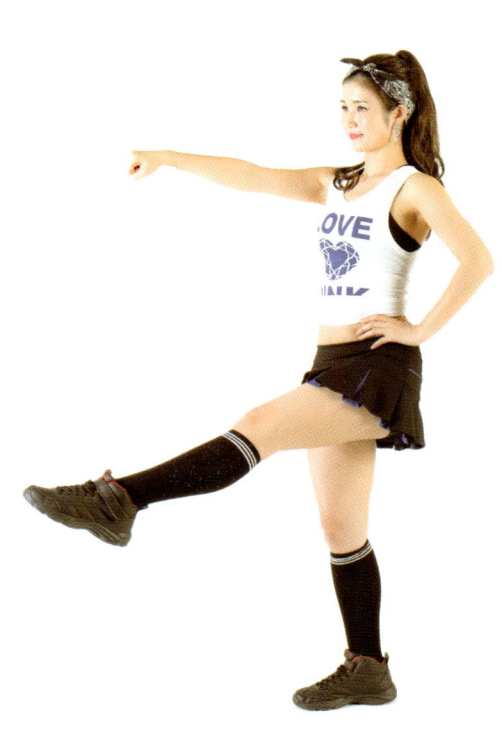

p.170

에어로빅

01 니 리프트(knee lift)

- **난이도**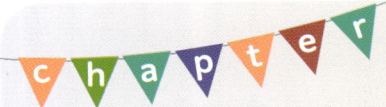
- **효능 및 효과** - 골반 몸통 허리 복부를 수축시켜 주어 신체정렬을 하는데 도움을 줍니다.
- **주의사항** - 무릎은 90도 이상으로 높이 올려줍니다.
- **배경음악** - 코요태 '순정'
- **동 영 상** ▶ YouTube 정기윤 요가&댄스(예스미디어)

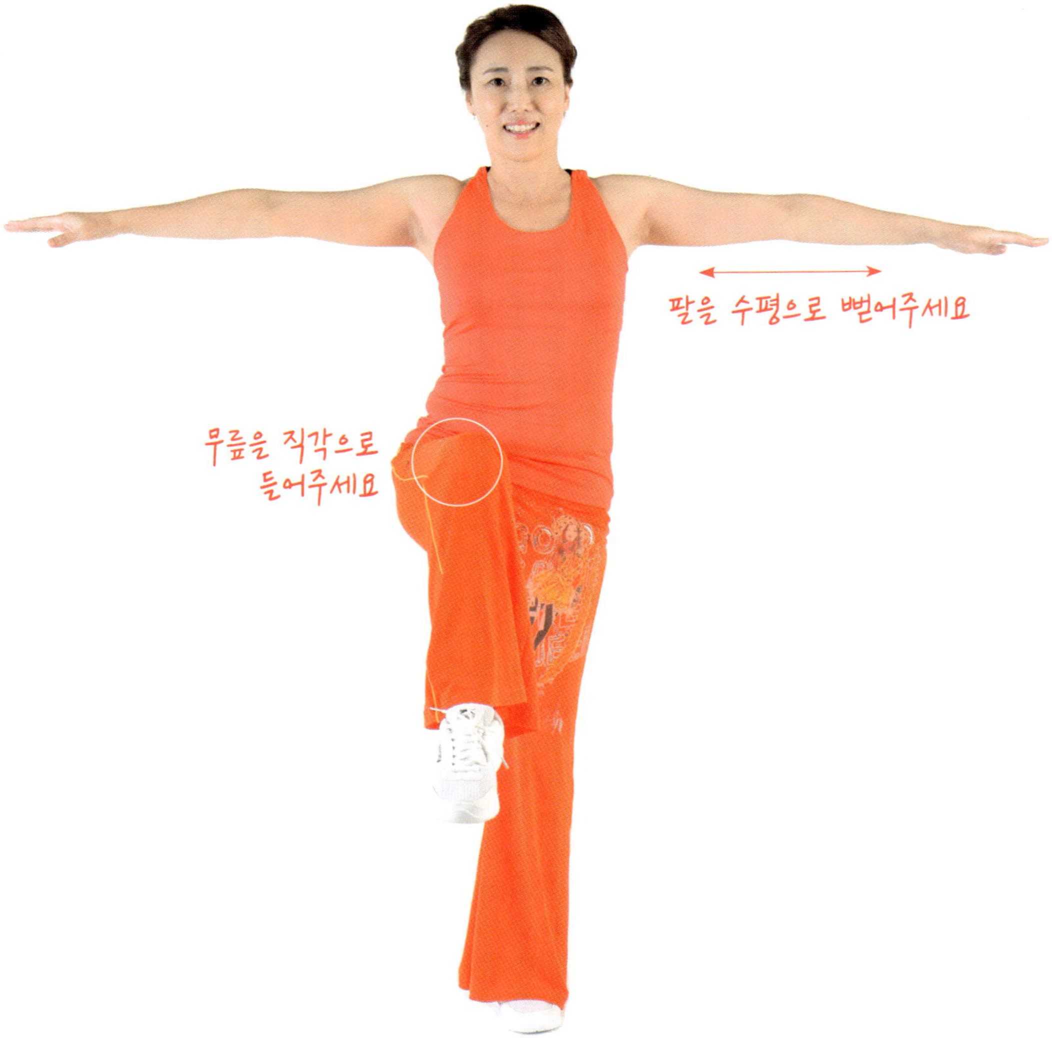

팔을 수평으로 뻗어주세요

무릎을 직각으로 들어주세요

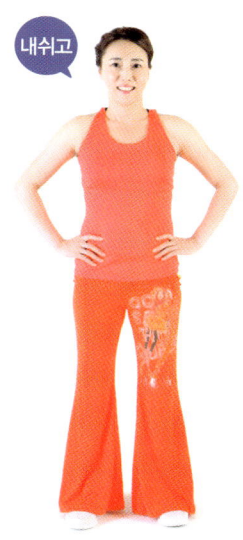
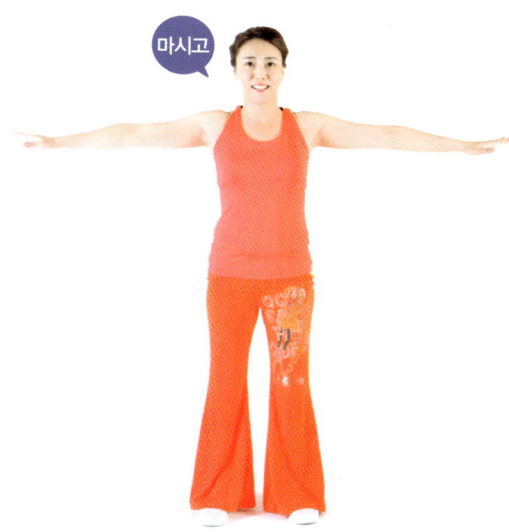

Step 01 양발은 골반 넓이만큼 벌리고 바르게 섭니다.

Step 02 양팔은 수평으로 벌립니다.

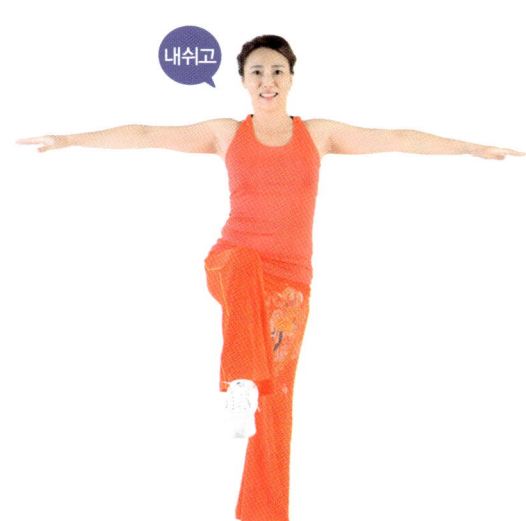
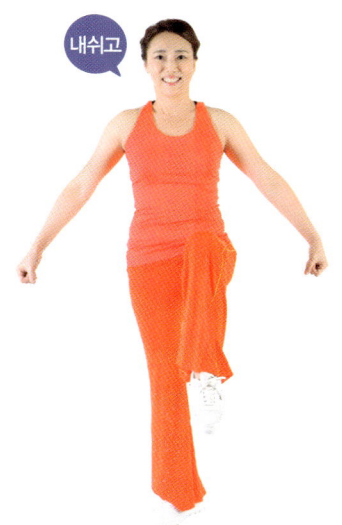

Step 03 오른다리를 90도 이상으로 올리고 대퇴 사두근을 수축시킵니다.

Step 04 반대쪽 다리도 반복합니다. 이때 팔은 내리고 올리고 반복하며 실시합니다.

에어로빅

02 런지(lunge)

- 난이도
- 효능 및 효과 - 허리, 복부, 힙, 다리 하체 근육을 발달시켜 줍니다.
- 주의사항 - 구부린 쪽 다리의 무릎이 발목보다 앞으로 나오지 않도록 주의합니다.
- 배경음악 - 코요태 '순정'
- 동 영 상 ▶YouTube 정기윤 요가&댄스(예스미디어) 🔍

복부를 수축시키세요

무릎을 직각이 되도록 하세요

괄약근을 조이세요

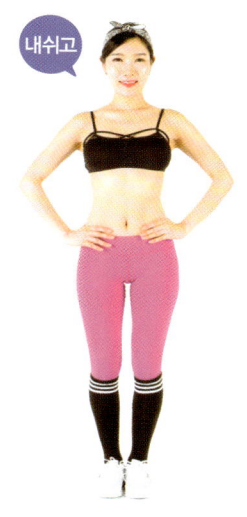

Step 01 양발을 모으고 바르게 섭니다.

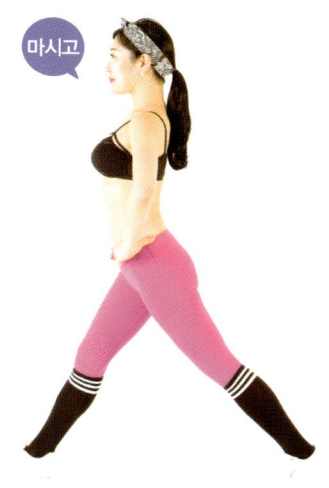

Step 02 오른발은 앞으로 70cm 정도 내밀고 왼발의 뒷꿈치를 세워줍니다.

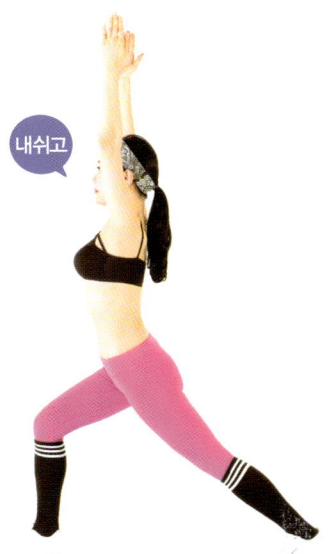

Step 03 오른쪽 무릎을 90°로 구부리고 왼쪽 다리는 무릎을 쭉 펴줍니다.

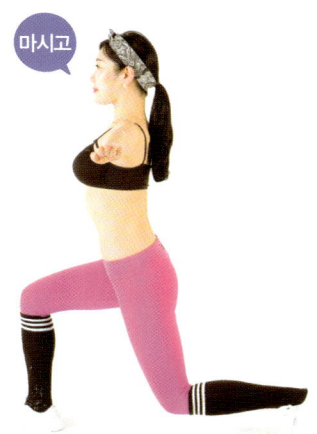

Step 04 양팔을 수평으로 내리면서 왼쪽 무릎이 바닥에 닿는 느낌으로 90° 내려줍니다

에어로빅

chapter 03 점핑잭(jumping jack)

- 난이도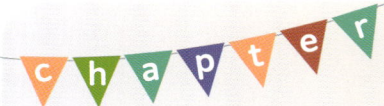
- 효능 및 효과 - 다리를 벌려서 뛸 때는 대퇴 사두근을 수축시키고, 다리를 모을 때는 내전근이 수축되어 하체의 근육을 강화시켜줍니다.
- 주의사항 - 뛸 때 충격완화에 주의합니다.
- 배경음악 - 코요태 '순정'
- 동 영 상 ▶ YouTube 정기윤 요가&댄스(예스미디어) 🔍

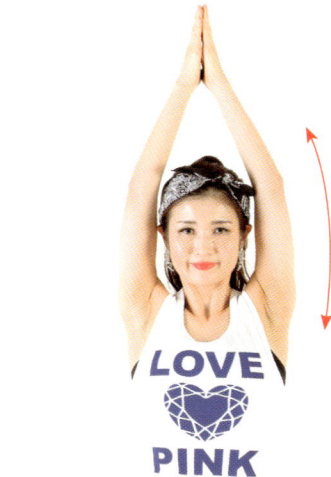

팔을 위로 쭉 뻗으세요

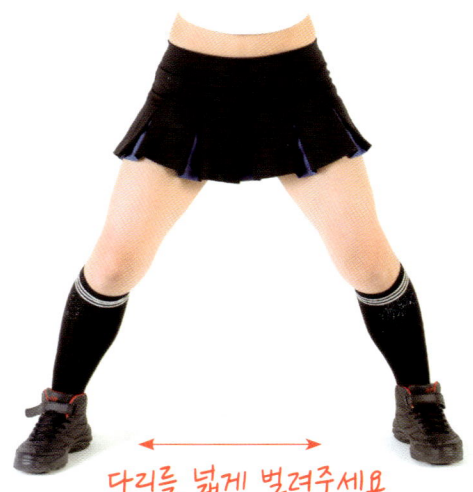

다리를 넓게 벌려주세요

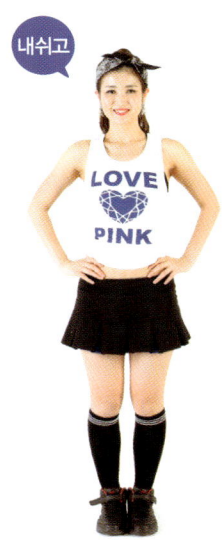

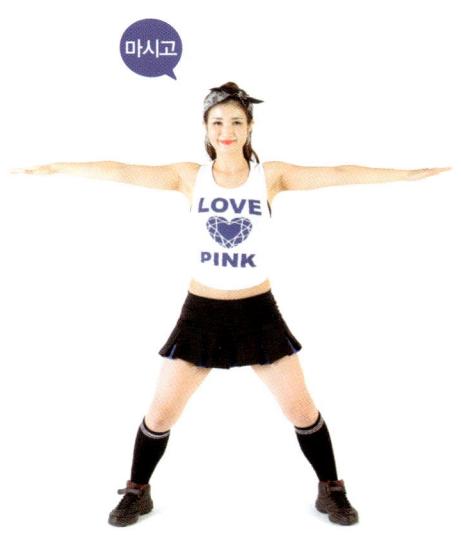

Step 01 양발을 모으고 바르게 섭니다. 양손은 허리 옆에 붙입니다.

Step 02 두팔을 수평이 되도록 벌리면서 양다리 골반관절에서부터 힘을주며 점프합니다. 이때 무릎은 살짝 구부립니다.

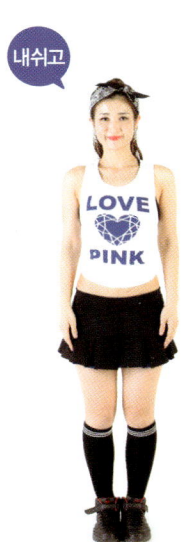

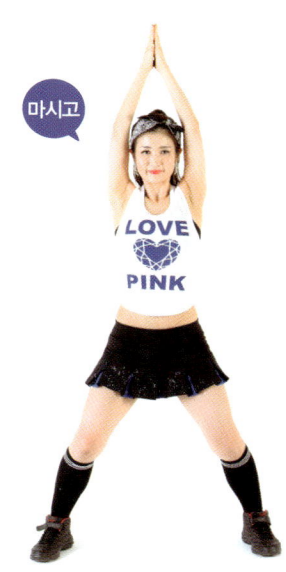

Step 03 차렷자세로 돌아옵니다.

Step 04 양다리는 뛰면서 다리를 모으고 팔도 내려 줍니다. 반복합니다. 두팔을 머리위로올려 박수치며 양다리 골반관절에서부터 힘을 주며 점프합니다.

에어로빅

04 스킵(skip)

- **난이도**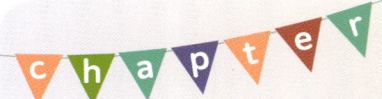
- **효능 및 효과** - 무릎의 굴절과 신전을 이용하여 무릎관절을 튼튼하게 합니다.
- **주의사항** - 뛸 때 충격완화에 주의합니다.
- **배경음악** - 코요태 '순정'
- **동 영 상** ▶ YouTube 정기윤 요가&댄스(예스미디어)

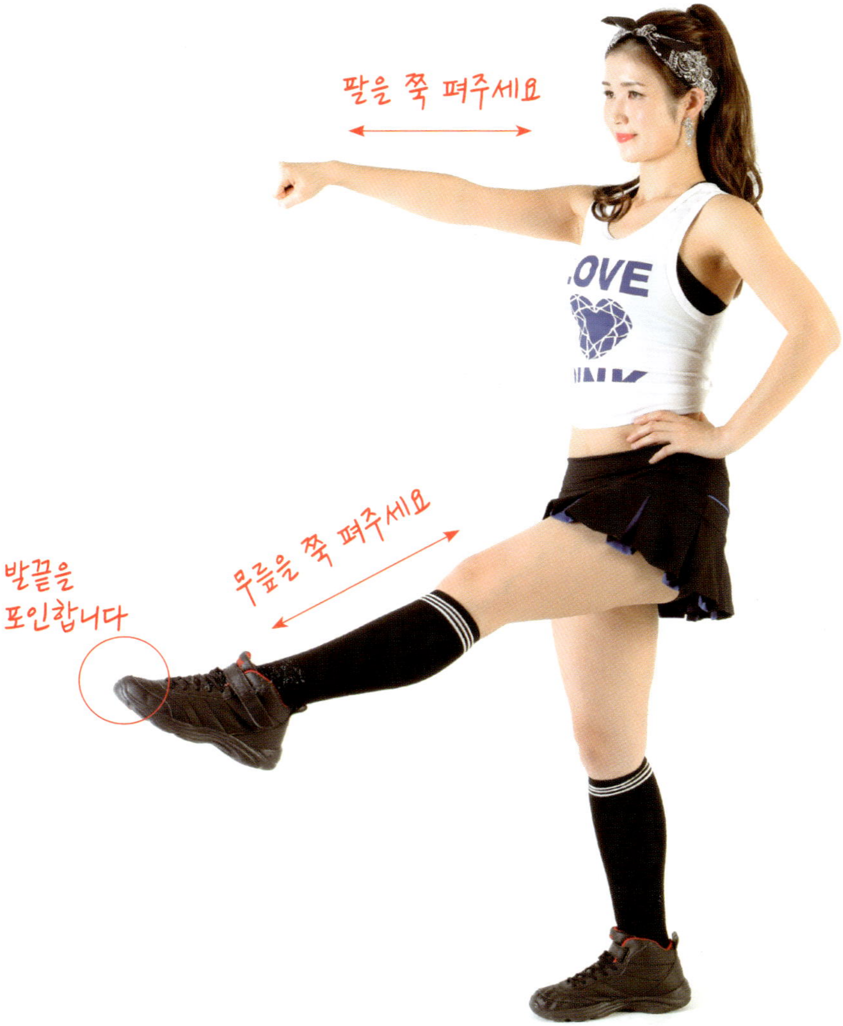

팔을 쭉 펴주세요

무릎을 쭉 펴주세요

발끝을 포인합니다

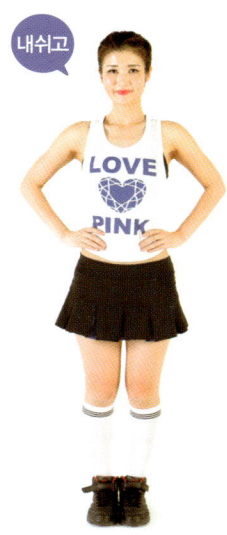

Step 01 양발은 모으고 바르게 섭니다.

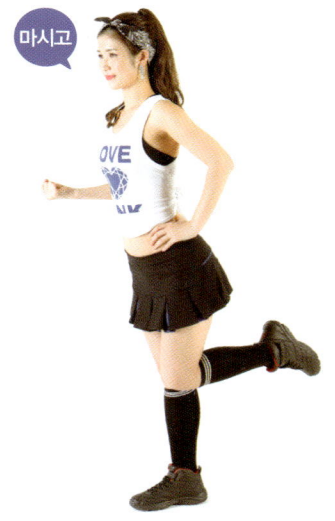

Step 02 무릎을 다리 뒤로 접었다 펴줍니다.

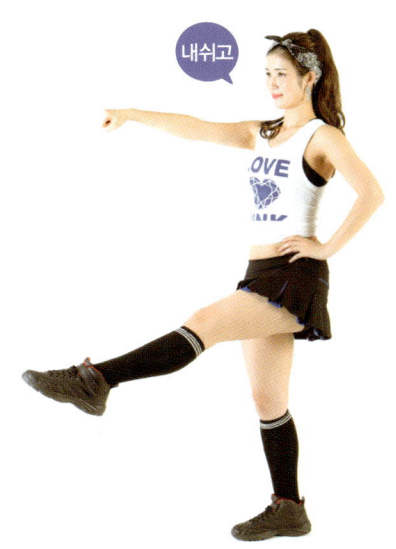

Step 03 양팔은 발의 반대쪽을 앞으로 쭉 펴줍니다.

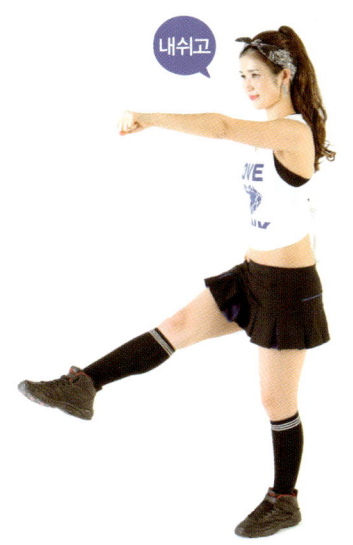

Step 04 점핑하며 반복합니다.

part 2 >> **다이어트댄스**

1. 에어로빅　　Aerobics　162
2. 줌바댄스　　Zumba Dance　174
3. 벨리댄스　　Belly Dance　186
4. 라인댄스　　Line Dance　204
5. 힙합댄스　　Hip Hop Dance　212

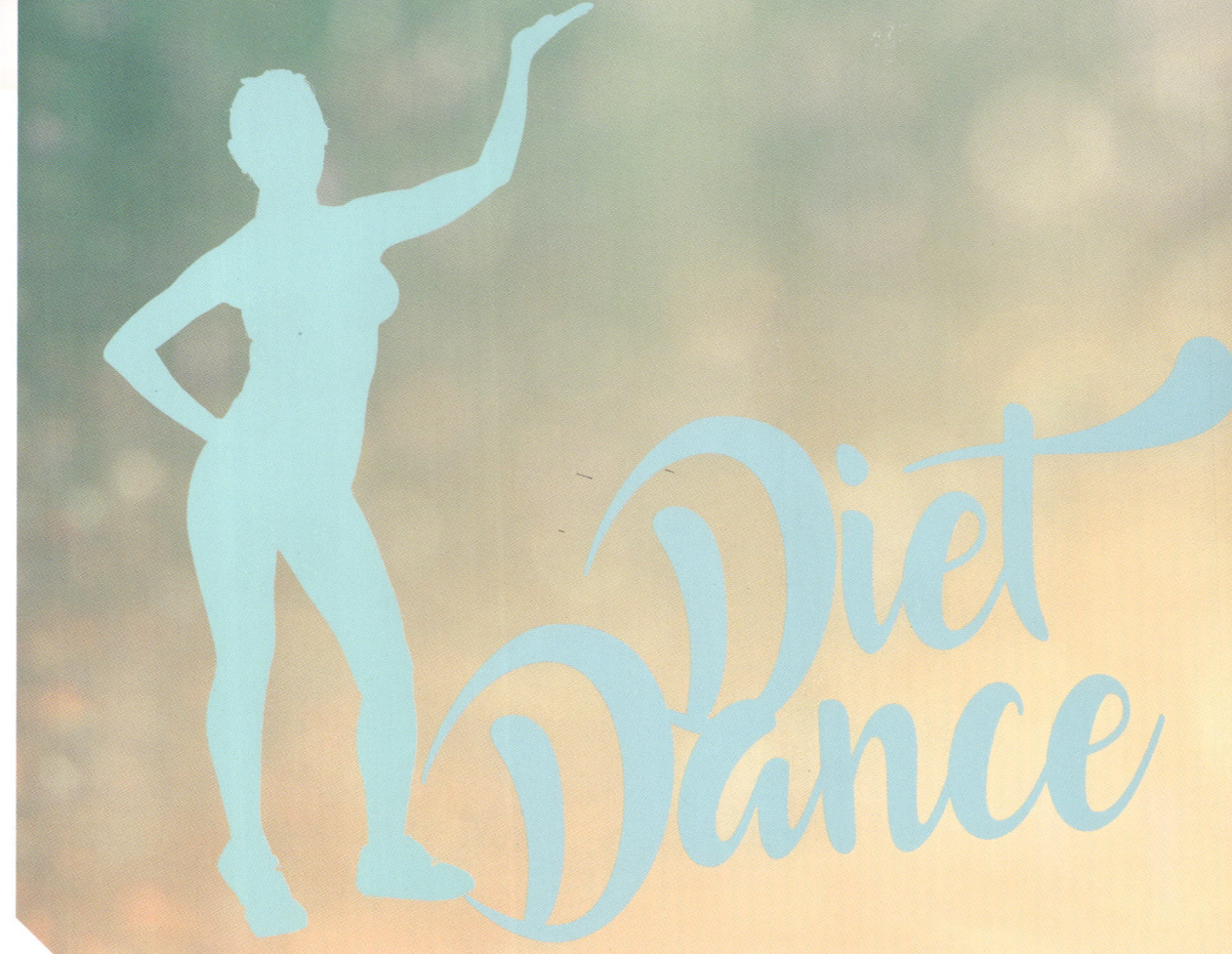

신나는 라틴음악에 춤과
운동을 결합한 댄스 피트니스 # 줌바댄스

줌바댄스는 복잡한 동작은 없지만 전신을 사용하는 동작이 많아

다이어트에 효과적이며 칼로리 소모도 엄청나답니다!

코어 근력 강화와 심폐지구력 강화에 효과적이며 스트레스까지 날려버리세요.

줌바댄스는 다이어트를 목적으로 하는 댄스이다 보니

댄스 순서가 **유산소 - 근력운동 - 온몸운동 – 이완** 순서로 진행됩니다.

줌바댄스 Zumba Dance

1. 메렝게 스텝 Merengue Step 176
2. 베토셔플 Beto Shufle 178
3. 쿰비아 Cumbia 180
4. 레게톤 Reggaeton 182

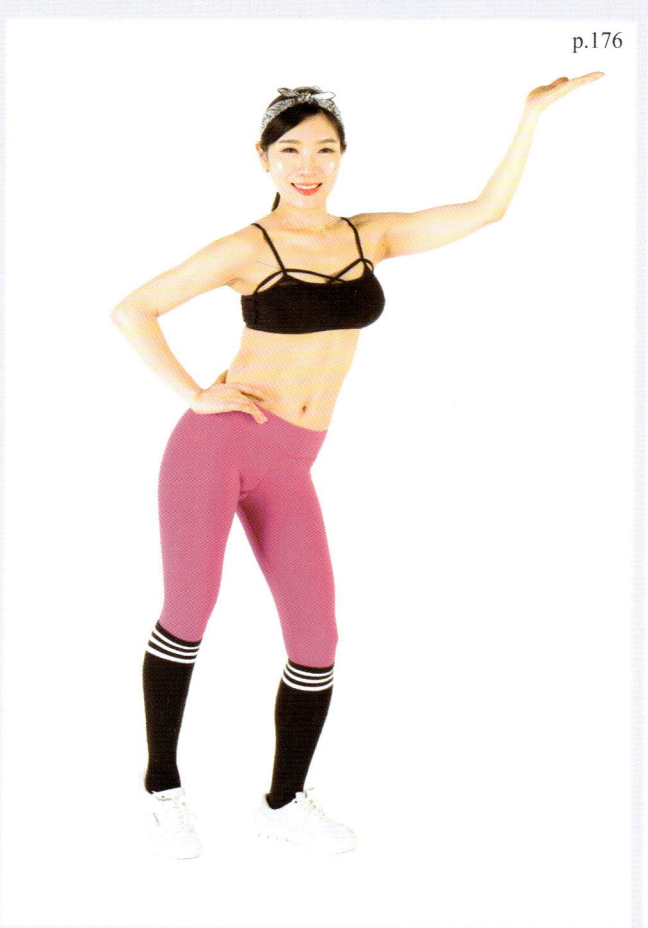

p.176

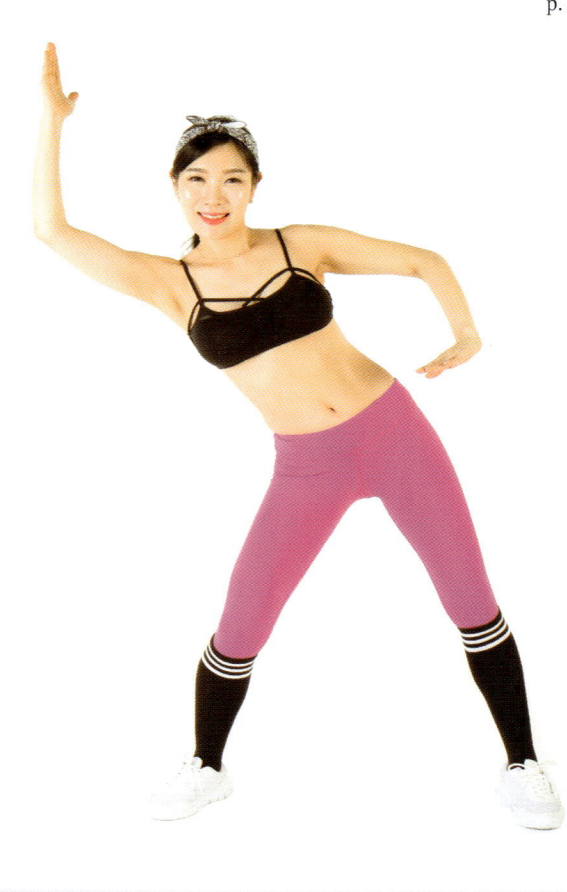

p.

p.180

p.182

part 2. 댄스

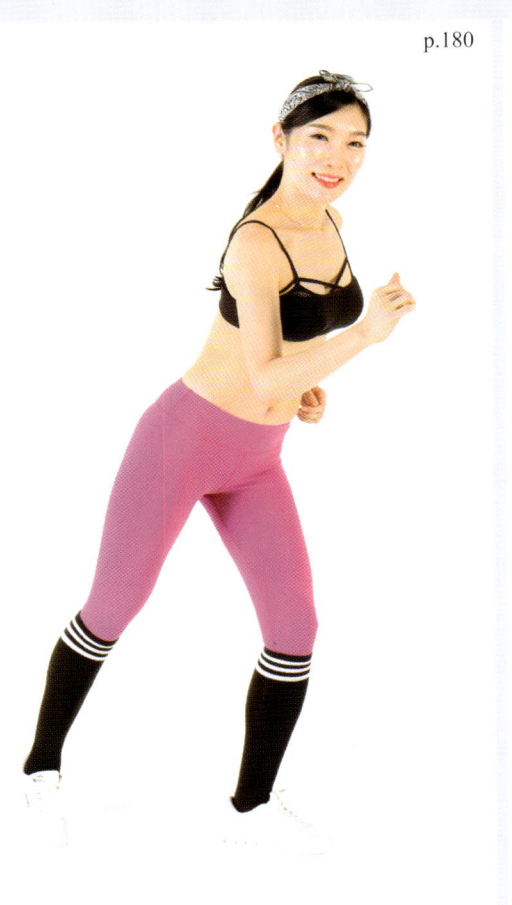
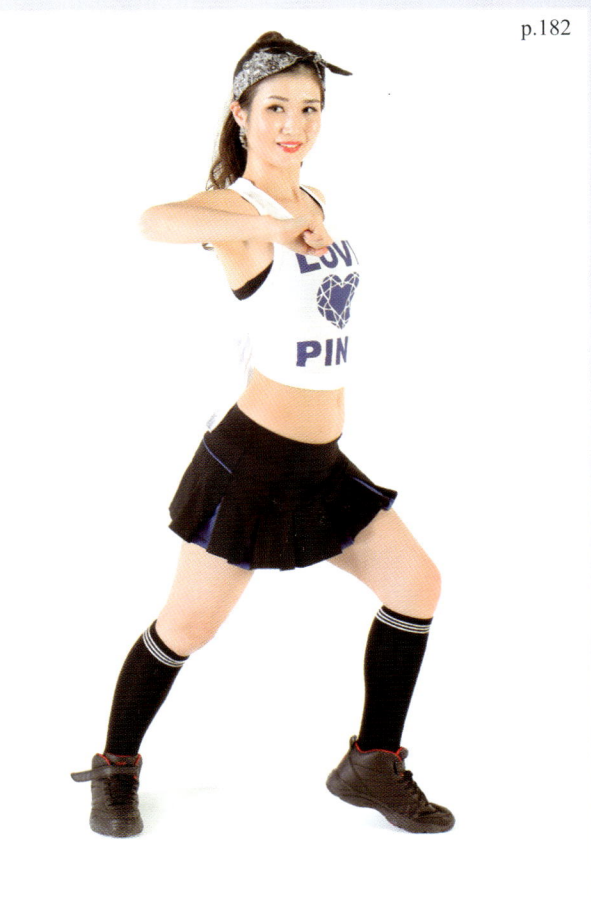

줌바댄스

chapter 01 메렝게스텝(Merengue Step)

- 난이도 🧘🧘
- 효능 및 효과 - 골반과 허리라인을 아름답게 만들어 줍니다.
- 주의사항   - 무릎을 이용하여 골반을 밀어줍니다.
- 배경음악   - Tu Me Quemas
- 동 영 상   ▶ YouTube 정기윤 요가&댄스(예스미디어) 🔍

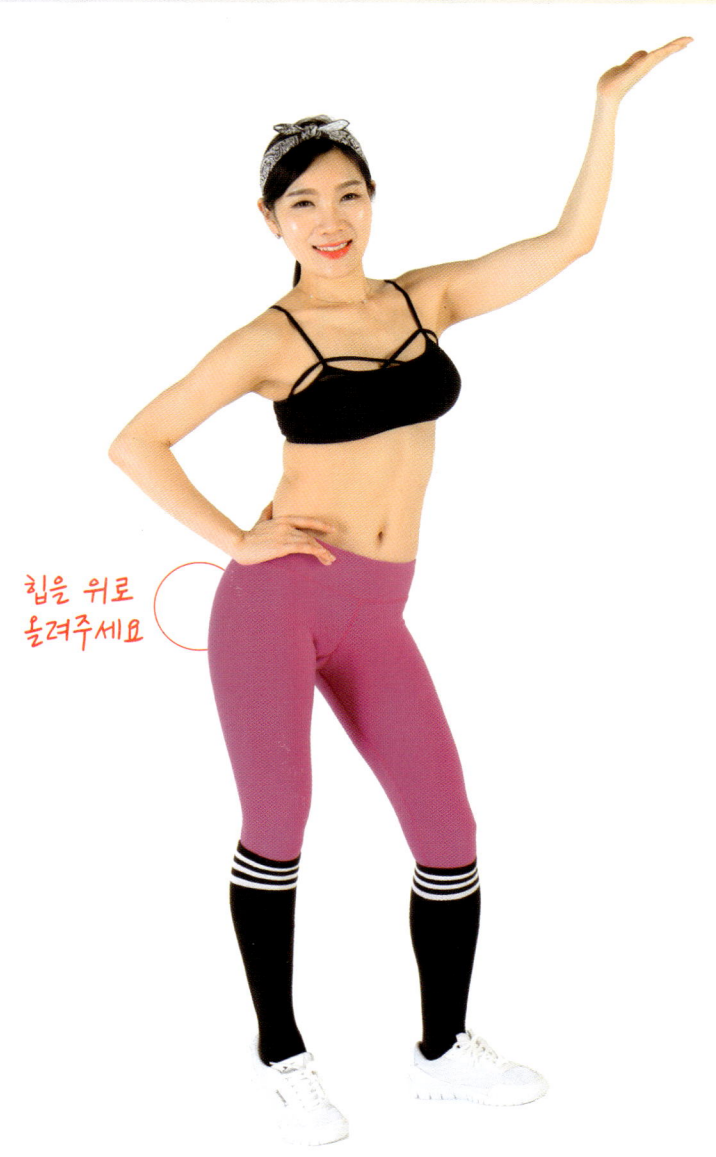

힙을 위로 올려주세요

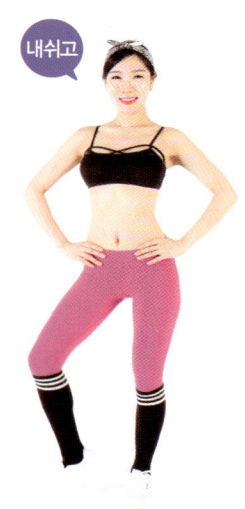

Step 01 오른쪽 무릎을 구부리고 섭니다.

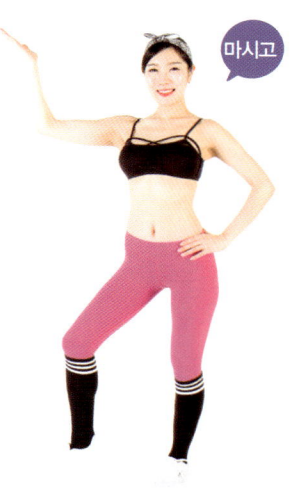

Step 02 오른팔은 위로 펴고 왼팔은 허리옆에 붙입니다.

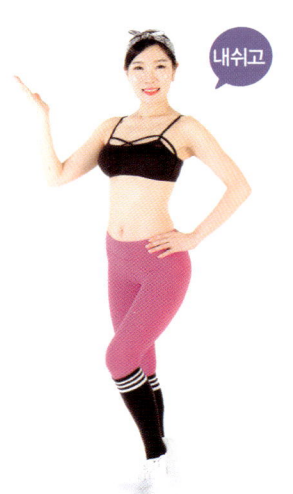

Step 03 복부에 힘을 주어 스텝을 진행합니다.

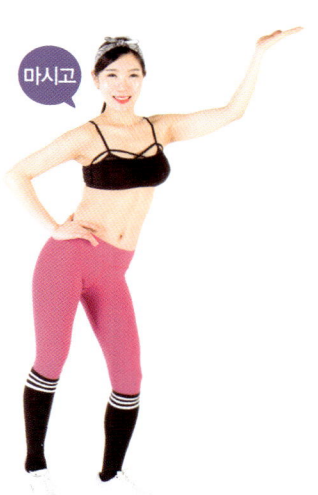

Step 04 왼팔을 위로펴고 오른손은 허리에 올려 왼쪽으로 스텝을 진행합니다. 이 때 오른쪽 골반을 위로 밀어줍니다.

줌바댄스

02 베토셔플(Beto Shufle)

- 난이도
- 효능 및 효과 - 팔라인을 아름답게 하고 엉덩이와 허벅지의 군살을 제거해줍니다.
- 주의사항 - 옆구리를 웨이브 하듯이 자연스럽게 움직여 줍니다.
- 배경음악 - Despacito
- 동 영 상 ▶YouTube 정기윤 요가&댄스(예스미디어)

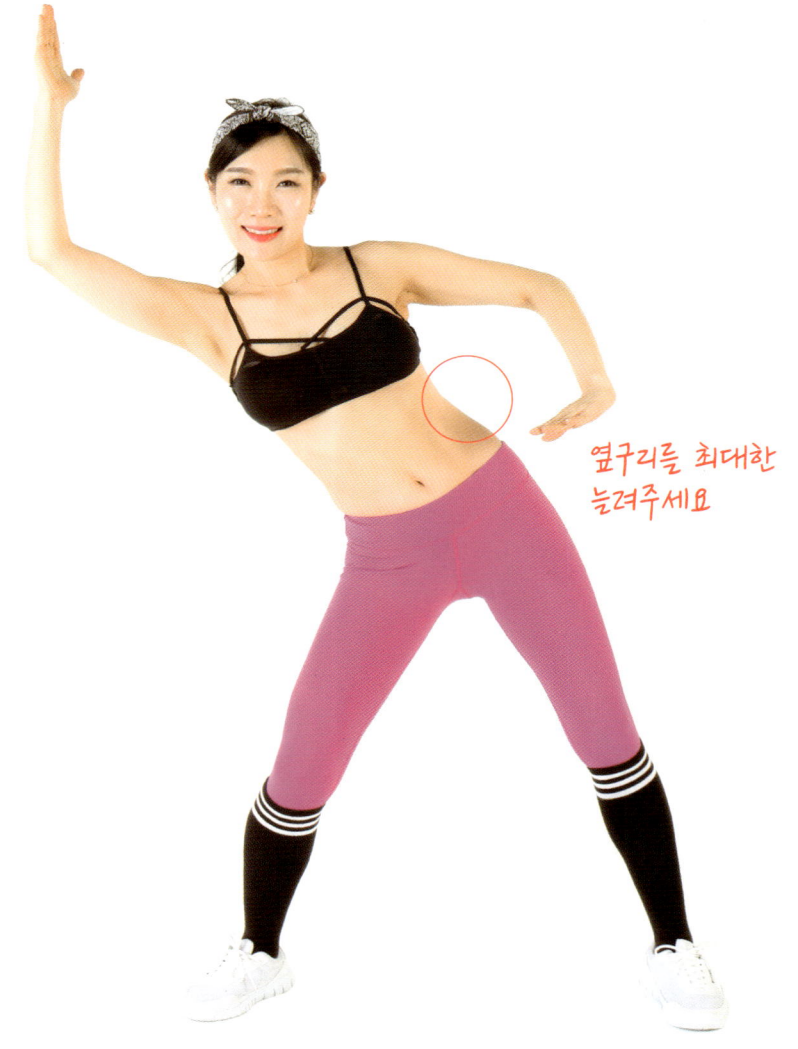

옆구리를 최대한 늘려주세요

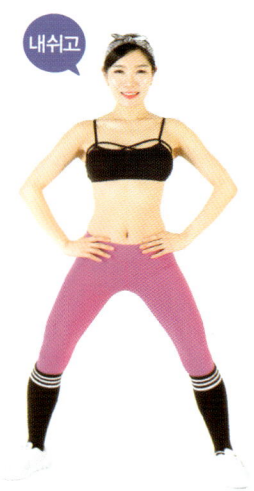

Step 01 다리를 넓게 벌리고 스쿼트 자세로 섭니다.

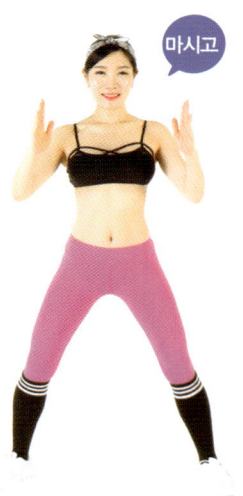

Step 02 양팔은 구부려 가슴 옆에 위치합니다.

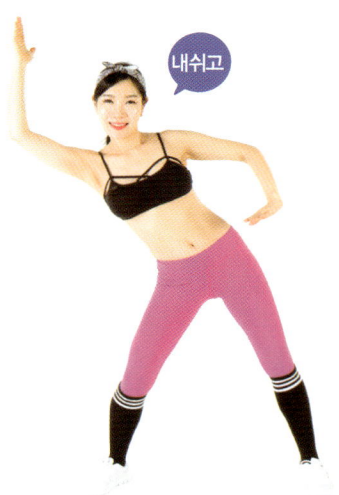

Step 03 팔을 팔자로 움직입니다.

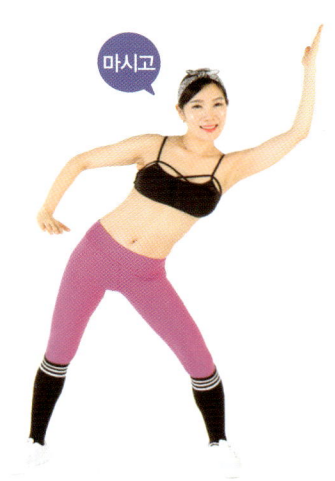

Step 04 몸의 중심을 바꾸어 반대쪽도 실시합니다.

줌바댄스

03 쿰비아(cumbia)

- 난이도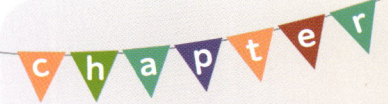
- 효능 및 효과 - 엉덩이와 하체의 군살은 제거하고 탄력 있는 라인을 만들어줍니다.
- 주의사항 - 뒷꿈치로 스텝을 밟으면서 골반도 함께 움직여 주면 다이어트 효과에 도움이 됩니다.
- 배경음악 - Soy Para ti
- 동 영 상 ▶ YouTube 정기윤 요가&댄스(예스미디어)

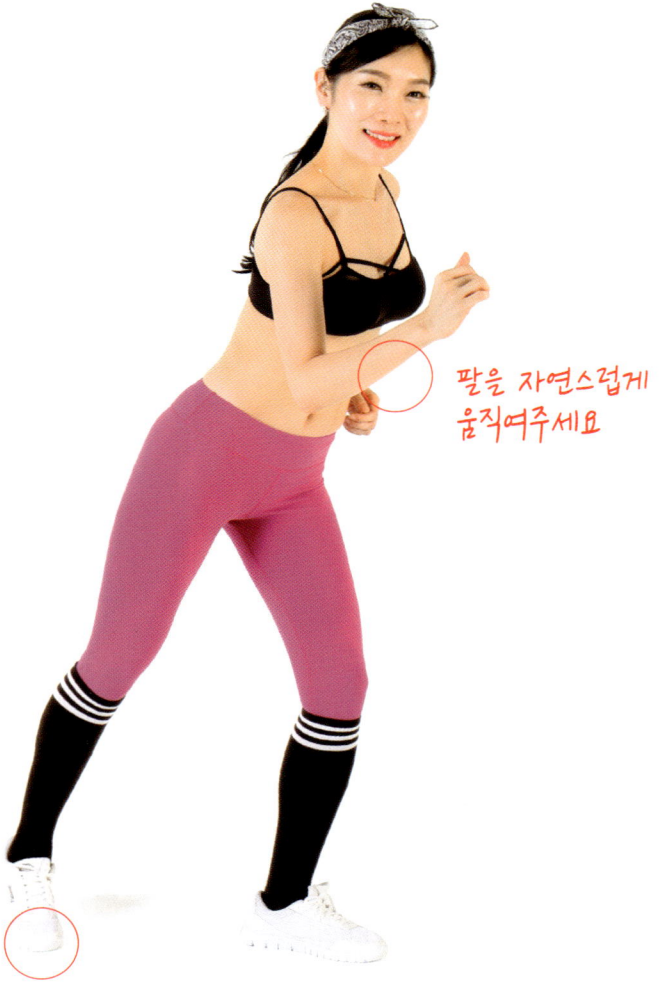

팔을 자연스럽게 움직여주세요

발끝으로 서세요

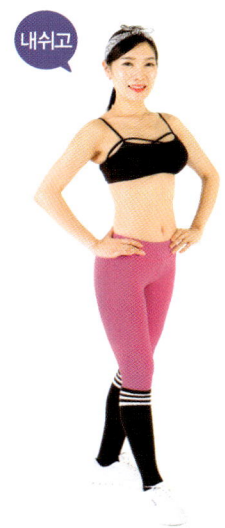

Step 01 사선으로 섭니다.

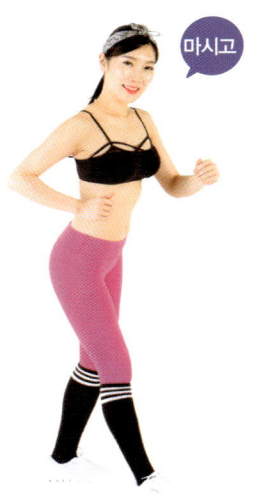

Step 02 한발씩 뒷꿈치를 앞 뒤로 왔다 갔다 합니다.

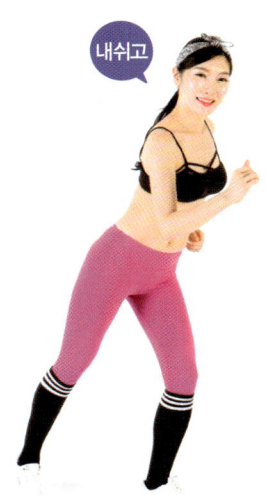

Step 03 팔을 위로 올리고 한발로 무게중심을 잡아 제자리에서 뛰는 스카이 점프 동작을 합니다.

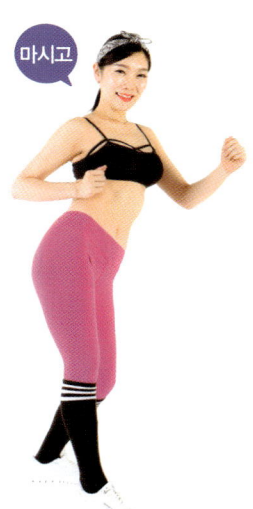

Step 04 이때 전체 동작을 이어서 한다면 골반을 부드럽게 돌려주어야 허리 부담을 덜 수 있습니다.

줌바댄스

04 레게톤(reggaeton)

- 난이도
- 효능 및 효과 - 유산소 운동효과로 전신운동이 됩니다.
- 주의사항 - 스텝을 하면서 골반을 바깥쪽으로 밀어줍니다.
- 배경음악 - Reggaeton Lento
- 동 영 상 ▶YouTube 정기윤 요가&댄스(예스미디어)

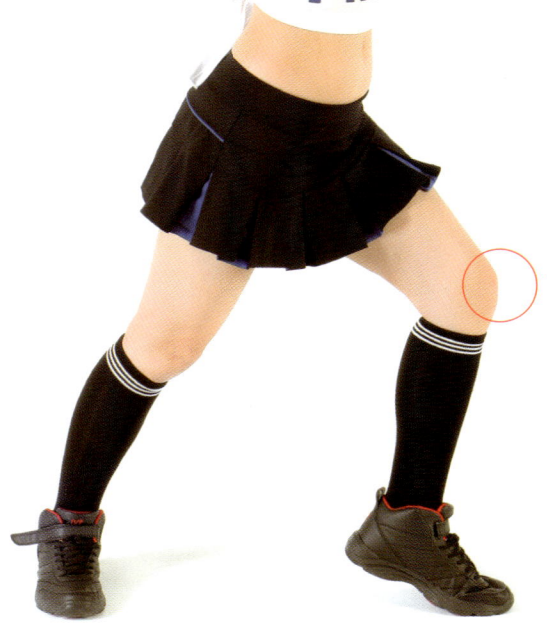

팔꿈치를 뒤로 밀어주세요

상체를 앞으로 늘려주세요

무릎을 구부려주세요

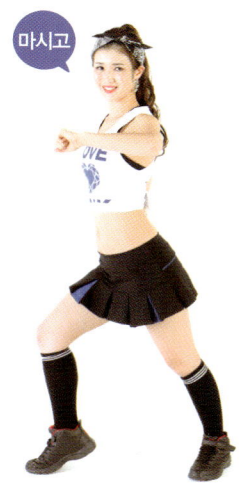

Step 01 오른발을 오른쪽으로 두 번 왼발을 왼쪽으로 두 번씩 힙을 위로 밀면서 가볍게 스텝 합니다.

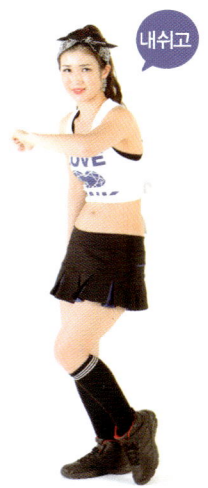

Step 02 방향을 바꿀 때 마지막 스텝한 다리를 레그컬(무릎을 구부린 동작) 해줍니다.

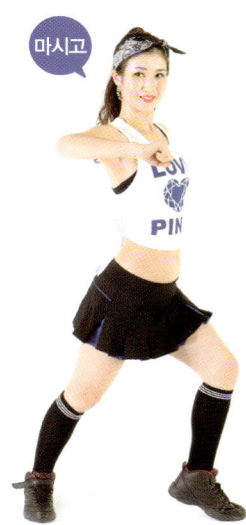

Step 03 팔은 오른쪽으로 갈 때 왼팔을 두 번 당기면서 팔(상완근)운동 해줍니다.

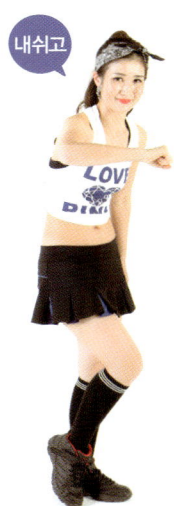

Step 04 반대쪽은 반대 쪽 팔로 반복해 주시면 됩니다.

part 2 >> 다이어트댄스

1. 에어로빅　　Aerobics　162
2. 줌바댄스　　Zumba Dance　174
3. 벨리댄스　　Belly Dance　186
4. 라인댄스　　Line Dance　204
5. 힙합댄스　　Hip Hop Dance　212

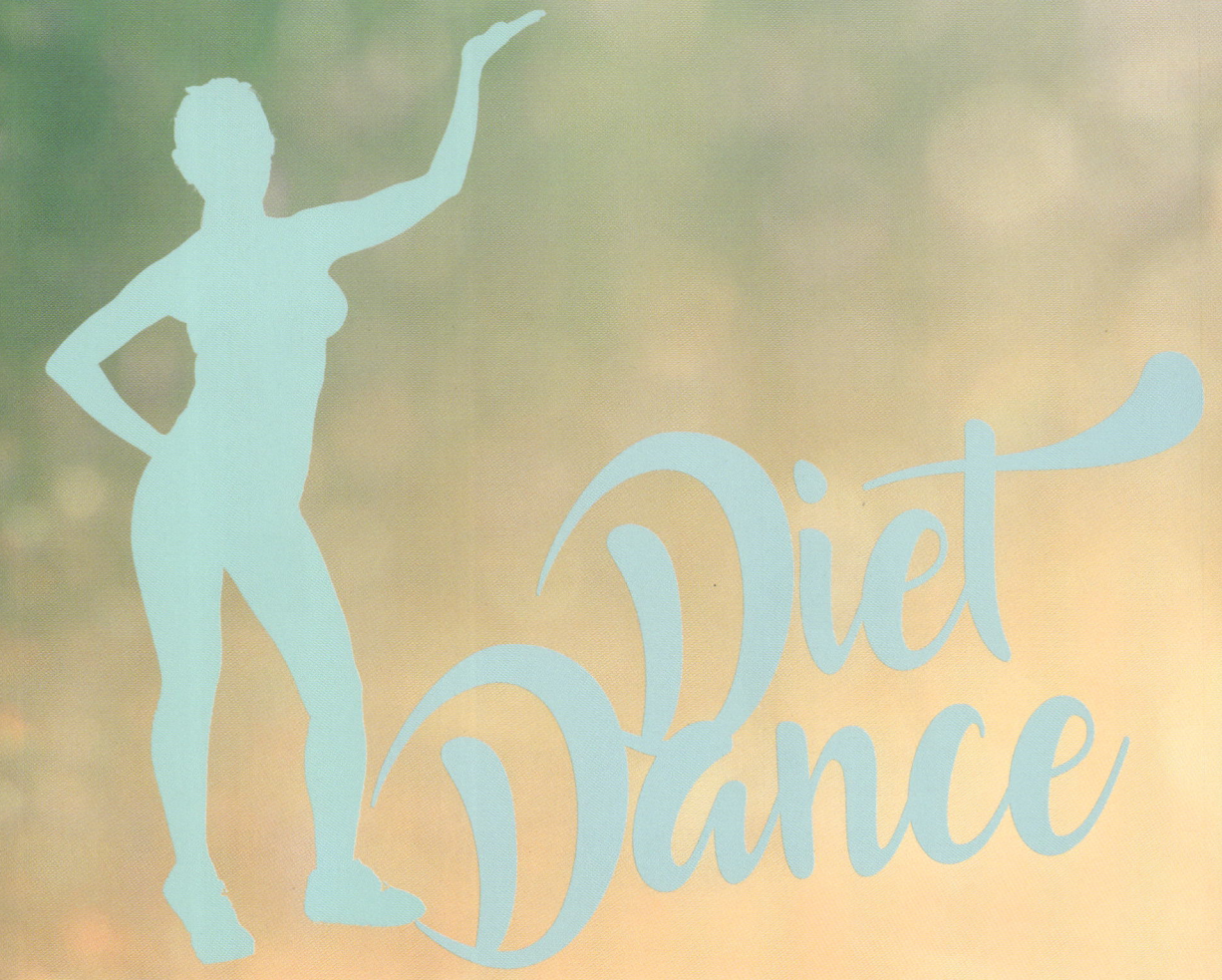

여성의 몸을 가장 아름답게 만드는 춤 벨리댄스

벨리댄스로 아름다운 몸매를 가꿀 수 있도록 돕습니다.

벨리댄스 워밍업, 스트레칭, 쿨다운, 벨리댄스의 부위별 동작과 효과 등 모든 것을 담았습니다.

벨리댄스는 복부를 주로 쓰는 움직임들로 장기를 보호해 주고

강화시켜 주는 효과도 있으며 어깨와 히프를 격렬하게 흔들고,

팔과 다리로 아름다운 선을 만들며 턴을 하는 동작들이 많아 적은 공간에서도

상당한 에너지를 소모할 수 있는 전신운동이 되는 춤입니다.

벨리댄스 Belly Dance

1. 힙 범프 Hip Bump 188
2. 립 케이지 슬라이드 Rib Cage Slide 190
3. 립 케이지 써클 Rib Cage Circle 192
4. 힙 드롭/리프트 Hip Drop/Lift 194
5. 마야 Maya 196
6. 힙 트위스트 Hip Twist 198
7. 슈미 Shimme 200

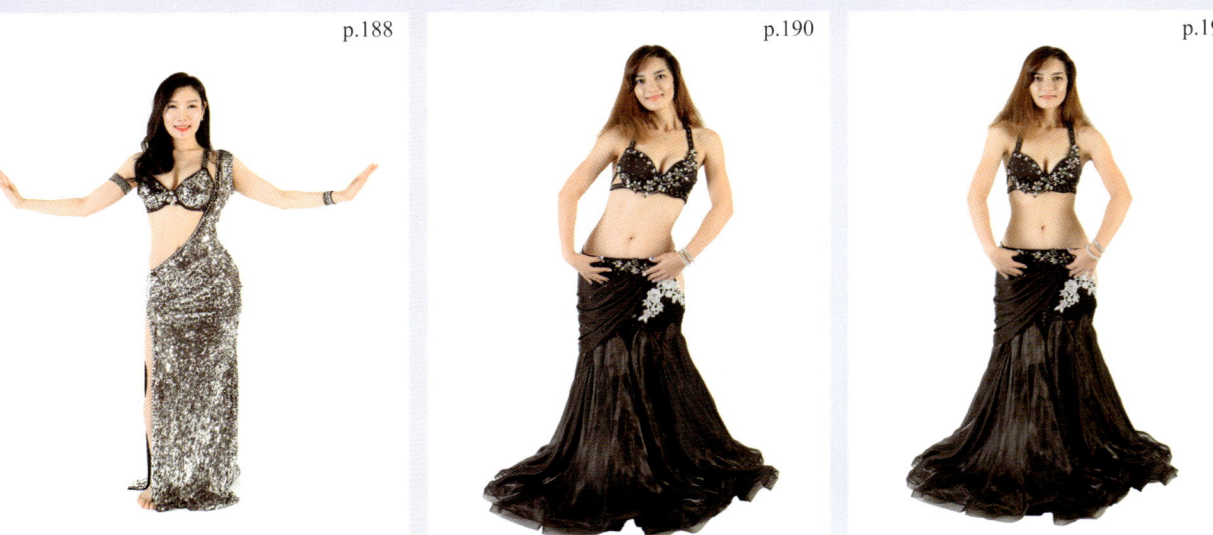

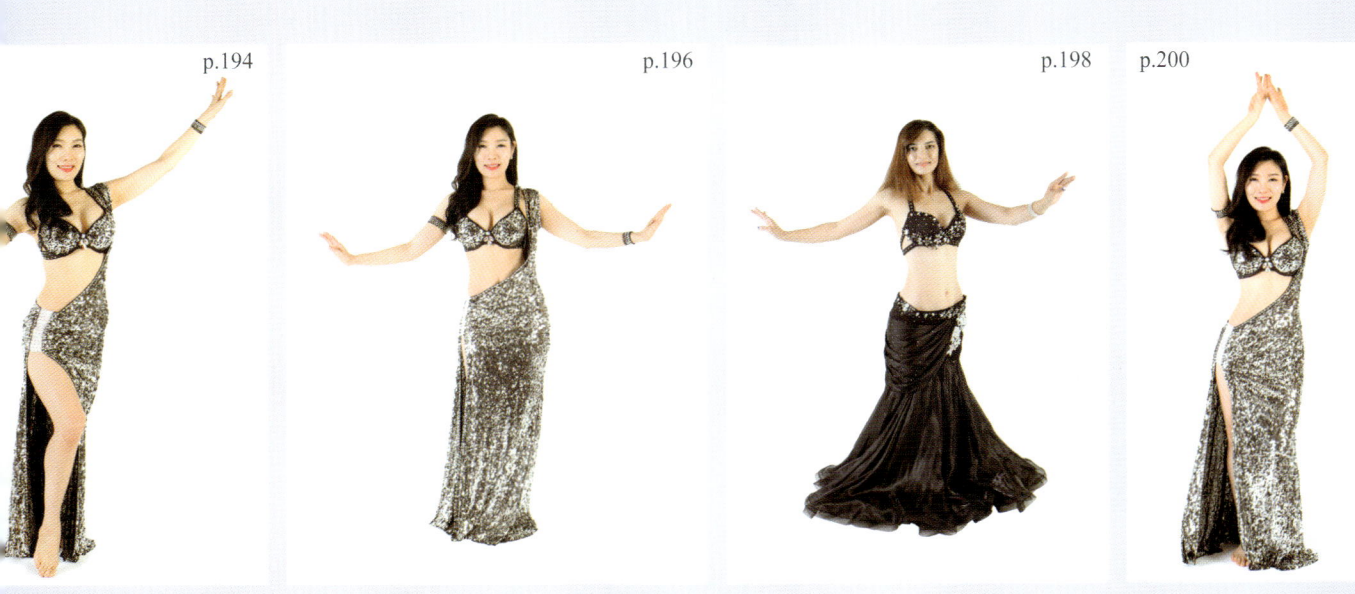

part 2. 댄스 187

벨리댄스

01 힙범프(Hip Bump)

- 난이도
- 효능 및 효과 - 골반의 힘을 길러 하체와 옆구리의 군살을 제거해줍니다.
- 주의사항 - 무릎을 이용하여 골반을 밀어줍니다.
- 배경음악 - sic sec soc
- 동 영 상 ▶YouTube 정기윤 요가&댄스(예스미디어)

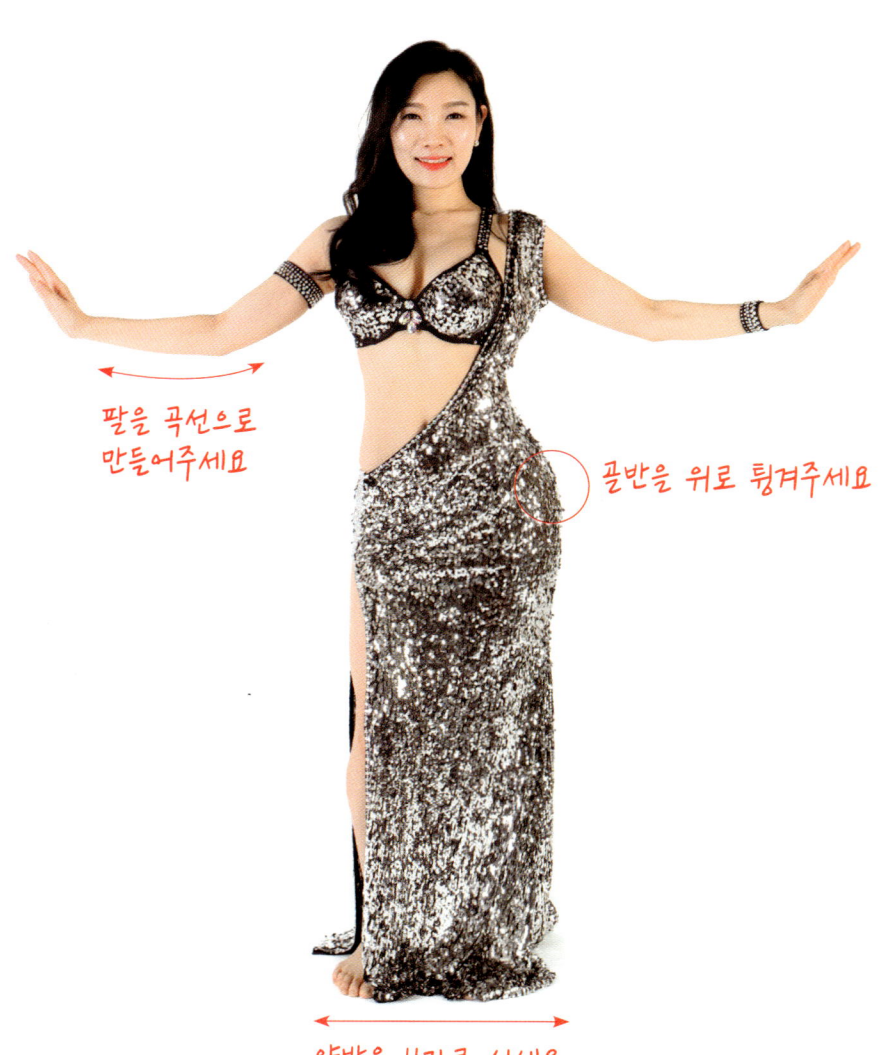

팔을 곡선으로 만들어주세요

골반을 위로 튕겨주세요

양발을 11자로 서세요

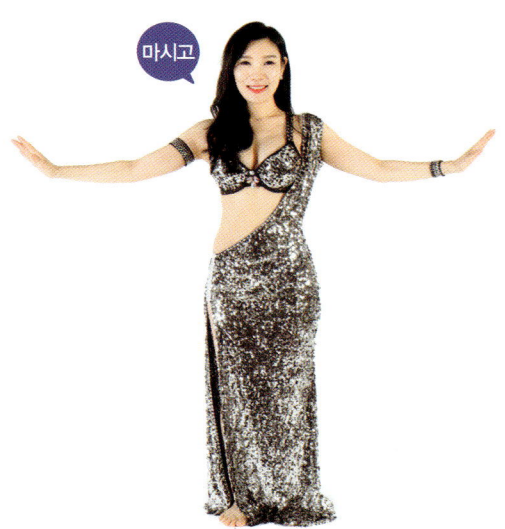

Step 01 양발은 골반넓이로 벌려서 섭니다.

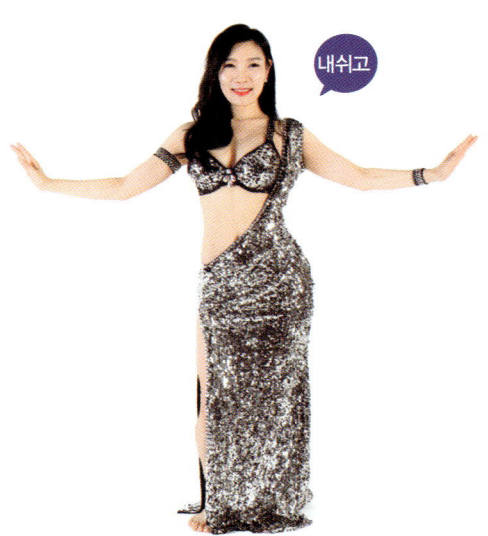

Step 02 양팔은 벌려서 허리옆선에 위치합니다.

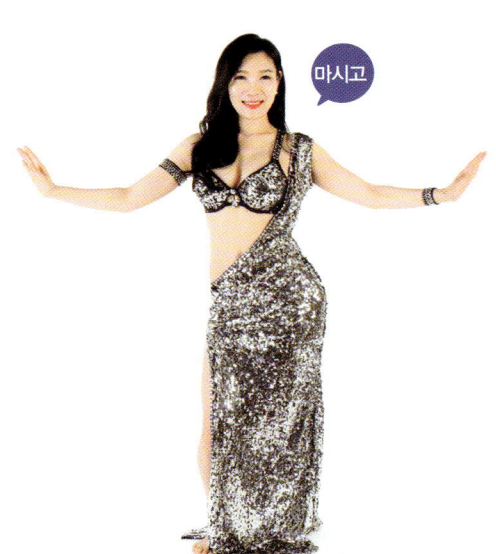

Step 03 골반을 오른쪽으로 위로 쳐올리듯이 강하게 쳐줍니다.

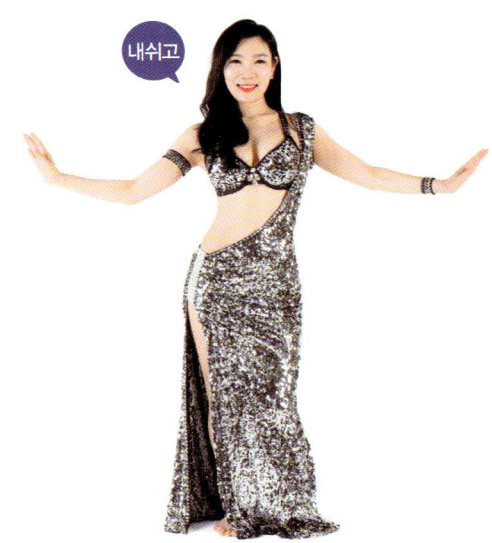

Step 04 왼쪽도 같이 반복하며 속도를 더 빠르게 합니다.

벨리댄스

chapter 02 립퀘이지 슬라이드(Rib Cage Slide)

- **난이도** 🧘 🧘 🧘
- **효능 및 효과** - 상체를 좌우로 움직여 옆구리 라인을 아름답게 합니다.
- **주의사항** - 골반은 움직이지 않도록 고정시킵니다.
- **배경음악** - sic sec soc
- **동 영 상** ▶ YouTube 정기윤 요가&댄스(예스미디어)

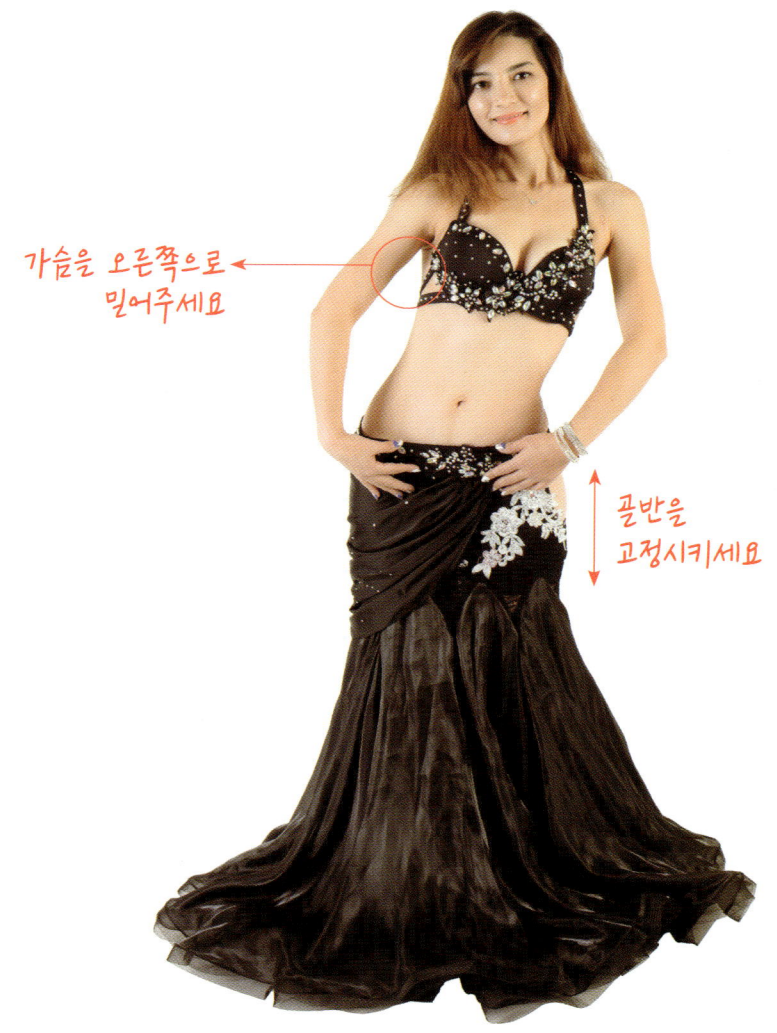

가슴을 오른쪽으로 밀어주세요

골반을 고정시키세요

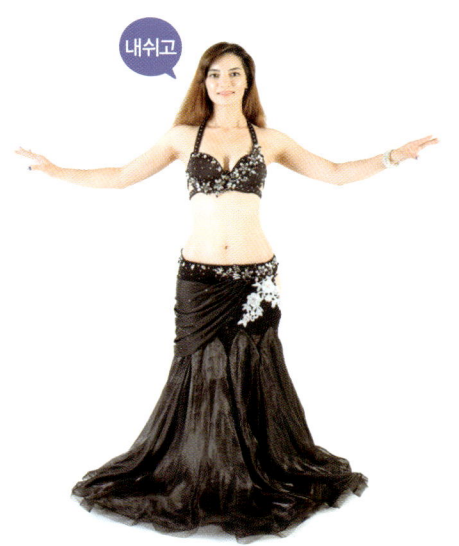

Step 01 양발은 어깨 넓이 만큼 벌려서 섭니다.

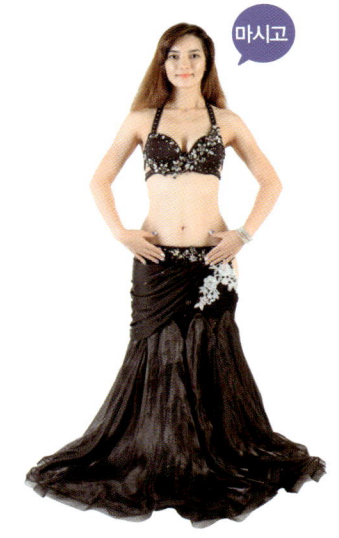

Step 02 양손은 골반위에 올려놓습니다.

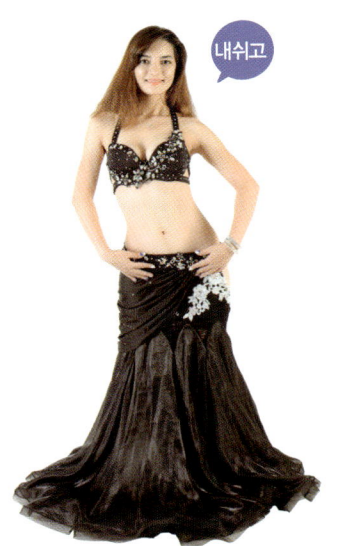

Step 03 골반은 고정시킵니다. 상체를 오른쪽으로 이동시켜줍니다.

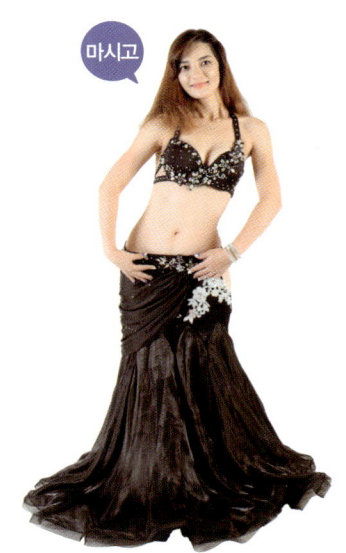

Step 04 상체를 좌우 수평으로 이동시켜줍니다.

벨리댄스

chapter 03 립 퀘이지 써클(Rib Cage Circle)

- **난이도** ▲▲▲
- **효능 및 효과** - 상체를 좌우로 움직여 등, 허리, 복부 힘을 길러주며 상체 라인을 아름답게 만들어줍니다.
- **주의사항** - 골반 움직이지 않게 고정시켜줍니다.
- **배경음악** - sic sec soc
- **동 영 상** ▶ YouTube 정기윤 요가&댄스(예스미디어)

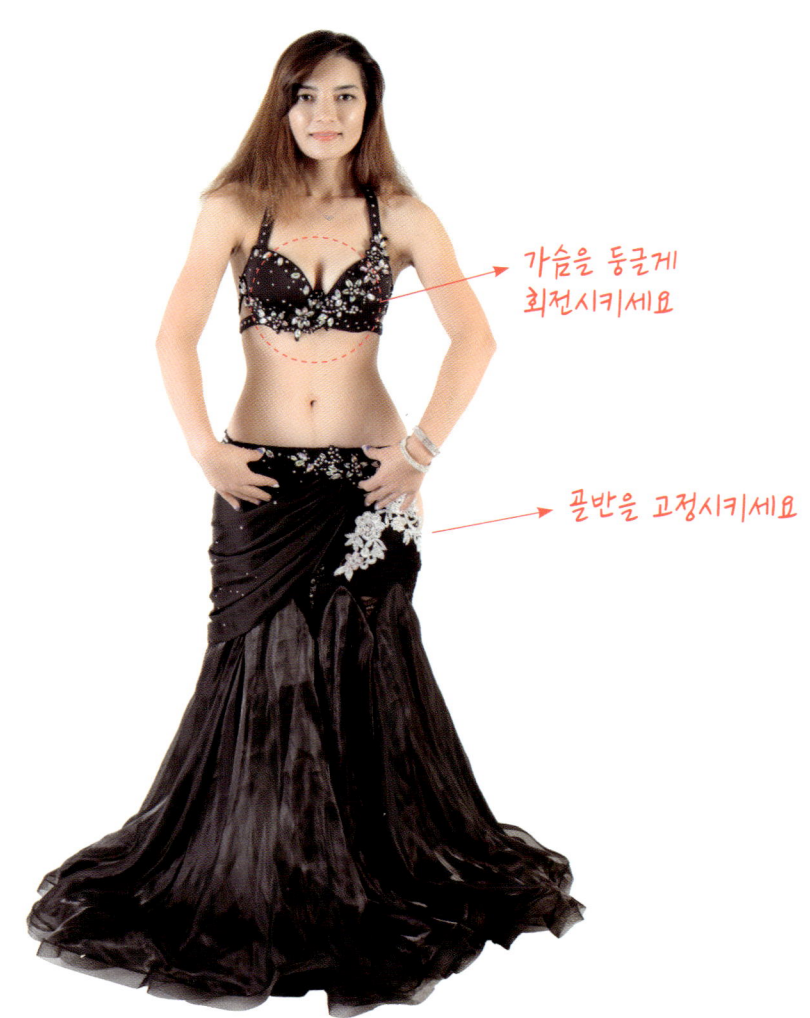

가슴을 둥글게 회전시키세요

골반을 고정시키세요

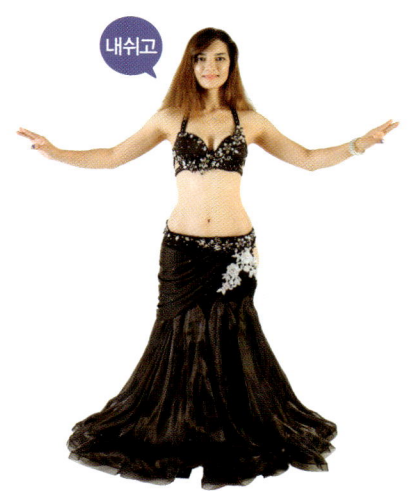

Step 01 양발은 골반 넓이 만큼 벌려서 섭니다.

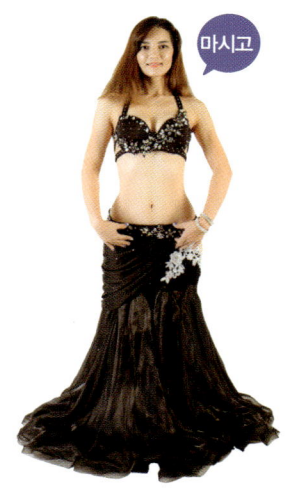

Step 02 양손은 골반위에 올려놓고 골반을 고정시킵니다.

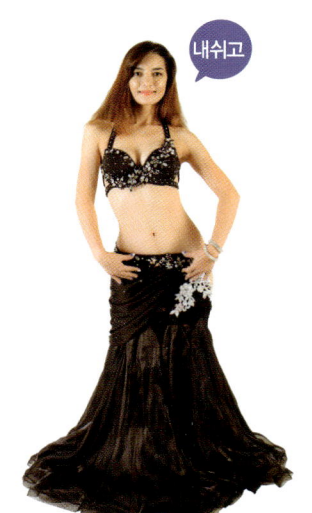

Step 03 상체를 앞, 오른쪽옆, 뒤, 왼쪽 옆으로 둥글게 회전시켜줍니다.

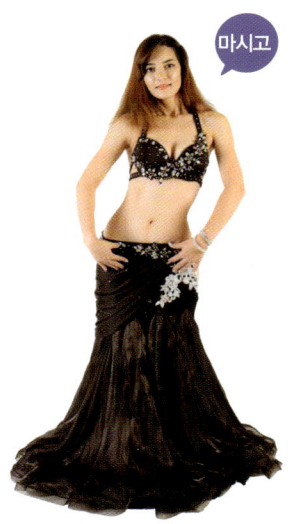

Step 04 왼쪽 편은 앞, 왼쪽옆, 뒤, 오른쪽 옆으로 회전합니다.

벨리댄스

04 힙 드롭/리프트(Hip Drop/Lift)

- **난이도**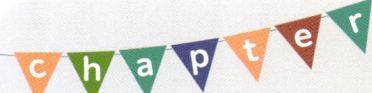
- **효능 및 효과** - 엉덩이 괄약근을 조아주며 허벅지 안쪽 근육을 사용하여 허벅지안쪽 내전근을 강화해서 여성을 더욱 아름답게 합니다.
- **주의사항** - 상체가 흔들리지 않게 다리에 힘을 주어 골반을 움직입니다.
- **배경음악** - sic sec soc
- **동 영 상** ▶ YouTube 정기윤 요가&댄스(예스미디어)

팔을 부드러운 곡선으로 만드세요

복부를 수축시키세요

발끝을 포인하세요

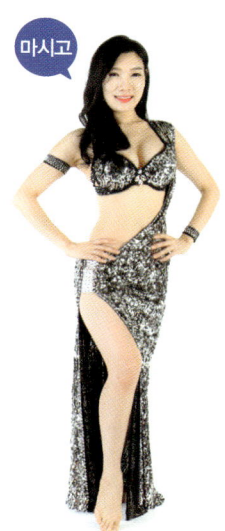
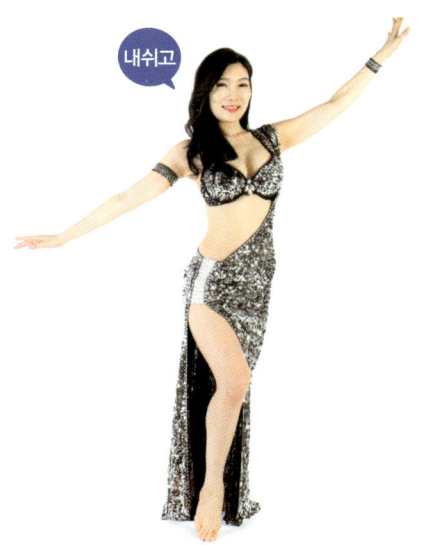

Step 01 힙 드롭 : 오른쪽 발바닥은 바닥에 붙이고 무릎을 살짝 구부린다.

Step 02 왼쪽발은 오른쪽발 보다 한발 앞에 두어 엄지발가락으로 서 있는 포인트 자세를 만들어 줍니다.

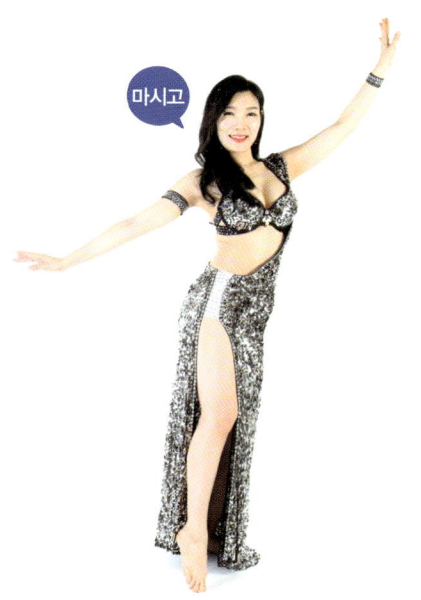
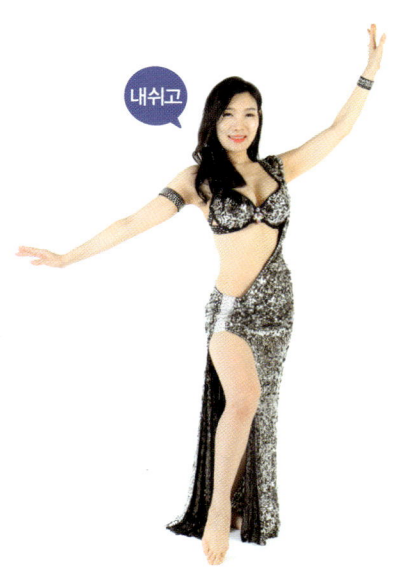

Step 03 왼쪽 힙만을 들어 올립니다.

Step 04 올려진 왼쪽 힙을 아래로 힘차게 쳐 내려줍니다.

벨리댄스

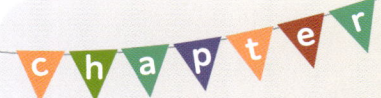

05 마야 (Maya)

- 난이도
- 효능 및 효과 - 내외 복사근, 요방형근, 골반저근육, (골반과 치골을 연결하는 작고 단단한 근육)을 운동시켜 허리와 골반교정 및 고관절 유연성을 증진한다.
- 주의사항 - 양발을 모으고 서야 예쁜동작이 됩니다.
- 배경음악 - Tarkan 'Kiss Kiss'
- 동 영 상 ▶ YouTube 정기윤 요가&댄스(예스미디어)

겨드랑이 안쪽에
주먹하나가 들어갈
정도로 벌려주세요

양팔은 곡선이 되도록
양옆으로 펴주세요

무릎을 살짝 구부리세요

양발을 골반넓이만큼 벌리세요

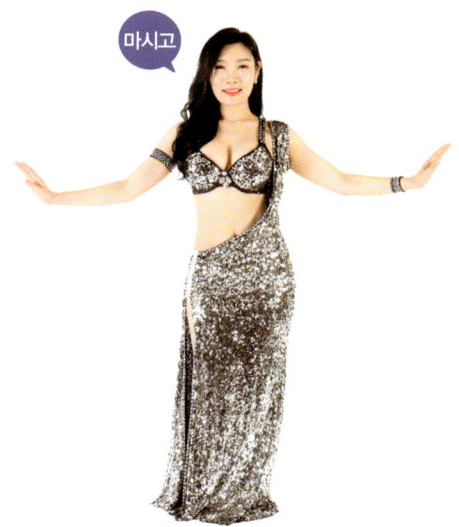

Step 01 양발을 모으고 바르게 섭니다.

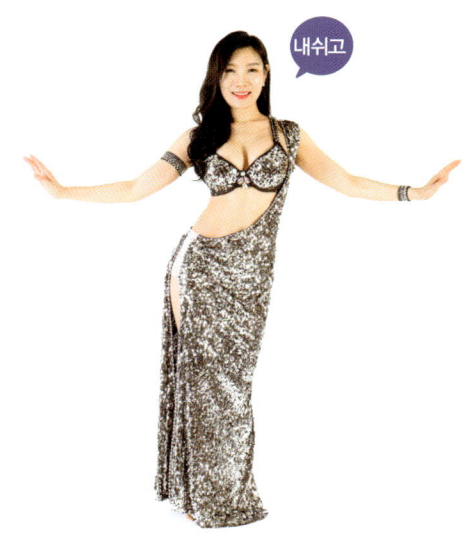

Step 02 오른쪽 골반을 위-바깥-아래-안 순서대로 사각형으로 골반을 움직입니다.

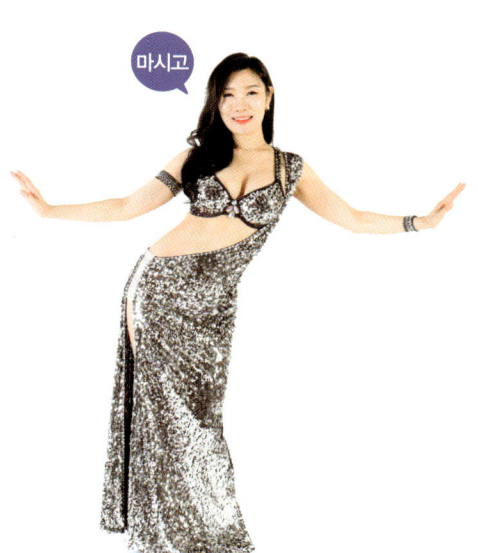

Step 03 이 동작을 안에서 바깥으로 원을 그리듯이 부드럽게 연결합니다.

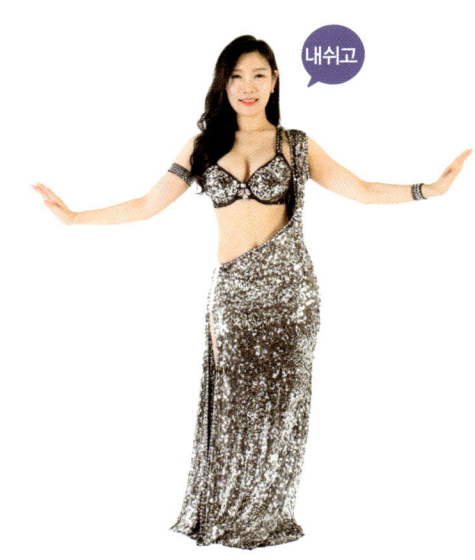

Step 04 동작을 하면서 눕혀진 8자 모양을 만들어줍니다.

벨리댄스

chapter 06 힙 트위스트(Hip Twist)

- 난이도
- 효능 및 효과 - 옆구리의 군살을 제거해주고 복부근육을 강화하는데 효과적입니다.
- 주의사항   - 상체는 흔들리지 않도록 고정시킵니다.
- 배경음악   - Tarkan 'Kiss Kiss'
- 동 영 상   ▶YouTube 정기윤 요가&댄스(예스미디어)

겨드랑이 안쪽에 주먹하나가 들어갈 정도로 벌려주세요

양팔은 곡선이 되도록 양옆으로 펴주세요

양발을 골반넓이만큼 벌리세요

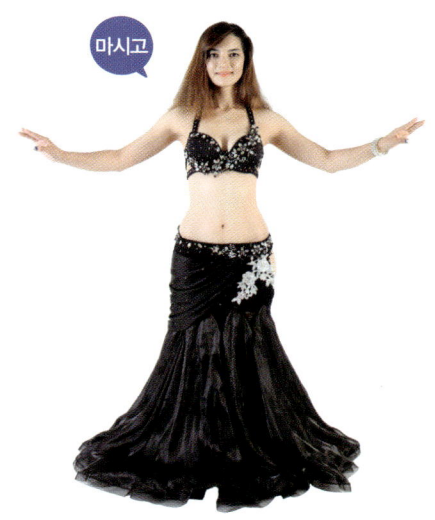

Step 01 양발은 11자로 바르게 섭니다.

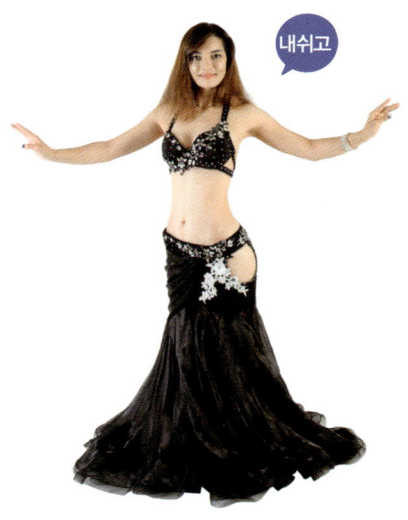

Step 02 엉덩이에 힘을 주고 가슴을 들어올려 기본자세를 취합니다.

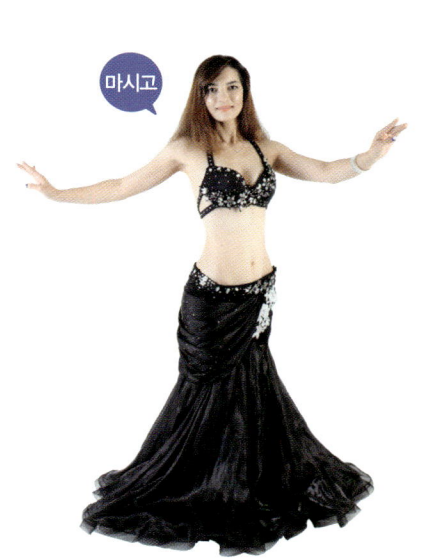

Step 03 배꼽을 좌우로 움직입니다.

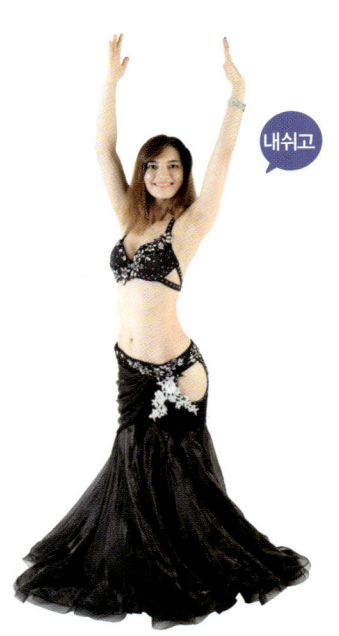

Step 04 상체가 흔들리지 않도록 하고, 골반을 빠르게 좌우로 흔들어줍니다.

벨리댄스

07 슈미(Shimme)

- 난이도
- 효능 및 효과 - 무릎을 빠르게 움직여 전신을 진동시켜 군살을 제거해줍니다.
- 주의사항 - 몸에 힘을 빼고 실시합니다.
- 배경음악 - Tarkan 'Kiss Kiss'
- 동 영 상 ▶ YouTube 정기윤 요가&댄스(예스미디어)

양 손등을 붙이세요

부드러운 곡선을 만드세요

양발을 골반넓이만큼 벌리세요

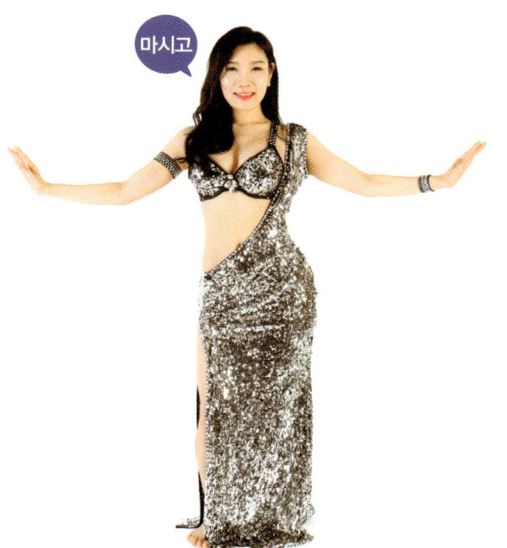

Step 01 양발은 주먹이 하나 들어갈만큼 벌려 섭니다.

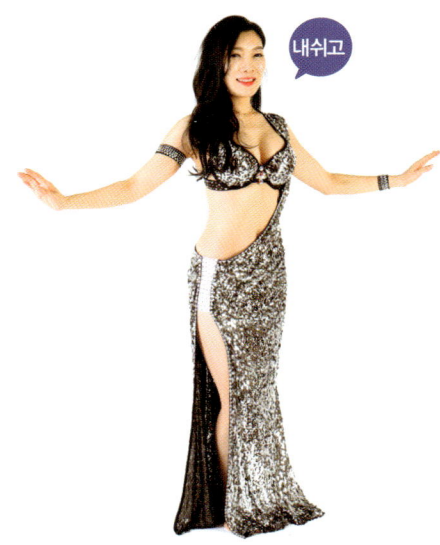

Step 02 무릎을 앞뒤로 천천히 움직입니다.

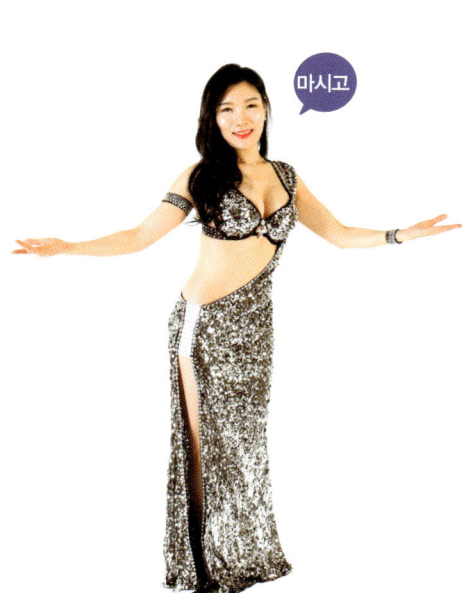

Step 03 무릎을 앞뒤로 빠르게 움직여 배꼽이 빠르게 떨리도록 합니다.

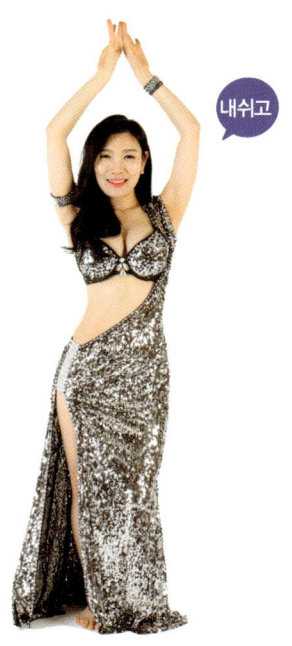

Step 04 몸에 서서히 힘을 빼고 더욱더 빠르게 바이브레이션 해줍니다.

part 2 >> 다이어트댄스

1. 에어로빅　　Aerobics　162
2. 줌바댄스　　Zumba Dance　174
3. 벨리댄스　　Belly Dance　186
4. 라인댄스　　Line Dance　204
5. 힙합댄스　　Hip Hop Dance　212

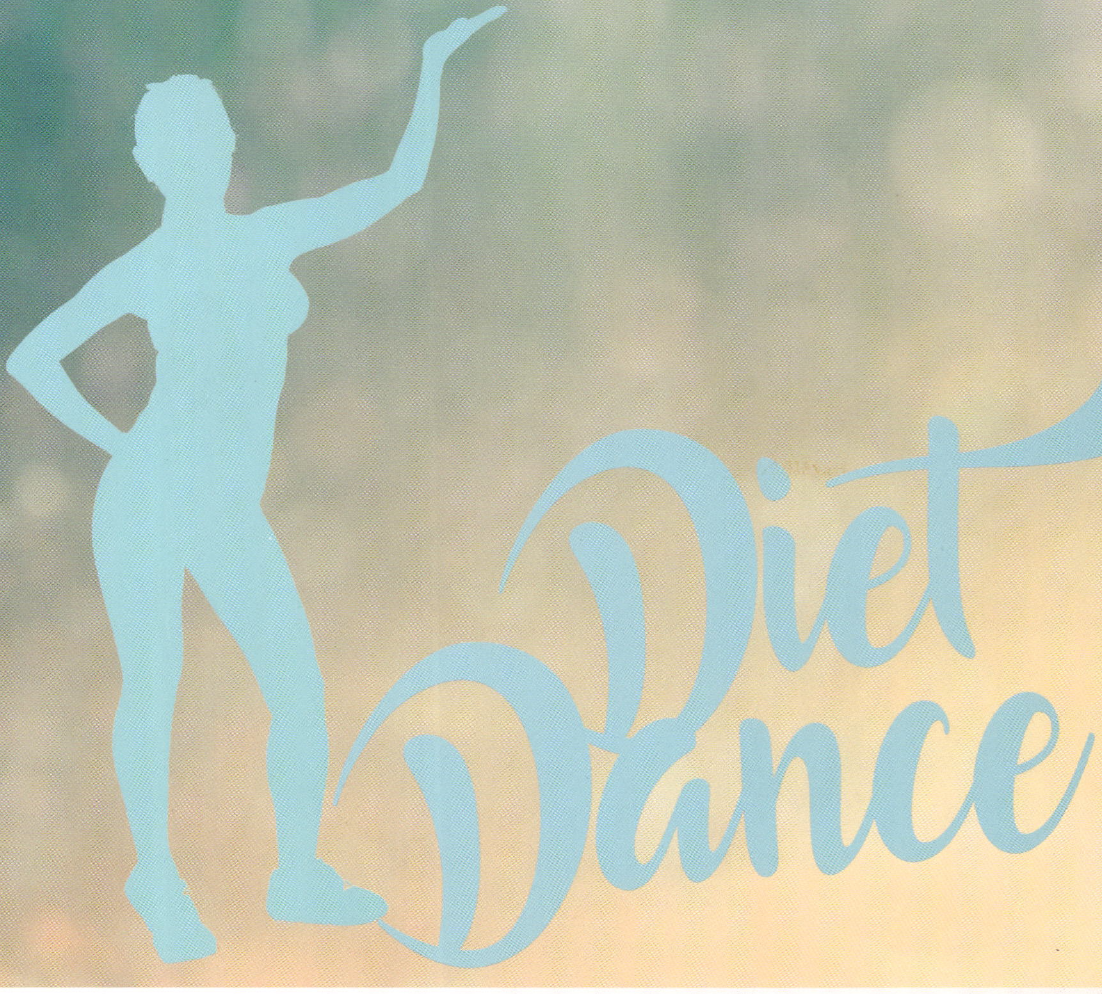

남녀노소 누구나 쉽게 할 수 있는 라인댄스

여러 사람이 줄을 지어 추는 춤을 말합니다.

특별한 파트너 없이 앞줄과 옆줄의 라인을 만들어 추는 선무(線舞)라고 할 수 있습니다.

동서남북의 4방향으로 몸을 전환하여 정해진 루틴에 따라 추는 것이 특징입니다.

다른 춤에 비해 배우기 쉽고, 심장과 관절 등에 큰 무리를 주지 않아서

서구를 중심으로 그 인기가 높아지고 있으며 아시아에서도 관심이 날로 커지고 있습니다.

라인댄스

1. 초급과정 (one way tiket) 206
2. 중급과정 (africa bum bum) 208

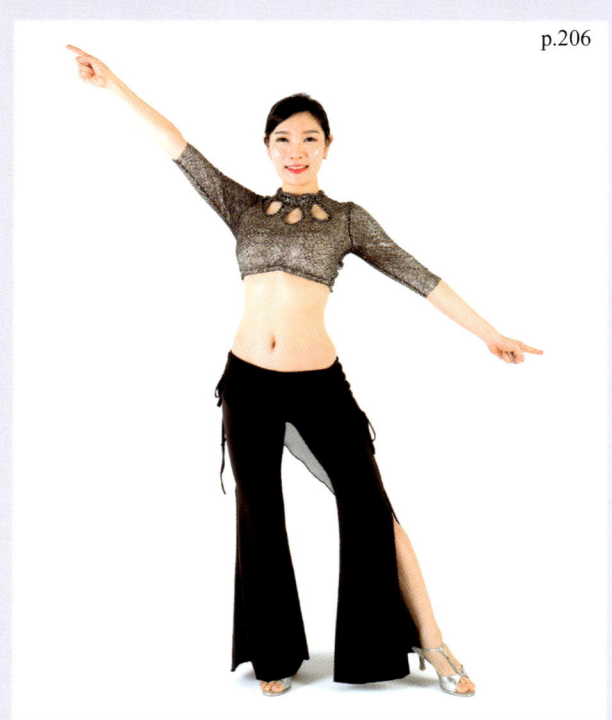

p.206

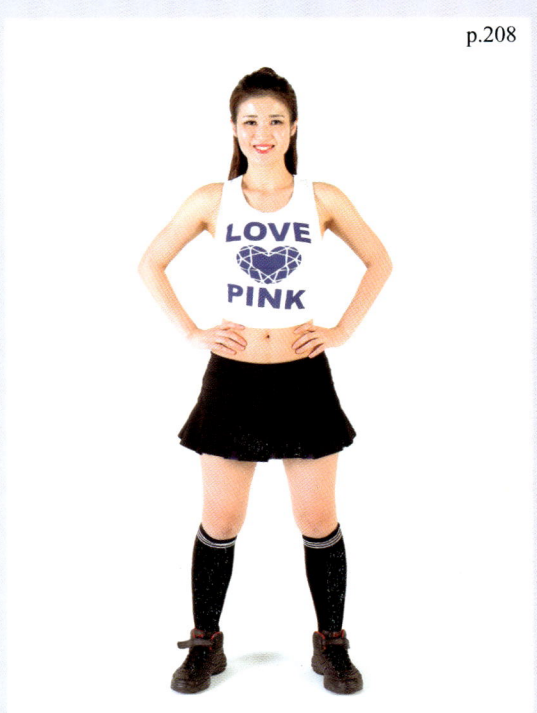

p.208

라인댄스

chapter 01 초급과정(one way tiket)

- 난이도 🧘
- 효능 및 효과 - 팔과다리의 협응 으로 유산소운동 효과가 있습니다.
- 주의사항   - 팔을 쭉 펴서 라인을 아름답게 합니다.
- 배경음악   - One Way Ticket
- 동 영 상   ▶ YouTube 정기윤 요가&댄스(예스미디어)

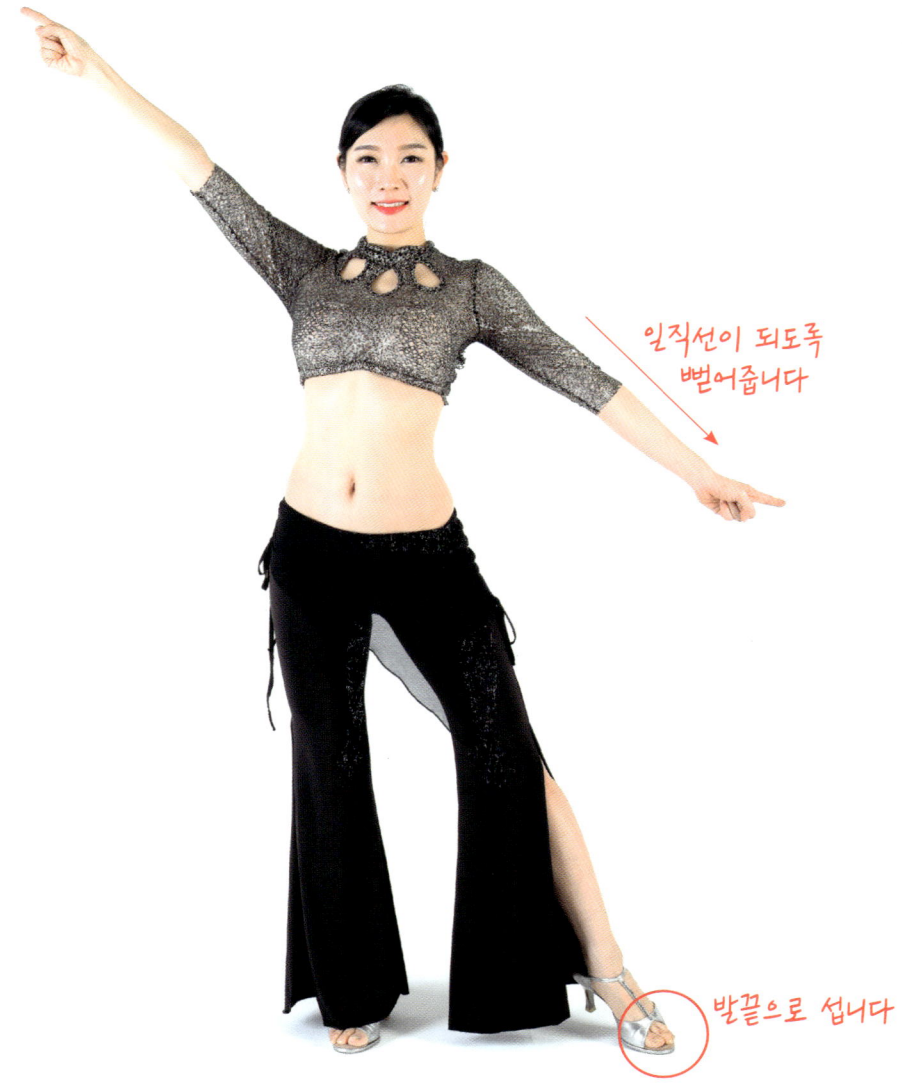

일직선이 되도록 뻗어줍니다

발끝으로 섭니다

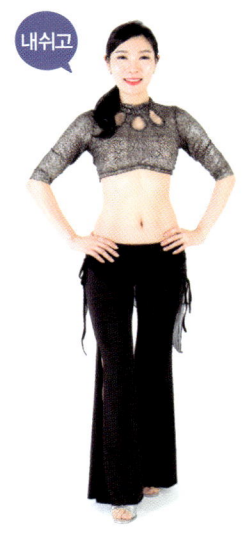

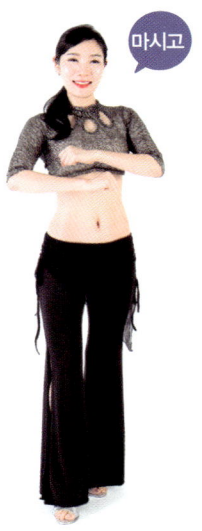

Step 01 포워드 스텝으로 앞으로 네걸음 걸으며

Step 02 손목을 돌리고 네박 에서 사선으로 펴줍니다. 백워드 스텝으로 뒤로 걷습니다. 이때 팔동작도 같은 방법으로 합니다.

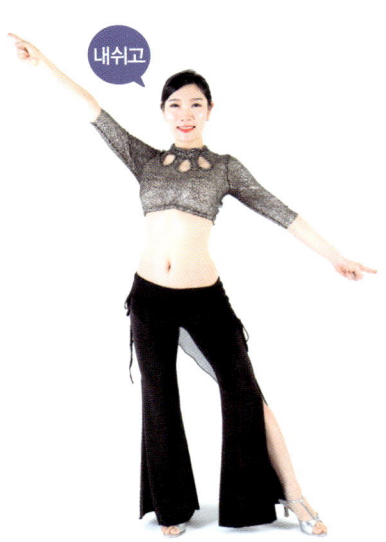

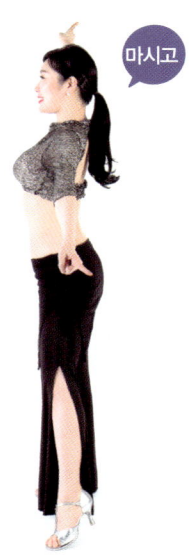

Step 03 재즈워크로 걸으며 팔을 쭉 뻗어줍니다.

Step 04 동서남북 네 방향으로 돌면서 동작을 반복합니다.

음악은 one way tiket 에 맞추어서 합니다.

라인댄스

chapter 02 중급과정(africa bum bum)

- 난이도 🧘🧘
- 효능 및 효과 - 팔과 다리를 협응 하여 유산소운동 효과가 있습니다.
- 주의사항   - 턴을 할 때 발목에 무리가 가지 않도록 합니다.
- 배경음악   - Africa bum bum
- 동 영 상   ▶ YouTube 정기윤 요가&댄스(예스미디어) 🔍

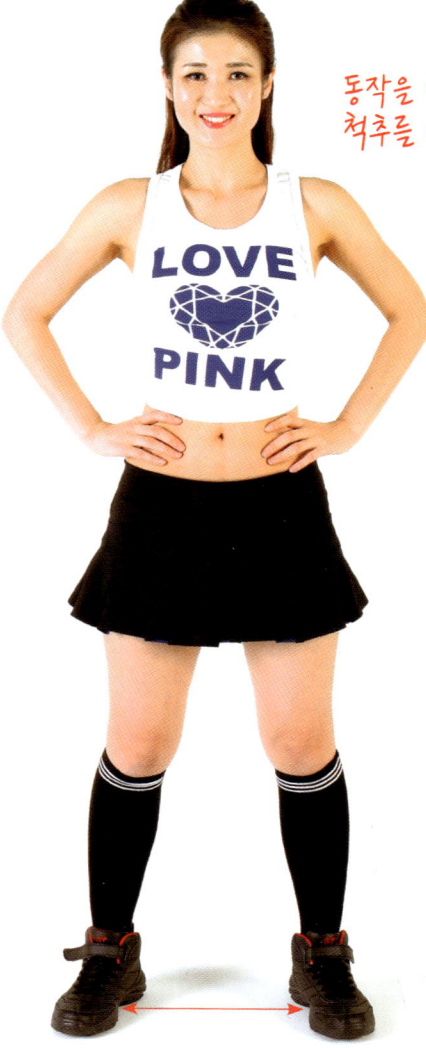

동작을 할 때 어깨를 활짝열고 척추를 바로 펴서 실시하세요.

양발은 어깨넓이로 벌려주세요.

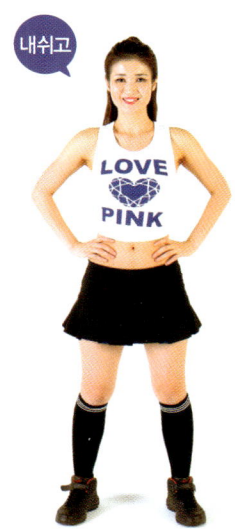

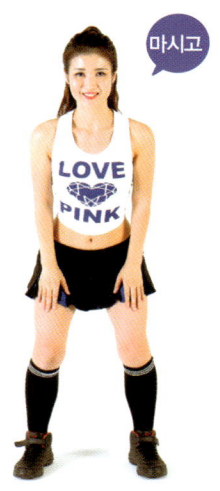

Step 01 투스텝하며 좌우로 움직입니다.

Step 02 이때 손은 무릎 두 번 박수 두 번 칩니다.

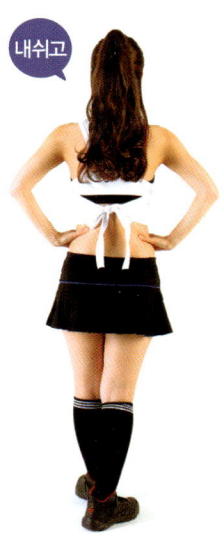

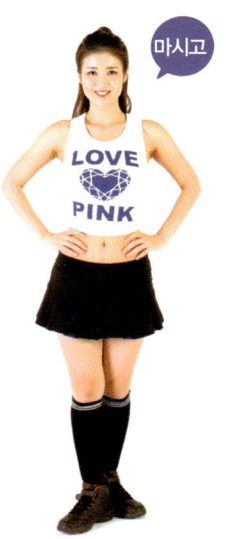

Step 03 전진 후진 스텝하며 방향을 108도 회전합니다.

Step 04 1번동작과 같은 동작을 반복하고 ,투스텝 턴2회 재즈워크 다시 투스텝 턴 하며 방향을 다시 180도 회전합니다.

part 2 >> 다이어트댄스

1. 에어로빅   Aerobics   162
2. 줌바댄스   Zumba Dance   174
3. 벨리댄스   Belly Dance   186
4. 라인댄스   Line Dance   204
5. 힙합댄스   Hip Hop Dance   212

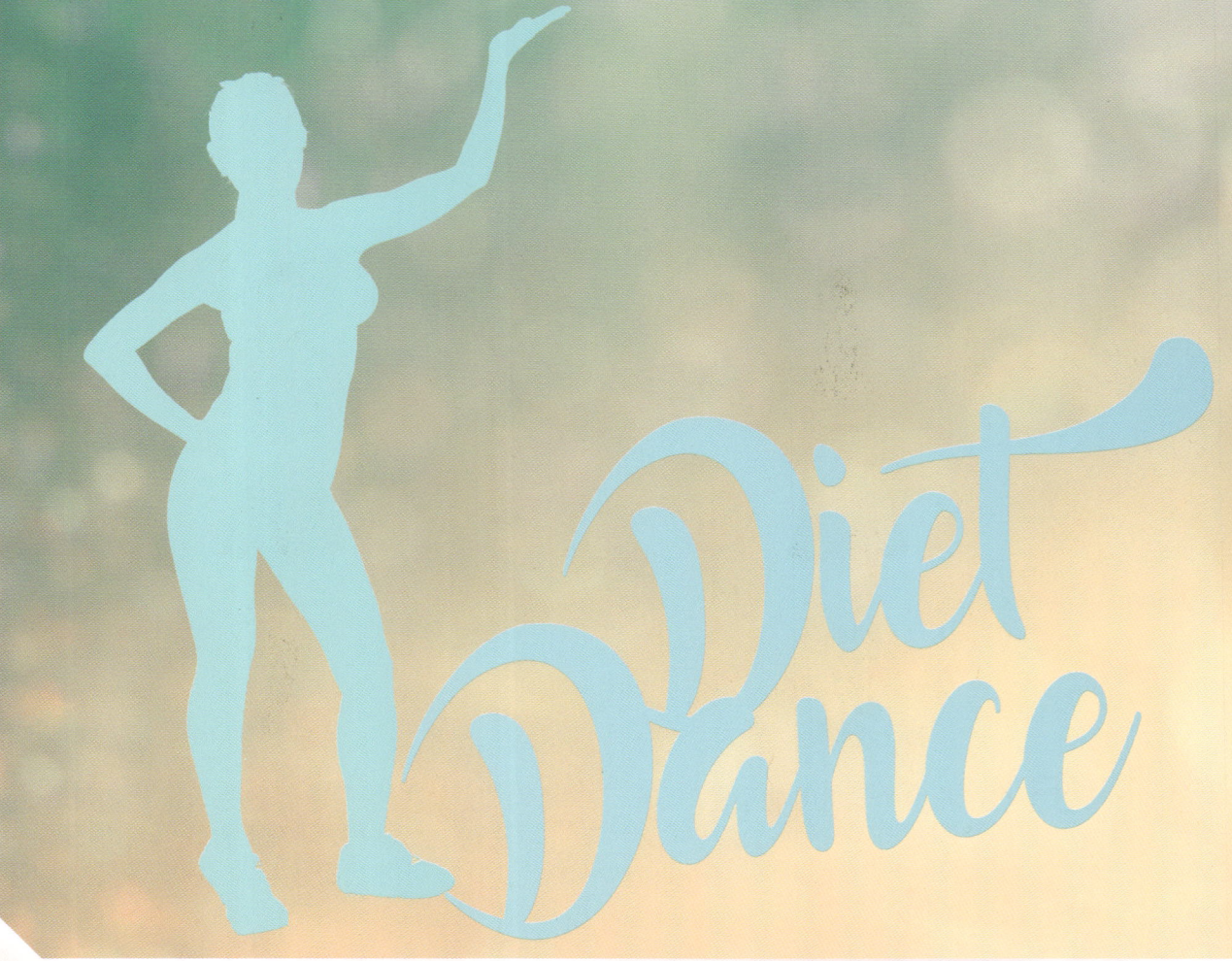

내 안에 강렬함을 이끌어내는 힙합댄스

도시 젊은이들 사이에서 유행한 다양한 형식의 스트리트 댄스를 포괄하는 개념입니다.

힙합댄스에는 로킹(locking), 파핑(popping), 일렉트릭 부걸루(electric boogaloo) 같은

펑크 스타일(funk styles)의 춤과 비보잉(b-boying), 크럼핑(krumping) 등이 포함됩니다.

때로 힙합 댄스는 힙합 음악이나 강한 비트,

빠른 템포의 흑인음악에 맞춰 추는 스트리트 댄스를 지칭하기도 합니다.

힙합댄스

1. 바운스 Bounce 214
2. 웨이브 Wave 216

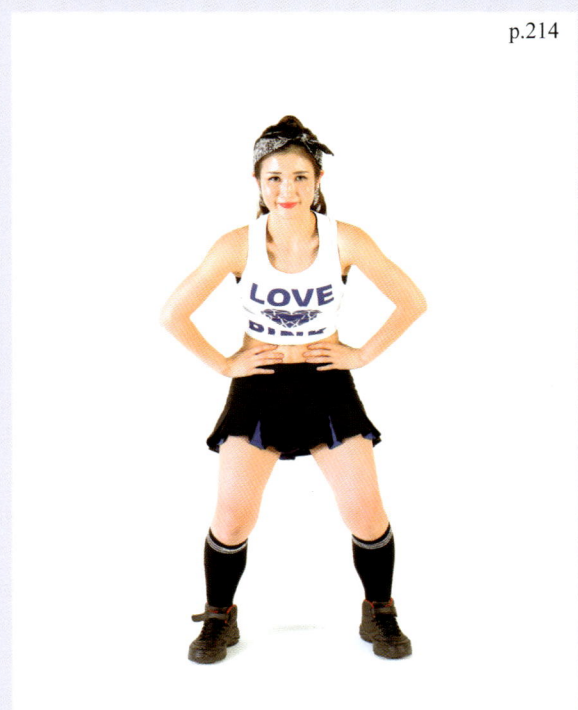

p.214

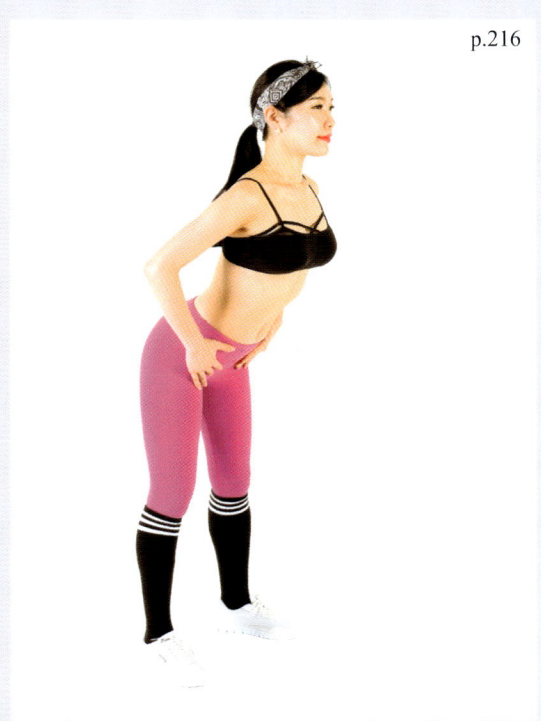

p.216

힙합댄스

chapter 01 바운스(Bounce)

- 난이도
- 효능 및 효과 - 가슴을 업 다운으로 움직여 복부의 근육을 길러줍니다.
- 주의사항 - 허리에 무리가지 않도록 주의합니다.
- 배경음악 - 타샤니 '경고'
- 동 영 상 ▶ YouTube 정기윤 요가&댄스(예스미디어)

가슴을 아래로 툭 떨어트리세요

무릎을 구부려주세요

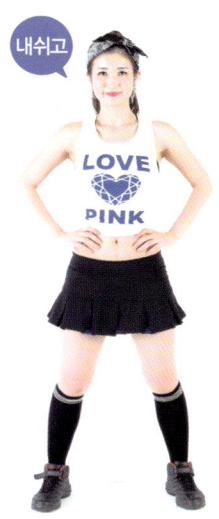

Step 01 다리는 어깨넓이로 벌려서 서고 무릎은 살짝 구부려줍니다.

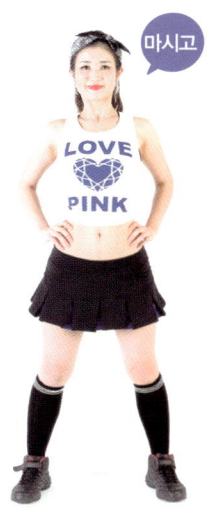

Step 02 가슴을 위로 올려줍니다.

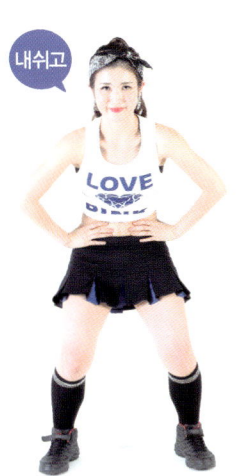

Step 03 가슴을 아래로 내려줍니다.

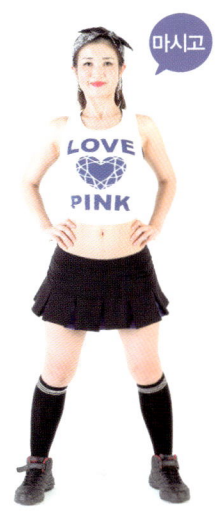

Step 04 가슴을 반복해서 업해줍니다.

힙합댄스

02 웨이브 (Wave)

- 난이도
- 효능 및 효과 - 허리를 유연하게 하고, 허리의 근력을 길러줍니다.
- 주의사항   - 초보자는 벽을 대고 하면 이해가 쉽습니다.
- 배경음악   - 미나 'Look'
- 동 영 상   ▶ YouTube 정기윤 요가&댄스(예스미디어)

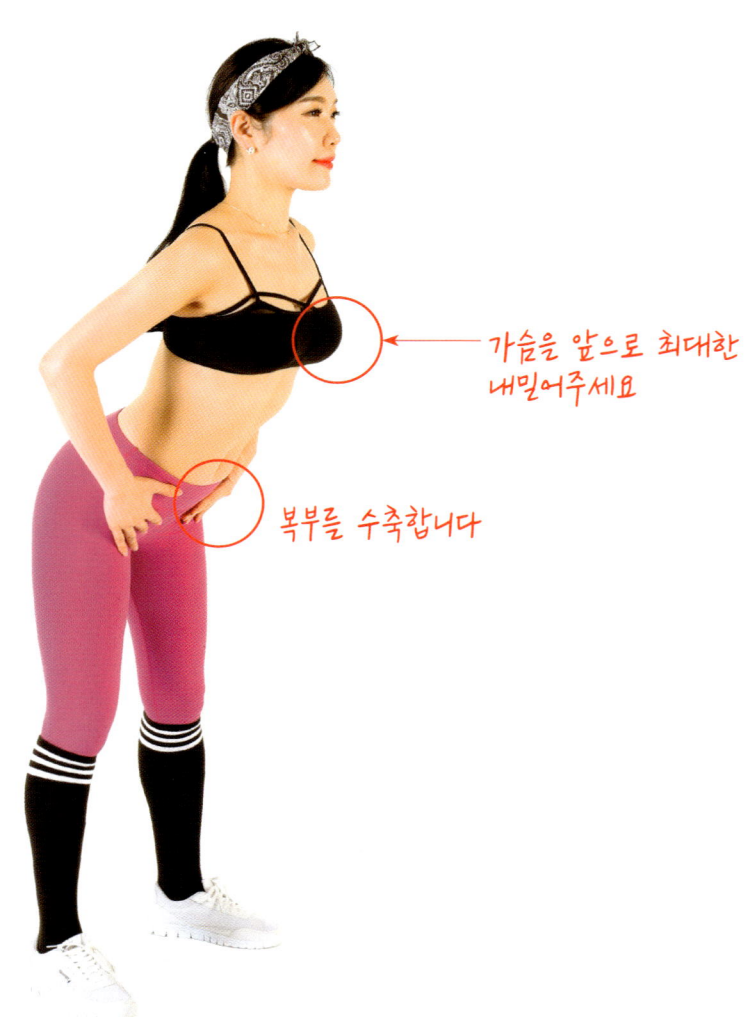

가슴을 앞으로 최대한 내밀어주세요

복부를 수축합니다

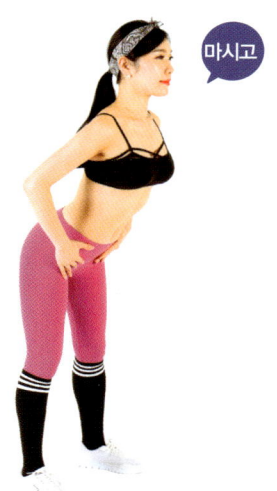

Step 01 양발은 11자로 서고, 양손은 골반옆에 붙입니다.

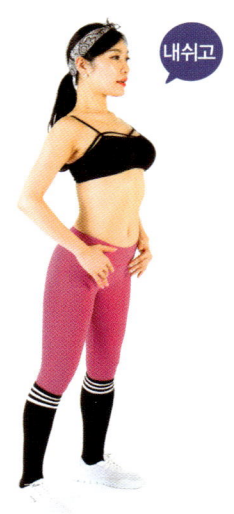

Step 02 머리-가슴-배-무릎 순서대로 내려옵니다.

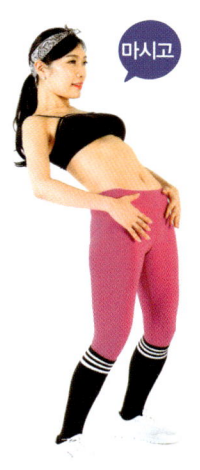

Step 03 벽이 있다고 상상하고 한 부위씩 벽을 대고 내려옵니다.

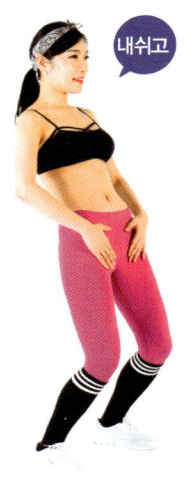

Step 04 머리-가슴-배-무릎 순서대로 동작을 연결하여 부드러운 S자 형태로 동작을 연결합니다.

Photo Gallery

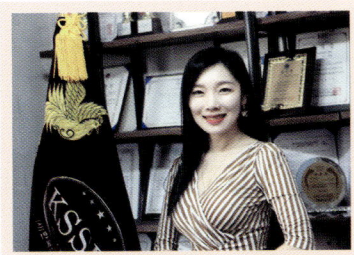
(사)한국스포츠과학지도자협회(KSSIA) 집무 모습

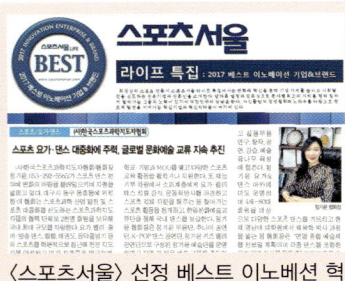
〈스포츠서울〉 선정 베스트 이노베이션 혁신 인물 대상 수상 보도기사

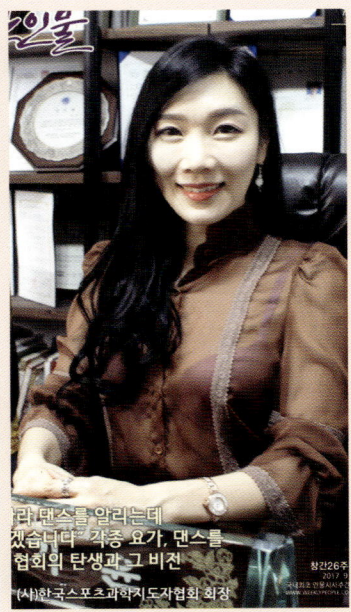

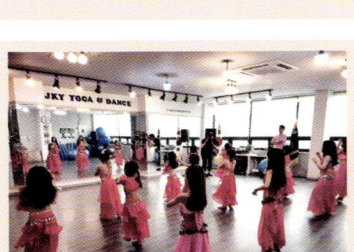
〈PHOTO KOREA〉 커버모델 및 인터뷰 기사 보도

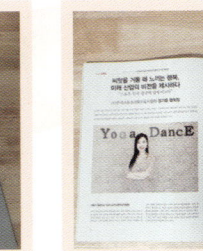
〈피플투데이〉 인터뷰 기사 보도

〈주간인물〉 커버모델 및 인터뷰 기사 보도

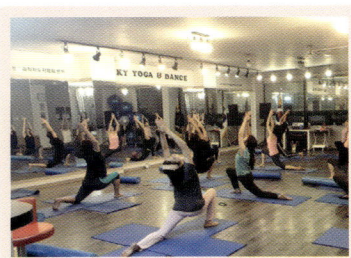
정기윤스타벨리공연단 뉴스 보도 촬영 장면

협회 본원 요가 수업 장면

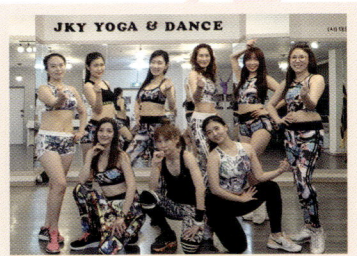
요가아사나 및 줌바댄스 시범단

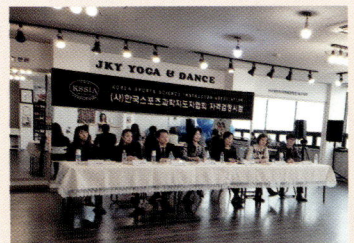
한국스포츠과학지도자협회 지도자 자격검정 시험 장면

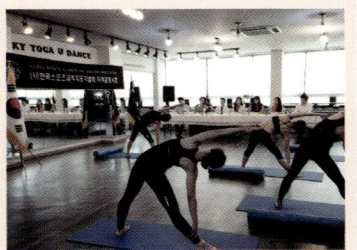
한국스포츠과학지도자협회 지도자 자격검정 시험 장면

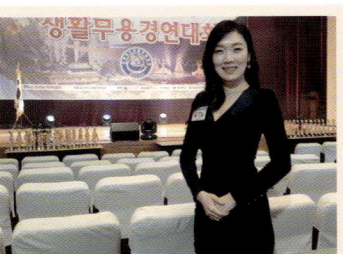
생활무용경연대회 심사위원 활동

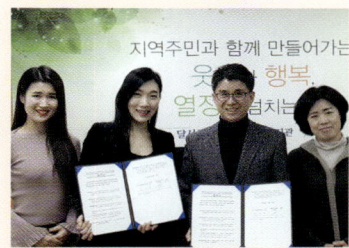
종합사회복지관과 교육문화사업 및 봉사활동 협약

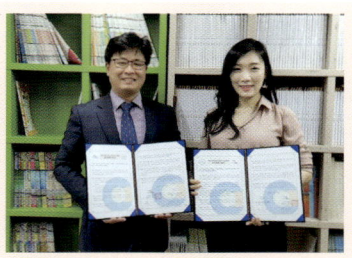
EBS잡스쿨과 진로교육 및 봉사활동 협약

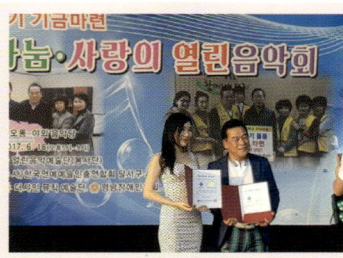
열린음악봉사단과 공연 봉사활동 협약

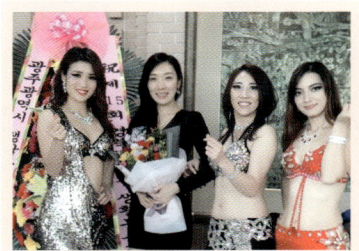
생활무용경연대회 심사위원 활동 및 대회 수상자와 기념사진

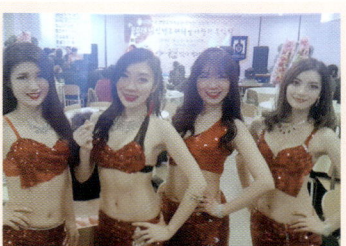
열린음악예술봉사단과의 공연 봉사활동

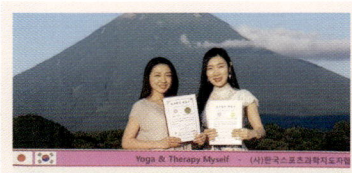
일본 〈치료요가 전문기업 Myself〉와 한일상호업무협약 MOU 체결

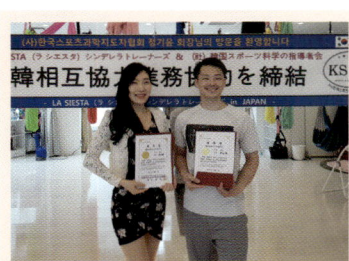
일본 〈LA SIESTA〉 슬링 요가 및 TRX 지도자 그룹과 MOU 체결

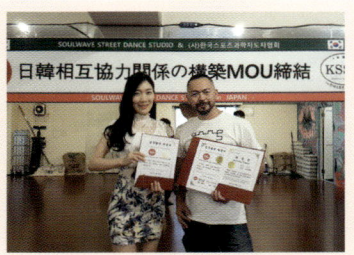
일본 〈SOULWAVE 댄스 그룹〉으로부터 국제대회 심사위원 위촉

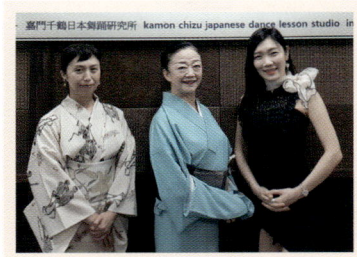
일본 전통무형문화재 嘉門千鶴 명인 (카몬치주 일본무용연구소)과 한일무용예술교류 협약 체결

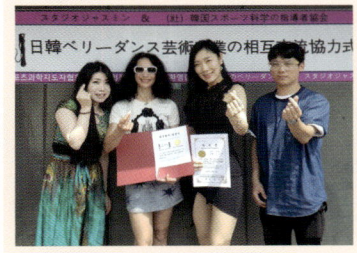
일본 〈Jasmin Bellydance 그룹〉과 국제 라이센스 스와프(International License Swap, ILS) 체결

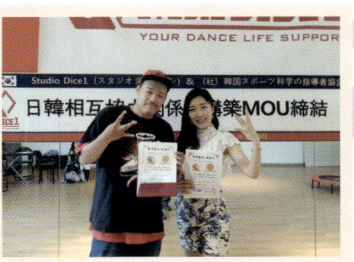
일본 〈DICE1 하우스댄스 그룹〉과 한일 상호협력 MOU 체결

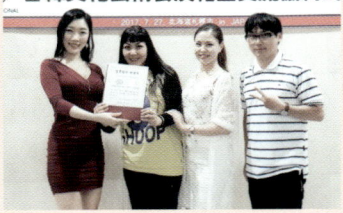
일본 (주)MAXIM INTERNATIONAL 그룹과 한일문화예술공연협약 체결

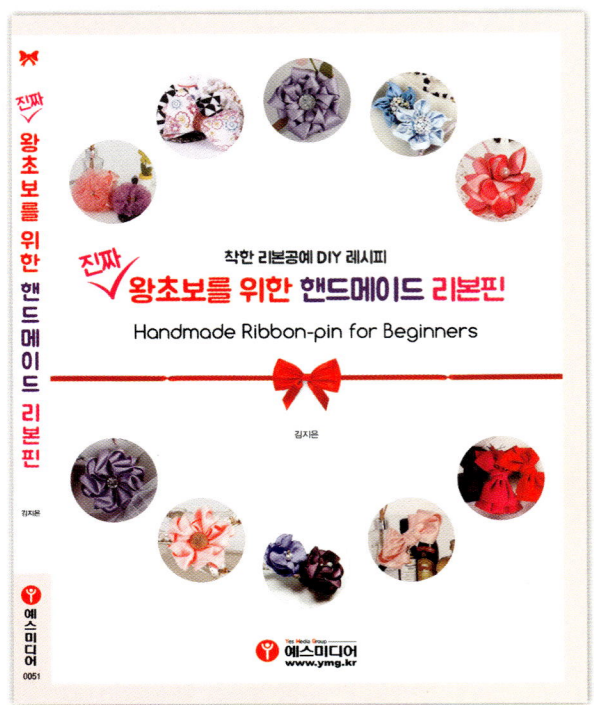

진짜 왕초보를 위한 핸드메이드 리본핀

처음부터 끝까지, 오직 리본핀 만들기에
중점을 둔, 리본공예 실용서!!!

리본을 처음 접하는 왕초보를 위해 리본구입요령부터
기본접기법, 활용법까지 생활 속 리본핀 만들기의 모든
것을 담아내었습니다.

손끝의 행복, 리본공예의 세계로 초대합니다.

특별공급가격 : 19,700원

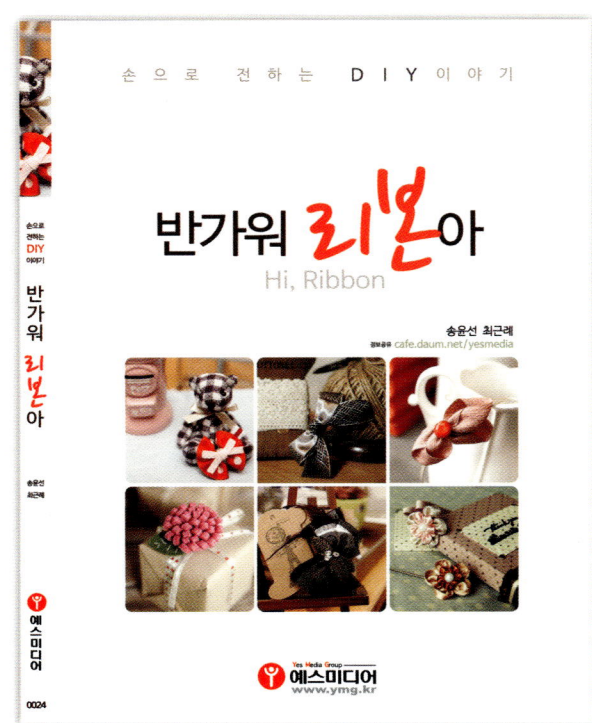

반가워, 리본아

리본에 대한 자세한 기본 설명과 난이도
표시로 처음 시작하는 분들도 쉽게
다가갈 수 있도록 하였습니다.

헤어액세서리, 코사지 등으로 자신만의 스타일을
표현할 수 있고 소품을 이용해 다양한 분위기를
연출할 수 있습니다.

특별공급가격 : 14,900원

*가격은 변동될 수 있습니다.

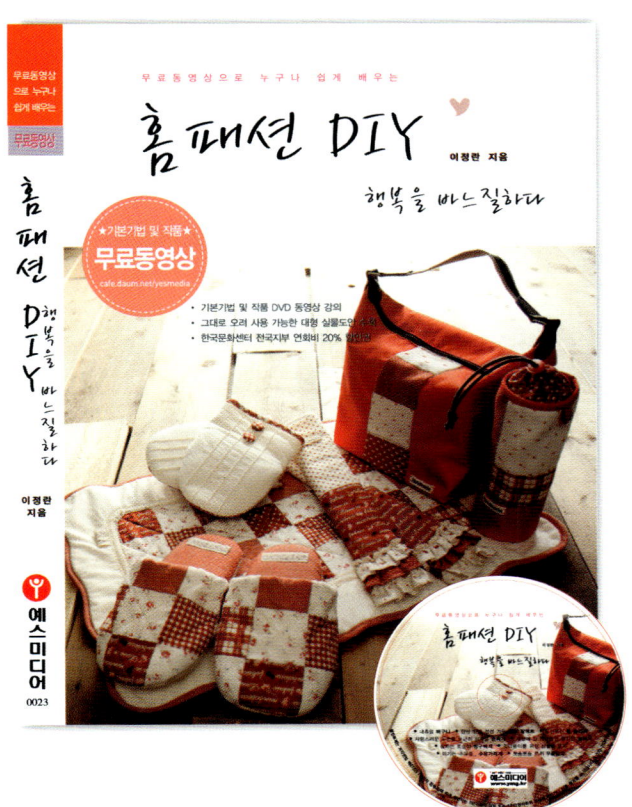

홈패션 DIY 행복을 바느질하다

홈패션에서 사용하는 기본기법 설명과
동영상 DVD 강의 및 그대로 오려
사용가능한 대형 실물 도안 수록으로
누구나 쉽게 배울 수 있는
핸드메이드 실용서!!!

실생활에서 필요한 소품에서 신생아용품,
침구까지 다양한 작품의 제작과정과 홈패션에서
사용하는 기본기법 설명으로 재봉틀을
처음 접하는 분들이 쉽게 따라 할 수 있도록
내용을 구성하였습니다.

이 책을 통해 소소한 즐거움들이
가득한 일상으로 여러분들을 초대합니다.

특별공급가격 : 19,800원

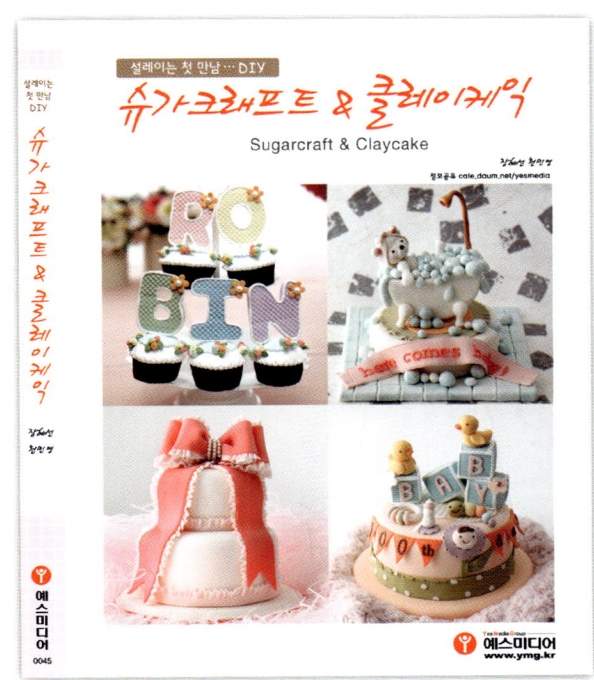

슈가크래프트&클레이케익

사랑하는 사람들을 위해 특별한 날을 위해
우리들만의 파티에 직접 만든 슈가케익을
올린다는 건 정말 소중한 경험입니다.

약간의 관심과 조금의 노력으로 누구나 시작할 수
있는 케익아트.

달콤하고 아름다운 케익아트의 세계로
안내합니다.

특별공급가격 : 26,500원

* 가격은 변동될 수 있습니다.

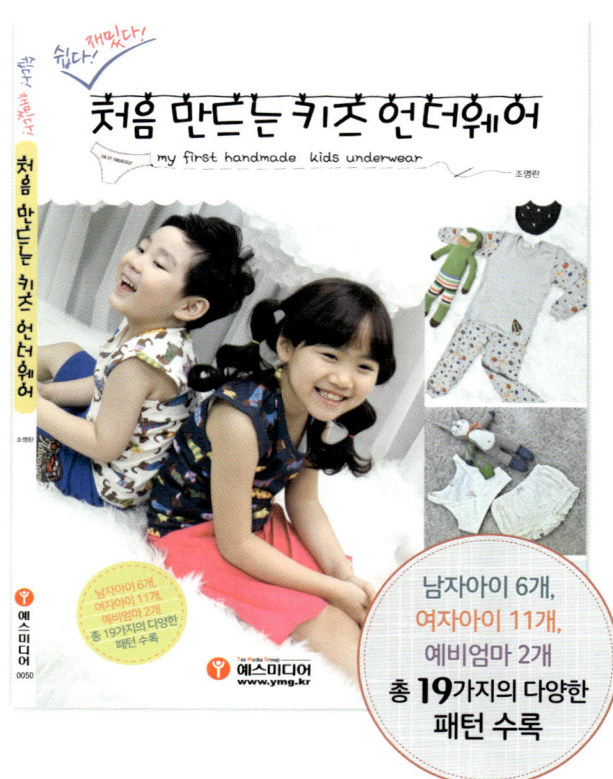

처음 만드는 키즈 언더웨어

계절에 맞게 내가 고른 옷감으로 내 아이의 속
옷을 직접 제작해 보세요~
사랑스러운 자녀를 위해 엄마가 직접 만들어
주는 옷은 세상에서
하나뿐인 귀한 선물이 될 겁니다.

이 책을 접하는 모든 이들이 사랑하는 내 아이의
첫 속옷을 만듦으로
기쁨이 퐁! 퐁! 샘솟는 행복한 시간이 될 것입니다
엄마의 손끝으로 지어진 옷으로 인해 아이의
마음이 점점 깊어질 거예요~

저자가 손수 만든 총 19가지의 패턴을
수록하여 정말 쉽고! 재밌게!
언더웨어를 만들 수 있어요

특별공급가격 : 29,000원

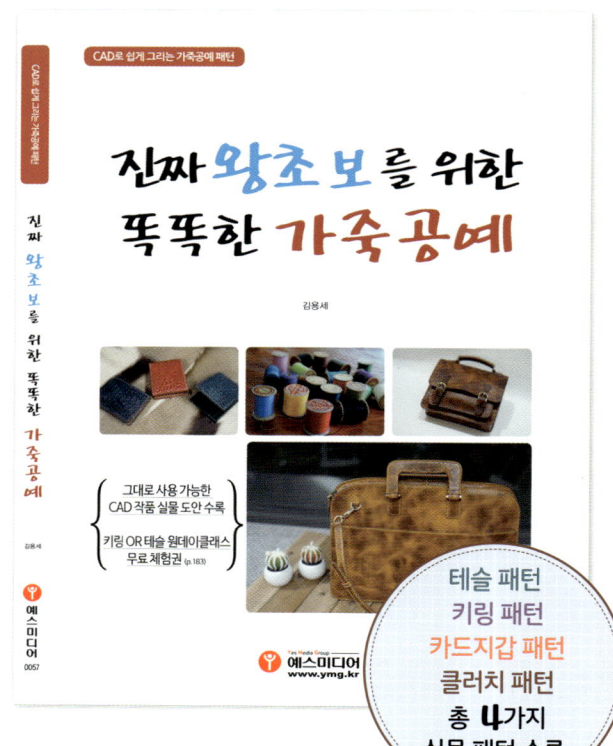

진짜 왕초보를 위한 똑똑한 가죽공예

가죽공예의 기초 도구에서부터 제작 기법에
대한 알짜 팁, 한 번 배우면 손 뗄 수 없는 CAD
를 활용한 패턴 그리기, 진짜 왕초보도 너~무
쉽게 따라하면 완성되는 가죽공예와 패턴의
입문서!!

가죽공예에 대한 기초적인 내용들과 실생활에 유용한
소품 제작 과정을 모두 수록하여 처음 시작하는 분들도
쉽게 접할 수 있도록 내용을 구성하였습니다.
특히, CAD 프로그램을 이용한 패턴 그리기를 집중적으로
다루어, 많은 분들의 패턴 고민을 해결하였습니다.

실물 도안과 원데이클래스 체험권까지!
하면 할수록 빠져드는 행복한 가죽공예의
세계에 오신 것을 환영합니다.

특별공급가격 : 23,000원

* 가격은 변동될 수 있습니다.

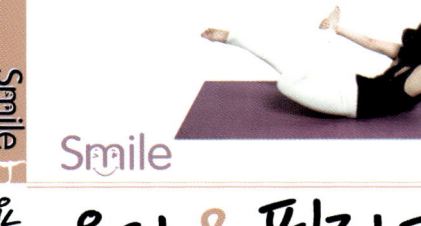

요가 & 필라테스

요가 & 필라테스를 처음 접하는 초보자에서
고급수련을 원하는 분들을 위해
각 동작마다 정확한 자세와 주의점이
잘 설명되어 있습니다.

아름답게 변화된 나의 모습을 상상하며…

특별공급가격 : 26,000원

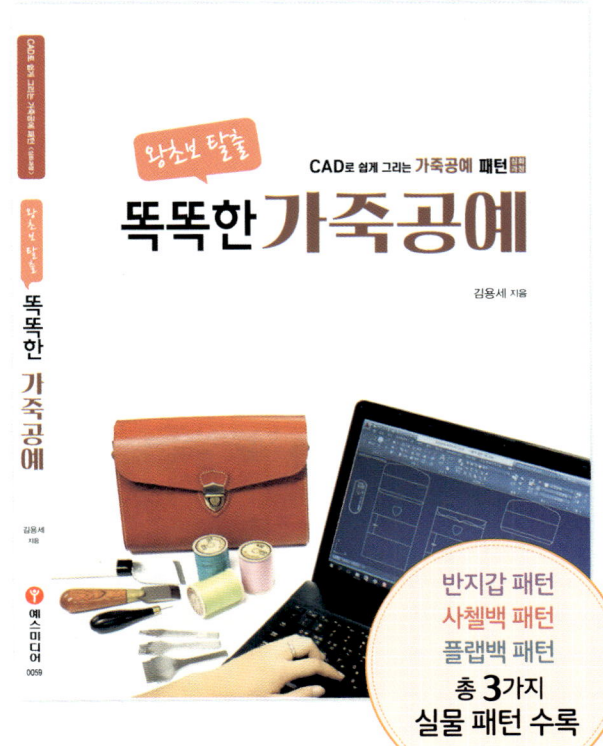

왕초보 탈출 똑똑한 가죽공예

1권에 이은 CAD로 패턴 그리기 +
제작의 심화과정.
똑똑한 가죽공예 2권이 돌아왔습니다!

1권에서 배운 CAD의 기본기를 바탕으로 본격적으로
가방을 만들어보는 시간, 가죽공예와 패턴의 실전편!

2권 역시 그대로 따라만 하면 누구나 쉽게 작품을
완성할 수 있도록 제작 과정을 상세히 다루었습니다.

특별공급가격 : 25,000원

*가격은 변동될 수 있습니다.

진짜 왕초보를 위한 **확실한 다이어트**

요가 & 댄스

지은이	정기윤(Linda) · 정관창
펴낸곳	예스미디어 www.ymg.kr
발행일	2018년 7월 1일
등록번호	제342-251002009-000002호
대표전화	070-7636-9115
FAX	070-8779-9115
홈페이지	www.ymg.kr
E-mail	ymgbook@naver.com
ISBN	978-89-94356-89-1
특별공급가	19,700원
디자인	홍수미, 이현숙

※불법복사는 지적재산을 훔치는 범죄행위입니다.
저작권법 제 236조(권리의 침해죄)에 따라 위반자는 5년 이하의 징역 또는 5천만원 이하의 벌금에 처하거나 이를 병과할 수 있습니다.

※파본은 구입처에서 교환해 드립니다.

〈저자모심〉
더 좋은 책을 만들기 위한 노력이 지금도 계속되어지고 있습니다. 어떤 종류의 책이라도 좋습니다.
여러분의 지식을 독자들에게 나누어 줄 훌륭한 선생님을 모십니다.
※문의전화 : 070-7636-9115 / 010-3182-1190(예스미디어)

〈저자와의 만남〉
책 내용에 관한 궁금한 사항이나 건의 사항 및 편집과정에서 혹시라도 발생될 수 있는 오탈자 등에 대한 의견을 주시면
적극 반영하도록 하겠습니다.

앞으로도 저희 출판사는 고객의 입장에 서서 부단히 노력하여 더 좋은 책으로 보답하겠습니다. ※보내실 곳 : ymgbook@naver.com